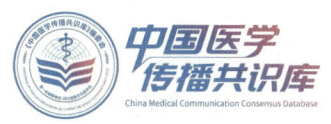

骨科医生说：
解锁女性骨健康的终极密码

贺前松　主编

金盾出版社

内容提要

本书聚焦女性骨健康，系统探秘骨骼知识，剖析男女骨骼差异及影响女性骨健康的关键因素；依不同生命阶段与职场环境，详解常见骨科疾病及防治策略；融合中医理论解读骨健康，并粉碎六大认知误区。希望本书能为女性提供科学、实用的骨健康守护指南。

图书在版编目（CIP）数据

骨科医生说：解锁女性骨健康的终极密码／贺前松主编 . --北京：金盾出版社，2025.8. --ISBN 978-7-5186-1884-2

Ⅰ. R68

中国国家版本馆 CIP 数据核字第 2025R6W032 号

骨科医生说：解锁女性骨健康的终极密码
GUKE YISHENG SHUO：JIESUO NVXING GUJIANKANG DE ZHONGJI MIMA

贺前松　主编

出版发行：金盾出版社	开　　本：710mm×1000mm　1/16
地　　址：北京市丰台区晓月中路 29 号	印　　张：18.25
邮政编码：100165	字　　数：291 千字
电　　话：（010）68276683	版　　次：2025 年 8 月第 1 版
（010）68214039	印　　次：2025 年 8 月第 1 次印刷
印刷装订：北京印刷集团有限责任公司	印　　数：1~2000 册
经　　销：新华书店	定　　价：49.00 元

编委会名单

《中国医学传播共识库》编委会
倡议书

　　《中国医学传播共识库》是全国首部确立医学传播共识"金标准"的鸿篇巨制，是整合医学传播工程的重要组成部分。

　　《中国医学传播共识库》编委会于 2025 年 6 月 22 日在第 4 届"人民医学传播大会"正式成立，由多家单位共同发起，樊代明院士等多名学科领军专家担任总主编和顾问。

　　编委会成立第一年的主题是"中西医整合走向世界"，发布的首批中西医整合出版物有五卷，包括——"十五五"全国高等院校创新教材《中西整合医学传播学》《儿童遗尿疾病中西医整合诊疗》，以及"骨科医生说健康"系列图书。我们计划用 5 年时间，完成图书分卷 100 册，视频专辑 1000 辑，这将成为医学传播学的重大进展。

　　《中国医学传播共识库》肩负着中国医学传播事业的重要使命。我们诚邀各大医学组织和传播机构，加入共同总编辑单位；我们倡议全国专家学者，充分发挥专业优势，为医学传播事业贡献智慧与力量。

2025 年 6 月 22 日

序
——以整合之魂，铸传播之力

医学，是人类在与疾病漫长博弈中凝结的智慧瑰宝；传播，是让瑰宝普惠众生的必经之途。当今时代，医学知识以前所未有之速度迭代增长，然而信息碎片化、片面化乃至谬误化，却像一道道屏障，阻碍着公众迈向健康的脚步。如何将准确的医学知识以科学、精准且易懂的方式传递给社会，成为当代医学工作者肩上沉甸甸的责任。在这样的背景下，全国首部《中国医学传播共识库》应运而生，它不仅是我国医学传播领域当之无愧的"金标准"，更是整合医学理念在传播实践中一次意义非凡的伟大探索。

一、医学传播：从"知"到"行"的整合

医学的终极目标是为人类健康保驾护航。要实现这一目标，需完成两次关键的"飞跃"：第一次是将实验室的研究成果转化为临床实践，第二次是将专业医学知识转化为公众健康行动。后者正是医学传播肩负的核心使命。

然而，当前医学传播正面临三大困境：一是专业性与普及性间的矛盾。医学语言常晦涩难懂，但若过度简化，又可能导致信息失真。二是碎片化与系统性间的冲突。海量信息中多数真假难辨，公众自己很难构建起完整的健康知识体系。三是中医与西医的割裂状态。中医与西医各有其独特优势，但在传播过程中常被对立起来或遭到误读。

《中国医学传播共识库》的编纂，正是对上述问题的系统性回应。它以"整合医学"为核心理念，打破学科间的壁垒，融通中西医智慧，用各具特色的传播语言和独具魅力的传播形式，将医学知识转化为可执行、可推广的共识，真正实现从"知"到"行"的跨越。

二、整合医学：传播学的哲学根基

我曾提出："医学需要整合，整合才是医学。"这一理念同样适用于

医学传播领域。

（一）知识与实践的整合

医学传播并非简单知识搬运，而是将复杂医学原理与大众实际需求紧密结合。比如，《儿童遗尿疾病中西医整合诊疗》分卷，既涵盖了西医病理机制，又整合了中医辨证施治，更提供了家庭护理实操建议，形成了"诊断—治疗—预防"全链条传播模式。

（二）科学与人文的整合

医学是一门科学，更是一门人学。在传播过程中，如果只强调数据和技术，而忽视患者心理和社会环境，就很难真正触动人心。"骨科医生说健康"系列以病例叙事为载体，将专业术语转化为生活语言，正是科学与人文相互交融的实例。

（三）传统与现代的整合

中医"整体观"与西医"科技观"并非相互对立，而是互为补充。"十五五"全国高等院校创新教材《中西医整合医学传播学》首次将两者纳入同一框架，成为我国第一部中西医整合医学传播学教材，它既传承了"天人合一"的东方智慧，又吸收了现代医学的循证思维，为医学传播树立了全新范式。

三、共识库的使命：从"百家争鸣"到"万众一心"

医学领域学派众多，观点纷繁复杂，但公众需要的不是争论，而是可信的答案。《中国医学传播共识库》中"共识"二字，彰显了其核心价值——通过权威专家集体审议，提炼出经得起实践检验的真理。

（一）金标准的建立

共识库以循证医学为基础，严格筛选证据等级，避免了"一家之言"的局限性。例如，对儿童遗尿治疗方案，既参考了国际指南，又纳入了中医特色疗法，最终形成了适合我国国情的推荐意见。

（二）传播形式的创新

未来5年，共识库将推出100册图书、1000辑视频，覆盖文字、影像、数字化平台等多种形式。这种多媒介整合方式，既满足了不同人群的学习习惯，也顺应了"读图时代""视频时代"的传播规律。

（三）全球视野与中国担当

"中西医整合走向世界"是编委会首年主题。中国医学的独特优势，在于既能吸收现代医学精华，又能坚守传统医学根基。共识库国际化输出，将为全球健康治理提供"中国方案"。

四、致同道：共筑医学传播"通天路"

《中国医学传播共识库》的启动，离不开全国同道的鼎力支持。在此，我呼吁更多医学组织、传播机构、专家学者加入这一事业。

临床学者，请将您的经验转化为通俗易懂的科普。

科研人员，请用您的研究为共识提供证据支撑。

媒体同仁，请以您的专业素养架起医患沟通的桥梁。

巴别塔传说告诉我们，语言分裂会导致人类隔阂。今天，我们要用医学传播的"共识"，筑起一座通向全民健康的"通天路"——让医生话语更清晰，让患者选择更明智，让医学温度触达每一角落。

五、结语

《中国医学传播共识库》是医学史上的一次创举，但它不是终点，而是起点。正如整合医学强调"永远在路上"，医学传播也需与时俱进、不断革新。愿这套共识库成为一盏明灯，照亮医学通向公众最后一公里；更愿它成为一粒火种，点燃全社会"学医、懂医、信医、用医"的燎原之势。大道至简，共识致远。

是为序

樊代明

《中国医学传播共识库》总主编

中国工程院院士

美国医学科学院外籍院士

法国医学科学院外籍院士

巴西医学科学院外籍院士

2025 年 7 月 1 日

前　言

在生命的宏大叙事里，女性是充满韧性与力量的主角。从孕育生命的伟大，到职场拼搏的飒爽，再到维系家庭的温暖，女性的每一个角色都彰显着独特的风采。而在这精彩纷呈的生命之旅中，骨骼健康宛如稳固的基石，默默支撑着女性的每一次站立、每一步前行、每一个转身，守护着她们生活的品质与安宁。然而，您是否意识到，女性的骨骼健康随时面临着诸多独特且严峻的挑战？

数据是无声而有力的警示。国际骨质疏松基金会（IOF）的研究表明，全球范围内，每 3 名 50 岁以上的女性中就有 1 名会遭遇骨质疏松性骨折。这一数字在我国同样不容乐观。中华医学会骨质疏松和骨矿盐疾病分会发布的《原发性骨质疏松症诊疗指南（2017）》显示，我国 50 岁以上女性骨质疏松患病率高达 32.1%，65 岁以上女性的患病率更是飙升至 51.6%。这些冰冷的数字背后，是无数女性正在承受的疼痛、生活的不便，甚至是生命质量的严重下降。

在女性特殊的生理结构和生理周期中，存在着诸多关于骨健康的隐患。自青春期初潮来临，女性的身体便开启了一场与骨骼健康息息相关的漫长旅程。青春期是骨骼发育的黄金时期，此时骨骼快速生长，骨量不断积累。然而，现代社会中，部分年轻女性因过度追求苗条身材，节食、挑食，导致营养摄入不均衡，尤其是钙、维生素 D 等对骨骼健康至关重要的营养素缺乏，为日后的骨骼健康埋下了隐患。

当女性步入孕期，身体会发生一系列奇妙而复杂的变化。为了满足胎儿生长发育的需求，母体的钙会大量流失。如果孕期钙补充不足，孕妇就可能出现腰酸、背痛、腿抽筋等症状。长期下来，还会导致骨量减少，增加骨质疏松的风险。我们曾接诊过一位年轻的准妈妈，怀孕 6 个月时，她开始频繁出现腰背疼痛。起初她以为是孕期的正常反应，并未在意，随着疼痛加剧，她来到医院检查，才发现骨密度明显下降。经过详细询问，我们发现她孕期饮食过于清淡，奶制品摄入极少，钙剂补充也不规律。经过及时营养指导和钙剂补充，她的症状才逐渐缓解。

更年期更是女性骨健康的一道坎。随着卵巢功能衰退，雌激素水平急剧下降，破骨细胞活性增强，骨吸收速度大于骨形成速度，导致骨量快速流失。这一时期，女性不仅容易出现潮热、盗汗、失眠等更年期综合征的症状，还会面临骨质疏松、骨折等骨健康问题的威胁。我们就遇到过这样一位患者，52 岁的李女士绝经后 1 年，在一次做家务时不慎摔倒，导致手腕骨折。经检查，她的骨密度已经严重低于正常水平，被诊断为重度骨质疏松。像李女士这样的案例，在临床上并不少见。

除了生理因素，生活方式也对女性骨健康有着较大影响。如今，久坐不动的生活方式在女性中日益普遍。长时间坐在办公桌前工作、缺乏户外运动，使得骨骼得不到足够的刺激，骨量难以维持在正常水平。同时，吸烟、过量饮酒等不良习惯也会干扰骨代谢，损害骨骼健康。另外，一些女性为了追求白皙的肤色，过度防晒，导致皮肤合成维生素 D 不足。而维生素 D 对于钙的吸收和利用至关重要，所以维生素 D 不足也间接影响了骨骼健康。

面对如此严峻的女性骨健康问题，作为骨科医生，我们深感责任重大。在多年的临床工作中，我们目睹了太多女性因骨健康问题而遭受的痛苦。这些经历让我们深刻认识到，普及女性骨健康知识，提高女性对骨健康的重视程度，已经刻不容缓。

这本《骨科医生说：解锁女性骨健康的终极密码》，正是我们为广大女性朋友献上的一份呵护骨骼健康的指南。书中，我们结合多年的临床经验和最新的医学研究成果，用通俗易懂的语言，深入浅出地剖析了女性骨健康的奥秘。本书共分为上、中、下 3 篇，上篇用 4 章的内容介绍了骨骼相关的基础知识；中篇同样分为 4 章，分别讲述了幼年及青少年期、孕产期、中老年及职场女性常见骨科疾病的预防及治疗；下篇用 2 章的内容进行了知识拓展，包括中医学中的骨科理论、养生保健及六大骨健康知识误区。我们希望通过这本书，能帮助每一位女性朋友了解自己的骨骼健康状况，掌握正确的骨健康管理方法，养成良好的生活习惯，为自己的骨骼健康筑起一道坚固的防线。

亲爱的读者朋友，骨骼健康关乎着生活的方方面面。让我们用正确的骨健康知识武装自己，用行动呵护骨骼，让健康的骨骼伴随我们走过人生的每一个阶段。

本书系《中国医学传播共识库》首批中西医整合出版物，该共识库由樊代明院士等多名学科领军专家担任总主编和顾问，以健康科普为核心，兼顾教学与临床需求，内容涵盖文字分卷及视频专辑两大体系，将是整合医学理念在传播实践中一次意义非凡的伟大探索。

贺前松

目　录

上篇　骨骼知识探秘

第一章　揭开骨骼的神秘面纱 …………………………………… 3
　　第一节　骨骼系统的结构和功能 ………………………… 4
　　第二节　骨骼与矿物质 …………………………………… 14
　　第三节　骨密度 …………………………………………… 19
　　第四节　女性各生理阶段的骨健康 ……………………… 26
第二章　女性骨骼与男性骨骼：生命舞台上的微妙差异 …… 40
　　第一节　骨骼结构：形态与功能的巧妙设计 …………… 41
　　第二节　骨密度：性别间的微妙差异 …………………… 53
　　第三节　性别差异与骨质疏松症 ………………………… 57
　　第四节　性别差异与骨折 ………………………………… 62
第三章　影响女性骨健康的因素 ……………………………… 70
　　第一节　遗传因素与女性骨健康 ………………………… 70
　　第二节　激素与女性骨健康 ……………………………… 75
　　第三节　营养摄入对女性骨健康的影响 ………………… 81
　　第四节　生活方式与女性骨健康 ………………………… 88
　　第五节　慢性疾病和药物对女性骨健康的影响 ………… 93
　　第六节　妇科疾病对骨健康的影响 ……………………… 100
第四章　女性骨健康的诊断 …………………………………… 112
　　第一节　骨密度检查：骨骼健康的"晴雨表" ………… 112
　　第二节　血液检查：揭示骨骼健康的"隐形密码" …… 115
　　第三节　临床症状评估：身体发出的骨健康"警报" … 120
　　第四节　家族史评估：遗传因素对骨健康的影响 ……… 123
　　第五节　其他影像学检查 ………………………………… 128

中篇　女性骨骼呵护

第五章　幼年期及青少年期女性骨健康 ……………………… 137

第一节　幼年期女性常见的骨科疾病 ·················· 137

第二节　青少年期女性常见的骨科疾病 ·················· 168

第六章　孕产期女性骨健康 ·················· 178

第一节　孕期女性常见的骨科疾病 ·················· 178

第二节　产后女性常见的骨科疾病 ·················· 187

第七章　中老年女性骨健康 ·················· 205

第一节　中年女性常见的骨科疾病 ·················· 205

第二节　老年女性常见的骨科疾病 ·················· 219

第八章　职场女性骨健康 ·················· 237

第一节　职场女性常见的骨科疾病 ·················· 237

第二节　预防与应对策略 ·················· 246

下篇　骨骼知识拓展

第九章　中医与女性骨健康 ·················· 251

一、女性骨骼的生理功能在中医理论里是怎样的 ·················· 251

二、中医如何看待女性骨健康问题 ·················· 251

三、中医在女性常见骨骼疾病中有哪些应用 ·················· 253

四、中医养生理论在女性骨健康中如何应用 ·················· 258

五、自行使用中医治疗方法防治骨健康问题有哪些注意事项 ··· 261

第十章　粉碎骨骼健康谣言，女性必知的科学真相 ·················· 263

误区一：只有老年女性才会患骨质疏松 ·················· 263

误区二：多喝骨头汤能"以骨补骨" ·················· 264

误区三：蔬菜与骨骼健康无关 ·················· 267

误区四：水果代餐能保障骨骼健康 ·················· 268

误区五：喝饮料不影响补钙 ·················· 269

误区六：运动强度越大对骨骼越好 ·················· 270

后记 ·················· 272

上篇
骨骼知识探秘

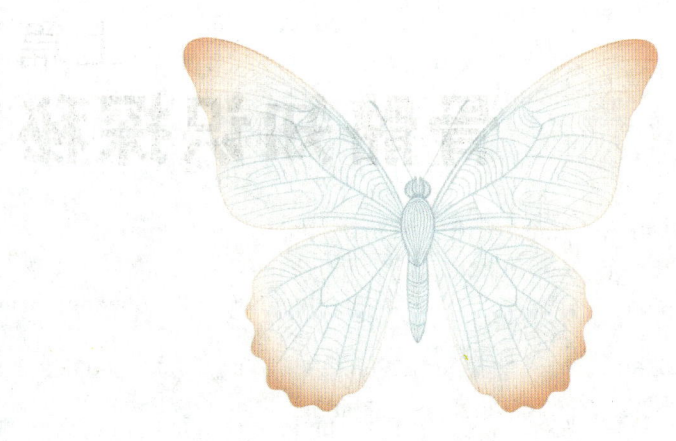

第一章　揭开骨骼的神秘面纱

　　清晨，当第一缕阳光透过窗户洒在脸上，您从睡梦中缓缓苏醒，伸个大大的懒腰，随后轻松地翻身起床，开启活力满满的一天。又或是在周末，您与好友相约去户外慢跑，尽情享受清新的空气和运动带来的愉悦。在这些看似平常的生活场景中，您是否想过，是什么在背后默默支撑着这一切？没错，就是我们身体里那套神奇的"超级支柱"——骨骼系统。

　　骨骼系统对于女性而言，更有着非凡的意义。从青春期身体快速发育，塑造出优美的身体曲线，到孕期承载着新生命的重量，身体各部位骨骼巧妙地适应各种变化，再到更年期及老年时期，骨骼面临骨质流失的挑战，它始终紧密关联着女性的生活品质与健康状况。可以说，骨骼系统是女性健康的重要基石。

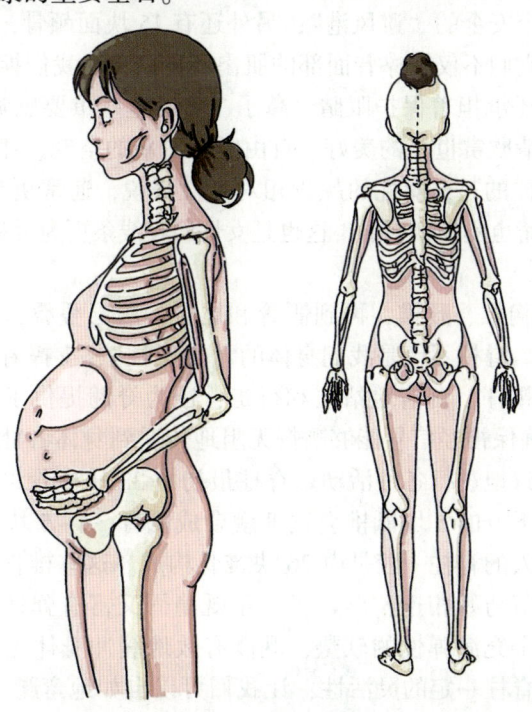

图 1.1　女性骨骼全貌

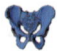

第一节　骨骼系统的结构和功能

骨骼系统主要由中轴骨和附肢骨两大部分"搭建"而成，它们就像一个个精密的零件，共同构建起了我们身体这座大厦，使其能够正常运转。

一、中轴骨：身体的中轴线

中轴骨如同人体的中轴线，贯穿了身体的中心位置，是支撑和保护身体的关键力量。它主要包括颅骨、椎骨、肋骨和胸骨。

1. 颅骨

就像一顶坚固无比的头盔，全方位地保护着人体最为精密的器官——大脑，使其免受外界各种碰撞与伤害。颅骨由 23 块骨头巧妙组合而成，其中有 8 块脑颅骨，如额骨、顶骨、枕骨、颞骨等，它们紧密相连，严丝合缝地围成了颅腔，将娇嫩又至关重要的大脑稳稳地包裹在其中，为大脑提供了一个安全的"避风港"；另外还有 15 块面颅骨，如上颌骨、鼻骨、颧骨等，它们不仅支撑着面部的肌肉和皮肤，让我们拥有了各具特色的美丽容颜，还承担着保护眼睛、鼻子、嘴巴这些重要感觉器官的重任，使我们能够尽情欣赏世界的美好、自由呼吸清新的空气、肆意品尝美味的食物。值得一提的是，女性的颅骨相对男性来说，通常更为圆润、光滑，骨面的突起和嵴也不那么明显，这也是女性面容线条更为柔和的原因之一。

2. 椎骨

从颈椎到胸椎、腰椎，再到骶骨和尾骨，层层叠叠，紧密相连，共同构成了脊柱。脊柱不仅是我们身体的"顶梁柱"，支撑着整个身体，让我们能够挺直腰杆，自信地站立和行走，还为脊髓提供了一个温暖、安全的"家"，确保神经信号能够顺畅无阻地传递到身体各处，使我们的身体能够协调一致地进行各种活动。脊柱最初由 33 块椎骨组成，不过随着成长发育，最下方的 5 块骶椎会逐渐融合成骶骨，4~5 块尾椎融合成尾骨，所以成年人的脊柱一般是由 26 块椎骨构成。这些椎骨之间通过椎间盘、韧带和关节巧妙相连，形成了一条既稳固又富有弹性的中轴线。椎间盘就像一个个充满弹性的软垫，既能有效地缓冲身体运动时产生的压力，又赋予了脊柱一定的灵活性，让我们可以自如地弯腰、转身、扭头，轻松完成各种动作。

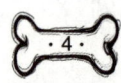

3. 肋 骨

仿佛一群忠诚的卫士，与胸骨一起围成胸廓，这个胸廓就像一个坚不可摧的"防护笼"，将心肺等重要脏器温柔地拥在其中，为它们提供全方位的保护。左右两侧各有 12 根肋骨，它们就像两排整齐排列的卫士，后端与胸椎紧密相连，前端借助肋软骨与胸骨相连，共同围成了胸廓。胸骨位于胸廓的前正中线，恰似一块坚固的盾牌，当外界有冲击时，肋骨和胸骨组成的胸廓能够有效地分散力量，为心肺提供可靠的保护，让它们在胸腔里安心地工作，维持着我们的生命活动。而且，在我们呼吸的时候，肋骨还会像一双温柔的手，配合着呼吸肌的运动，有节奏地上下起伏，扩大或缩小胸腔容积，帮助我们顺畅地吸入空气，呼出二氧化碳，维持生命的基本代谢。相对于男性来说，女性的胸廓一般较为短小、宽阔，胸廓上口也相对较大。这一方面与女性的身材比例有关，另一方面也是为了适应女性孕期子宫增大、腹腔脏器上移的生理变化，给身体内部留出足够的空间。

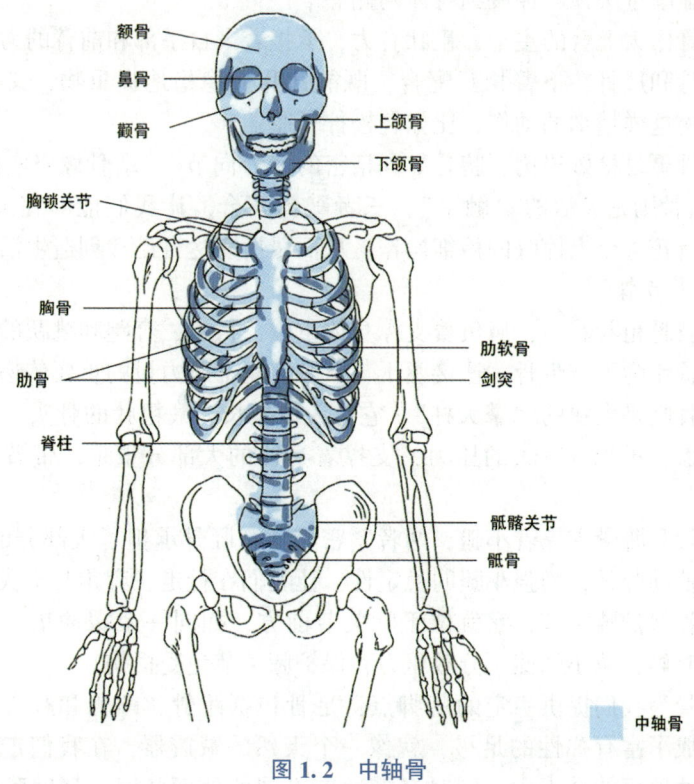

图 1.2　中轴骨

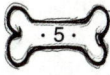

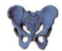

二、附肢骨：自由行动的保障

附肢骨是我们自由行动的有力保障，它主要负责肢体的活动，让我们能够自由自在地探索世界、展现力量。附肢骨包括上肢骨和下肢骨，每侧上肢骨有 32 块，下肢骨有 31 块。

1. 上肢骨

上肢骨精巧灵活，从肩胛骨、锁骨连接躯干，到肱骨、桡骨、尺骨构成前臂，再到腕骨、掌骨和指骨组成灵巧的手部，每一块骨头都为我们的日常活动提供了精准的操控能力。无论是写字、绘画，还是弹琴、打字，上肢骨都能完美配合，帮助我们完成各种精细动作。

锁骨像一座坚固的桥梁，连接着胸骨和肩胛骨，为上肢提供了稳定的支撑，让上肢能够自由地活动。

肩胛骨则如同一个灵活的底座，与肱骨等骨头协同工作，让手臂可以轻松地举过头顶、伸展到身体两侧。

肱骨作为上臂的主干，粗壮有力，承担着来自手部和前臂的力量。

桡骨和尺骨在下臂相互配合，既能让我们稳稳地提重物，又能完成旋转手腕这样精细的动作，比如轻松拧开瓶盖。

手骨更是精妙绝伦，腕骨如同精密的"万向节"，掌骨像坚实的"支架"，指骨则是灵活的"触手"，三者默契配合，让我们能够完成弹琴、打字、绣花等令人惊叹的精细操作，从而尽情表达自己、创造生活。

2. 下肢骨

下肢骨粗壮有力，肩负着支撑身体重量、行走、奔跑和跳跃的重任。

髋骨作为下肢带骨，连接躯干与下肢，是下肢力量的重要传递枢纽。

股骨则是大腿的"擎天柱"，它是人体最长、最粗壮的骨头，从髋部直抵膝盖，承受着巨大的压力，支撑着身体的大部分重量，带着我们大步向前。

胫骨和腓骨支撑着小腿，两者紧密相伴，胫骨承担了大部分的重量，腓骨则辅助胫骨，增强小腿的稳定性，让我们在行走、奔跑时步伐稳健。

髌骨保护膝关节，它就位于膝关节前方，如同一个缓冲垫，在屈伸膝盖的时候，减小摩擦、分散压力，保护膝关节免受损伤。

足骨为我们提供稳定的落脚点，足骨包括跗骨、跖骨和趾骨，它们共同构成了富有弹性的足弓，就像一个天然的减震器，在我们走路、跑步时缓冲地面的冲击力，同时又能适应不同的地面状况，帮助我们保持

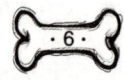

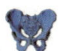

身体平衡，稳稳地立足于世。

　　由于女性的骨盆相对较宽，为了维持身体重心的稳定，女性的下肢骨在形态上与男性有所不同。女性的股骨通常较为倾斜，使得膝关节更靠近身体中线，小腿看起来相对更向内弯曲一些，这种结构特点让女性在行走时更显婀娜多姿，但也在一定程度上增加了膝关节受伤的风险，所以女性朋友们在运动时更要注意保护膝关节。

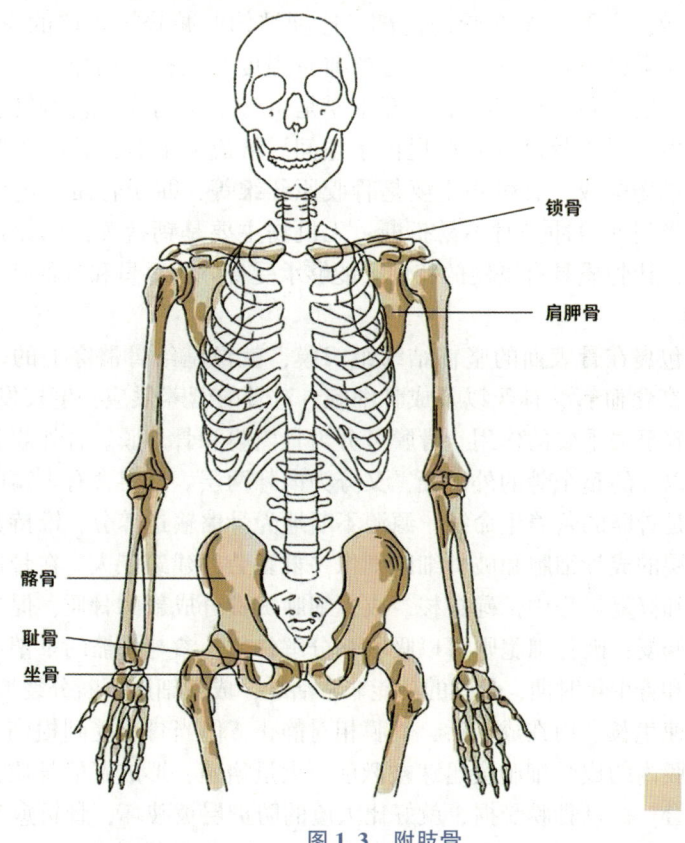

锁骨

肩胛骨

髂骨

耻骨

坐骨

附肢骨

图 1.3　附肢骨

三、骨骼系统的微观结构有何奥秘

　　我们已经了解了骨骼系统的宏观组成，那么在微观世界里，它又有着怎样的精妙结构呢？其实，骨骼就像一座精心构建的微观大厦，由骨质、骨膜和骨髓三大"建筑材料"巧妙构成，它们各司其职，又协同合作，共同支撑起骨骼这座"摩天大楼"，维持着骨骼的健康与正常功能。

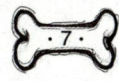

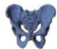

1. 骨质

作为骨骼的主要成分，骨质分为骨密质和骨松质。骨密质如同大厦坚固的外墙，质地致密，抗压、抗扭曲能力极强，它主要分布在骨的表面，为骨骼提供了坚实的保护屏障，让骨骼能够承受各种外力的冲击。比如，长骨的骨干部分主要就是由骨密质构成，它使得我们的四肢能够支撑身体的重量，并完成各种运动；骨松质则像大厦内部的海绵，呈疏松的网状结构，主要分布在骨的内部。这种结构既减轻了骨骼的重量，又能在需要时提供一定的缓冲，让骨骼兼具强度与韧性。例如，长骨的两端、短骨、扁骨和不规则骨的内部主要是由骨松质构成，它不仅能有效地分散压力，还为骨髓的储存提供了空间。从成分上看，骨质主要由有机物和无机物构成。有机物主要是骨胶原纤维等，赋予骨质一定的韧性，使其在受到外力冲击时不易折断；无机物主要是钙盐等，比如羟基磷灰石结晶，让骨质具有坚硬的特性，能够承受身体的重量和各种外力。

2. 骨膜

是一层包裹在骨表面的坚韧结缔组织膜，就像是给骨骼穿上的一层防护服，它富含血管、神经以及成骨细胞，对骨的营养供应、生长发育、修复再生起着至关重要的作用。骨膜可分为骨内膜和骨外膜。骨外膜包裹着除关节面以外的整个骨的外表面，又分为内外两层。外层含有丰富的血管和神经，是骨骼的营养生命线，源源不断地为骨骼输送养分，维持其正常代谢；内层的成骨细胞和破骨细胞则像一群勤劳的建筑工人，在骨骼的生长、改建和修复过程中忙碌穿梭。成骨细胞负责合成新的骨质，促进骨骼的生长和修复；破骨细胞则可以吸收和分解骨质，参与骨骼的重塑和改建。在儿童和青少年时期，骨膜的功能非常活跃，成骨细胞不断分裂增殖，促使骨骼快速生长。而在成年后，骨膜相对静止，但当骨骼受到损伤，如骨折时，骨膜内的成骨细胞会迅速被激活，大量增殖，形成新的骨质，促进骨折的愈合。一旦骨膜受损，就好比大厦的防护层被破坏，骨折愈合的速度就会大打折扣，甚至可能出现延迟愈合或不愈合的情况。

3. 骨髓

填充在骨髓腔和骨松质的间隙内，是骨骼的活力源泉，分为红骨髓和黄骨髓。红骨髓如同一个繁忙的血细胞工厂，富含造血干细胞，具有强大的造血功能。这些造血干细胞就像一群神奇的万能细胞，它们具有自我更新和分化的强大能力，能够根据身体的需求，分化成红细胞、白细胞和血小板等不同类型的血细胞。在婴幼儿时期，全身的骨髓腔几乎

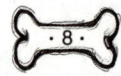

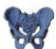

都充满了红骨髓，造血功能十分旺盛。随着年龄的增长，部分红骨髓逐渐被脂肪组织替代，转化为黄骨髓。黄骨髓就像一个能量储备库，主要存在于长骨的骨髓腔中，虽然失去了造血功能，但在身体急需时，比如遭遇严重失血或重度贫血，黄骨髓又能临危受命，重新转化为红骨髓，恢复造血能力，为身体提供生命的火种。

　　骨质、骨膜和骨髓这三个部分相互协作，缺一不可。骨质提供了骨骼的基本结构和强度，骨膜负责营养供应和修复再生，骨髓则承担着造血的重要使命。它们共同维持着骨骼系统的正常功能，让我们的身体能够正常运转，尽情享受生活的美好。

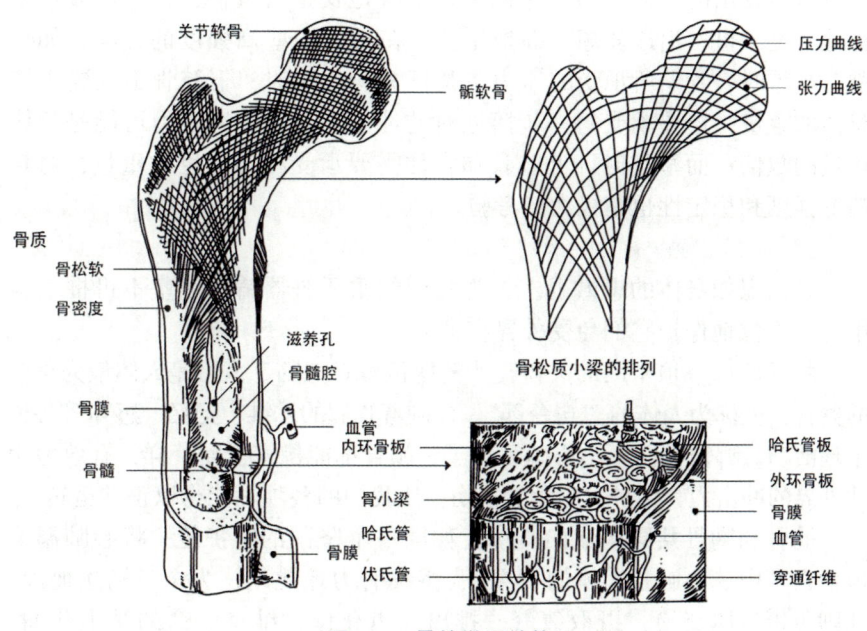

图 1.4　骨的微观结构

四、骨骼系统承担着哪些关键使命

　　骨骼系统在我们的身体中扮演着至关重要的角色，它承担着众多关键使命，是维持生命活动和身体健康的重要基础。下面，就让我们一起来详细了解一下骨骼系统的这些关键功能。

(一) 支撑身体：站立与活动的基石

　　骨骼就像一座大厦的钢筋结构，是身体站立与活动的基石，为身体

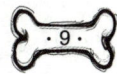

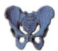

提供了最基本的支撑。当我们站直身子时，从颅骨、脊柱到下肢骨，就像一条笔直的中轴线，稳稳地撑起了整个身体，让我们能够对抗地心引力，保持直立的姿势。脊柱作为身体的"大梁"，承担着上半身的重量，并将其均匀地分散到下肢，确保身体平衡。而骨盆如同一个坚实的"底座"，连接着脊柱和下肢骨，为内脏器官提供了稳定的依托，同时也为我们坐立提供了支撑。如果没有骨骼的支撑，我们就会像一滩软泥，瘫倒在地，无法进行任何活动。

想象一下，您的工作需要长时间站立，比如在商场做导购员，一天下来，双脚和腿部是不是会感觉酸胀不已？这正是下肢骨在默默承受身体重量时发出的抗议信号。它们坚韧不拔地支撑着我们，让我们能够稳稳地立足于世，追逐梦想、拥抱生活。在进行一些高强度的运动，如长跑、举重时，骨骼所承受的压力更是巨大。长跑时，下肢骨不仅要支撑身体的重量，还要承受每一步落地时的冲击力，这个冲击力可能是身体重量的数倍；而举重时，上肢骨和脊柱需要承受杠铃的巨大重量，对骨骼的强度和稳定性也是极大的考验。

（二）保护脏器：脏器的安全卫士

骨骼宛如身体的忠诚卫士，为我们的重要脏器铸就了坚不可摧的铠甲，全方位地保护它们免受外界伤害。

颅骨就像一顶坚固的头盔，严密地包裹着大脑。大脑是人体最为重要的器官，被称为人体的"司令部"，控制着我们的思维、记忆、感知等各种生理活动。哪怕我们不小心磕了碰了，颅骨都能像安全帽一样，有效地缓冲外界的冲击力，保护大脑免受损伤，让我们的各项功能得以正常运转。

肋骨和胸骨共同构成的胸廓，如同一个坚固的防护笼，将心肺温柔地护在其中。心脏是人体的"泵"，持续有力地跳动，为全身输送血液；肺则负责气体交换，摄取氧气、排出二氧化碳，维持生命的基本代谢。当胸部遇到外力撞击时，肋骨会齐心协力地分散冲击力，避免心肺直接受到伤害，确保它们能够正常工作。比如，在交通事故中，有些人虽然胸部受到撞击，但由于肋骨的保护，心肺并未受到致命损伤，经过治疗后身体逐渐康复。

骨盆则像一个坚实的盾牌，守护着盆腔内的生殖器官、膀胱、直肠等。对于女性来说，骨盆的保护作用尤为重要，它为女性孕育新生命、维持泌尿系统和消化系统的正常功能保驾护航。在孕期，随着胎儿的不断生长发育，子宫逐渐增大，骨盆需要承受更大的压力，但它依然坚守

岗位，为胎儿提供一个安全稳定的生长环境。

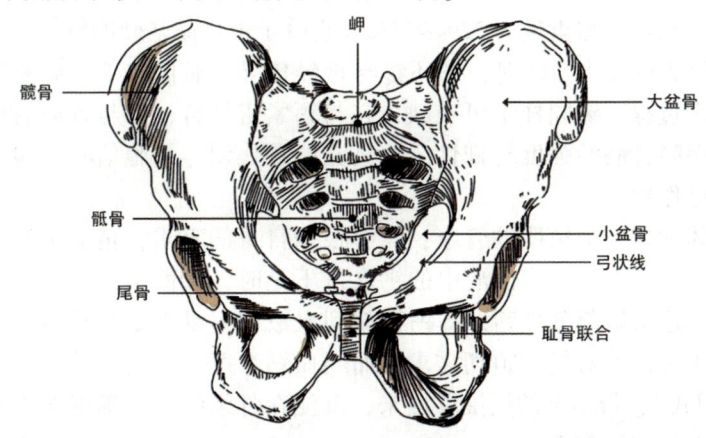

图 1.5　女性骨盆

（三）运动协作：肌肉的最佳拍档

骨骼与肌肉、关节是亲密无间的"铁三角"组合，它们协同作战，才能实现我们身体各种灵活多样的运动。

抬手，这个看似简单的动作，其实涉及多个骨骼、肌肉和关节的协同配合。大脑发出指令后，肩部的肌肉迅速收缩，拉动肩胛骨和锁骨运动，同时上臂的肱骨作为杠杆，以肩关节为支点转动，前臂的桡骨和尺骨配合着屈伸，腕骨、掌骨和指骨灵活调整角度，最终让手精准地到达指定位置，完成抓取、书写等精细动作。

再比如踢腿，大腿的股骨作为强壮的动力臂，在髋关节的带动下，依靠臀肌、大腿肌群的收缩发力，像挥动长鞭一样，带动小腿的胫骨和腓骨，以膝关节为轴心，完成有力的前踢、后摆动作，让我们能够奔跑、跳跃、舞蹈。

而弯腰时，脊柱的椎骨之间通过椎间盘的弹性缓冲，配合腰部肌肉的收缩舒张，灵活地前屈、后伸、侧屈，帮助我们捡起地上的物品、伸展身体放松。

简单来说，肌肉是运动的发动机，收缩产生力量；骨骼是杠杆，传递力量并改变运动方向；关节则是枢纽，让骨骼能够灵活转动它们。三者完美配合，我们才能动如脱兔，自由展现生命的活力。

（四）营养储备与调节：身体的营养宝库

骨骼还是一座神奇的营养宝库，它储存着大量的钙和磷等矿物质，

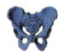

这些矿物质对于维持身体的正常生理功能至关重要。钙是骨骼的主要建筑材料，约占骨骼重量的22%~25%，它赋予了骨骼坚硬的特性，使其能够承受巨大的压力。同时，钙还参与神经传导、肌肉收缩、血液凝固等重要生理过程。磷同样不可或缺，它与钙紧密结合，参与骨骼的构建与维持，保障骨骼的强度与韧性，并且在能量代谢、细胞信号传递等方面发挥关键作用。

身体就像一个精明的管家，能够根据自身的需求，精准调节血钙浓度，维持血钙平衡。当血液中的钙含量不足时，骨骼就会像一位慷慨的施主，迅速溶解部分骨钙，将钙释放到血液中，以满足神经传导、肌肉收缩等生理活动对钙的迫切需求；而当血钙浓度过高时，骨骼又会开启"储存模式"，将多余的钙摄取回来，沉淀在骨组织中，确保血钙浓度始终保持在稳定的范围内。

对于女性来说，在不同的生理阶段，骨骼的营养储备与调节功能对健康有着重要影响。在青春期，身体快速生长发育，骨骼需要大量的钙等矿物质来构建强壮的骨骼，为未来打下健康基础；在孕期，胎儿的生长发育对营养需求剧增，母体骨骼会加速释放钙等营养物质，优先保障胎儿的需求，这时候孕妇就需要额外补充钙剂，以防自身骨骼过度透支；更年期后，随着雌激素水平下降，骨骼中的钙流失加速，更要注重营养补充和骨骼保健，预防骨质疏松等问题。

（五）造血功能：血细胞的摇篮

在骨骼的内部，隐藏着一个神奇的造血"摇篮"——红骨髓。红骨髓主要分布在扁骨（如颅骨、胸骨、肋骨、髂骨等）、不规则骨（如椎骨）以及长骨的两端骨骺处，它如同一个繁忙的血细胞工厂，源源不断地孕育出各种血细胞，为身体的正常运转注入新的活力。

红骨髓中的造血干细胞是一群神奇的"万能细胞"，它们具有自我更新和分化的强大能力。在人体的生长发育过程中，造血干细胞根据身体的需求，分化成红细胞、白细胞和血小板等不同类型的血细胞。红细胞如同勤劳的运输工，肩负着运输氧气的重任，它们将肺部吸入的氧气装载起来，随着血液循环输送到身体的各个角落，为细胞的呼吸作用提供必需的氧气，维持着生命活动的能量供应；白细胞则是身体的忠诚卫士，包括中性粒细胞、淋巴细胞等多种类型，它们时刻警惕着病原体的入侵，一旦发现细菌、病毒等不法分子，便迅速出击，吞噬或杀灭它们，捍卫身体的健康防线；血小板宛如"止血卫士"，当血管受损出血时，血小板

迅速聚集在破损处，形成血栓，堵塞出血点，阻止出血，为伤口的愈合争取时间。

从胚胎期开始，红骨髓就开启了它的造血使命，伴随着我们的成长，持续为身体提供新鲜的血细胞。即便在成年后，红骨髓依然保持着活跃的造血功能，时刻守护着身体的健康，确保我们在面对各种挑战时，都有充足的兵力应对。

对于女性而言，在青春期，身体快速生长发育，红骨髓造血活跃，助力身体成长；在孕期，母体需要为胎儿提供充足的氧气和营养，红骨髓会加速造血，满足身体需求；更年期后，虽然身体机能有所变化，但红骨髓依然坚守造血功能的岗位，为维持身体健康不懈努力。可以说，红骨髓为女性一生的各个阶段都提供了坚实的健康保障。

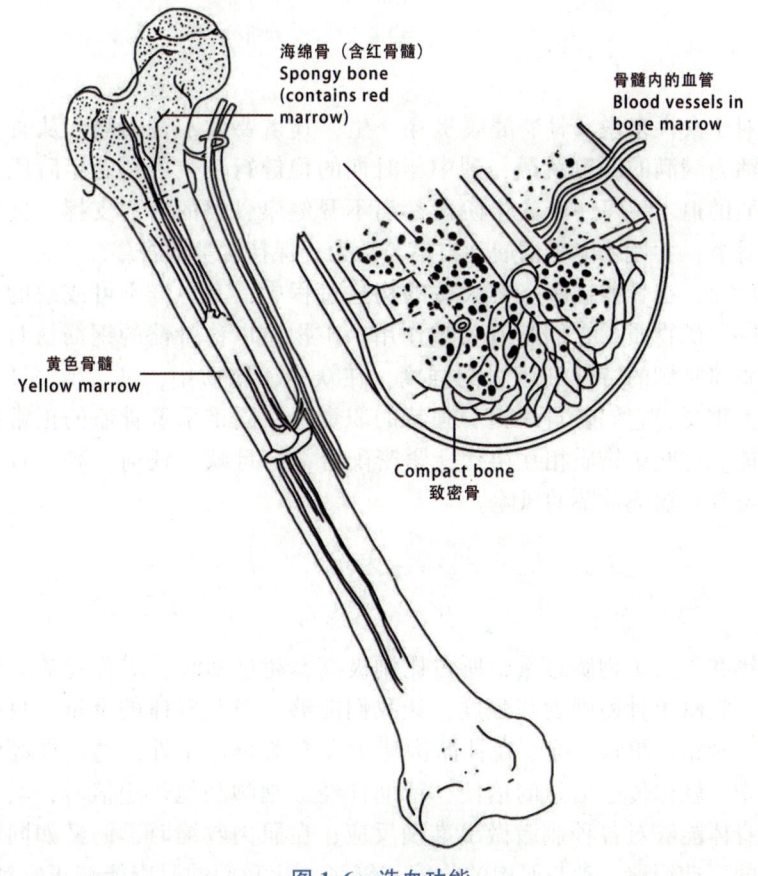

海绵骨（含红骨髓）
Spongy bone (contains red marrow)

骨髓内的血管
Blood vessels in bone marrow

黄色骨髓
Yellow marrow

Compact bone
致密骨

图 1.6 造血功能

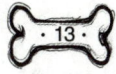

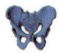

　　骨骼系统这个身体的超级支柱，它由中轴骨和附肢骨搭建而成，有着精妙的微观结构，承担着支撑身体、保护脏器、助力运动、营养储备与调节以及造血等关键使命。

　　对于女性而言，关注骨健康尤为重要。从青春期的快速发育，到孕期的特殊生理变化，再到更年期后的激素波动，每个阶段女性的骨骼都面临着独特的挑战。相关数据显示，我国 50 岁以上女性骨质疏松症患病率为 32.1%，65 岁以上女性更是高达 51.6%，女性一生发生骨质疏松性骨折的危险性高于乳腺癌、子宫内膜癌和卵巢癌的总和。这些数字警示着我们，女性骨健康问题不容忽视。

　　希望大家都能重视骨骼健康，从日常生活的点滴做起，用实际行动呵护我们的骨骼，让它们陪伴我们健康地度过一生。

第二节　骨骼与矿物质

　　对于女性来说，骨骼健康贯穿一生，其重要性不言而喻。从青春年少时活力满满的蹦蹦跳跳，到中年时期的稳健行动，再到老年阶段对生活品质的追求，每一个人生阶段都离不开健康骨骼的有力支撑。拥有健康的骨骼，女性才能尽情展现自信与活力，保持优美的身姿。

　　然而，在骨骼这座坚实大厦的构建过程中，有一群不可或缺的幕后英雄——矿物质，它们起着关键作用。矿物质堪称骨骼的钢筋铁骨，赋予了骨骼坚韧的特性和巨大的强度。在众多矿物质中，钙、磷、镁、锌等尤为重要，它们各自承担着独特的职责，共同维系着骨骼的正常结构与功能。这些矿物质相互协作，紧密配合，一旦缺少任何一种，骨骼这座大厦都有摇摇欲坠的风险。

一、矿物质在骨骼中的角色大揭秘

（一）钙：骨骼大厦的基石

　　钙在骨骼矿物质总量中所占比例极高，超过 90%，堪称骨骼大厦的基石。它赋予骨骼硬度与强度，让我们能够支撑起身体的重量，自由地行走、奔跑、跳跃。除了在骨骼构建中发挥关键作用外，钙在神经传导过程中，就像传递信息的信使，帮助神经细胞顺利地传递信号，确保我们的身体能够对各种刺激做出准确反应；在肌肉收缩时，钙又如同肌肉运动的启动钥匙，参与肌肉的收缩与舒张，让我们的肌肉能够正常活动。

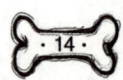

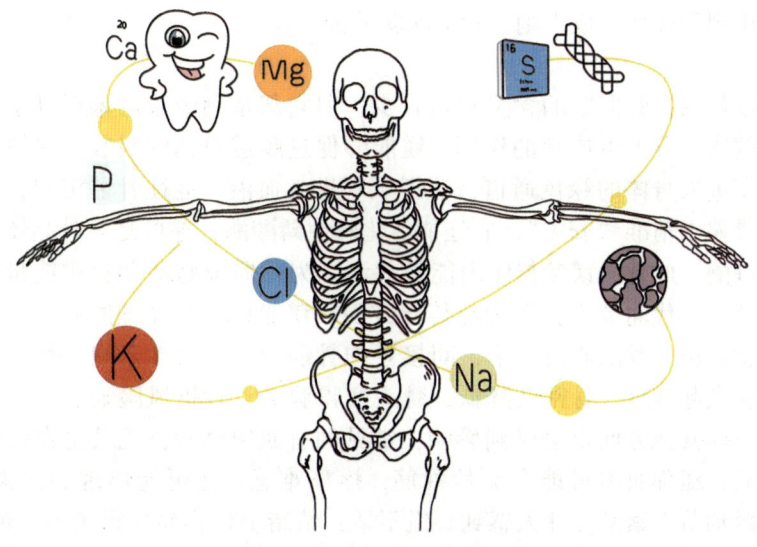

图 1.7　骨骼与矿物质

当身体缺钙时，为了维持血钙平衡，骨骼中的钙就会被"抽调"出来。长期如此，骨密度会逐渐下降，骨质疏松、骨折等问题就可能接踵而至，尤其是对于女性，特别是中老年女性，缺钙引发的骨骼问题更为常见，严重影响生活质量。不同年龄段的女性对钙的需求量有所不同，18~50岁的女性每天推荐摄入 800 毫克钙；50 岁以上的女性，由于骨质流失加快，每天钙摄入量宜提升至 1000 毫克；孕期、哺乳期女性，因为胎儿发育和乳汁分泌的需求，钙摄入量也需要适当增加，达到约每天 1000 毫克。

（二）磷：钙的最佳拍档

磷在骨骼矿物质总量中占比为 60%~70%，是钙的最佳拍档。它与钙紧密协作，如同钢筋与水泥，共同维持着骨骼的硬度与强度，确保骨骼结构稳固。在体内能量代谢方面，磷是三磷酸腺苷（ATP，被誉为能量货币）的关键组成成分，为身体各项活动提供能量。同时，在物质转运过程中，磷充当着搬运工的角色，协助营养物质进出细胞，保障细胞的正常生理功能。然而，磷的摄入需要注意剂量，摄入不当会打破钙磷平衡，引发骨骼问题。若磷摄入过多，肠道对钙的吸收会受到抑制，导致血钙降低。为了维持血钙稳定，身体会促使甲状旁腺激素分泌增加，进而使骨钙释放入血，骨质流失加剧，久而久之，骨质疏松就会悄然来袭。相反，若磷摄入过少，导致骨骼矿化不完全，同样会影响骨骼强度，儿童

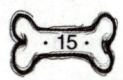

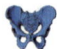

可能出现佝偻病，成人则会骨骼脆弱易折。

（三）镁：钙吸收的幕后推手

镁虽然在骨骼中的含量相对较少，但它却是钙吸收的幕后推手，对骨骼健康有着不可或缺的作用。镁能够促进肠道对钙的吸收，就像为钙打开了进入身体的绿色通道，让钙顺利进入血液，运往骨骼沉积，助力钙在骨骼中精准"安家"。它还能活化碱性磷酸酶，这可是新骨晶体形成的关键酶。此外，镁参与体内能量代谢，为骨骼细胞活动提供能量，维持骨骼正常代谢节奏；在神经传导方面，镁能稳定神经细胞膜，避免神经异常兴奋，预防肌肉痉挛，间接守护骨骼健康。女性若缺乏镁，骨骼健康会亮起红灯，骨密度降低，骨头变得脆弱，骨折风险显著上升。同时，身体其他方面也会受到影响，常见的有肌肉痉挛，尤其是在夜间或运动后，腿部肌肉可能会突然抽筋，疼痛难忍；还可能出现心律失常，心脏跳动节奏紊乱，让人感到心慌不适；情绪上也容易变得焦虑、烦躁，睡眠质量大打折扣，这些看似与骨骼无关的症状，实则都与镁缺乏有着密切的联系。

（四）锌：骨骼生长的催化剂

锌在骨骼生长过程中扮演着催化剂的重要角色，它能够促进骨细胞的分化和增殖，为骨骼生长注入源源不断的动力。在骨骼发育的关键时期，比如儿童、青少年阶段，充足的锌能助力骨骼茁壮成长，让孩子长得更高、更强壮。同时，锌参与体内多种酶的合成与活性调节，这些酶如同精密仪器中的齿轮，保障骨骼细胞的新陈代谢、蛋白质合成等生理活动高效运转，维持骨骼健康活力。缺锌与骨折风险紧密相连。一方面，缺锌会阻碍骨细胞正常分化增殖，新骨形成缓慢，骨骼强度不足；另一方面，锌对维持骨骼胶原纤维的正常结构至关重要，缺锌会使胶原纤维合成受损，骨骼韧性下降，如同老化的橡皮筋，容易断裂。在这"一刚一柔"的双重打击下，骨骼在日常活动或轻微外力作用下，就更容易发生骨折。

（五）铜：骨胶原合成的助力剂

铜是骨胶原合成的助力剂，对骨骼健康有着独特的作用。它能促进骨细胞的代谢，为骨细胞提供活力"燃料"，使其高效工作。在骨胶原合成过程中，铜更是不可或缺，它参与关键酶的活化，推动胶原蛋白交联，如同搭建桥梁，让胶原纤维紧密交织，增强骨骼韧性，使骨骼既能承受压力，又能灵活应对各种外力冲击，维持正常形态与功能。铜摄入不足

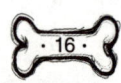

时，骨骼首当其冲受到影响，骨质疏松会悄然滋生，骨骼强度与韧性大打折扣，骨折风险直线上升。身体其他部位也会出现异样，比如皮肤色素减退，变得苍白无华；毛发干枯易断，失去光泽；神经系统功能紊乱，出现手脚麻木、感觉异常、记忆力减退等症状，这些都是身体因为铜缺乏发出的警报，提醒我们关注铜营养状况，守护身体健康。

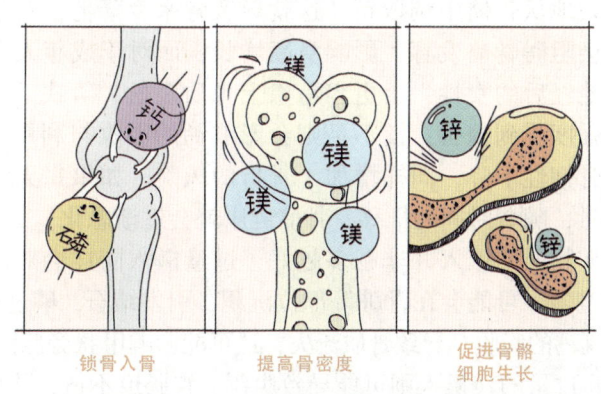

锁骨入骨　　　提高骨密度　　　促进骨骼
　　　　　　　　　　　　　　　　细胞生长

图 1.8　矿物质在骨骼中的作用

二、影响骨骼矿物质的因素剖析

（一）年龄与性别：躲不开的生理挑战

女性骨骼中的矿物质含量在 25～35 岁达到峰值，这一时期，骨骼就像一座建造坚固的大厦，矿物质含量充足，结构稳固，能够为身体提供强有力的支撑。然而，随着年龄的增长，尤其是步入中年后，身体代谢逐渐减缓，骨骼中旧骨吸收的速度逐渐超过新骨生成的速度，矿物质开始悄然流失，骨密度也随之逐步下降。到了 70 岁左右，这一问题更为突出，全球约有 2 亿女性患有骨质疏松，50 岁以上女性患病率接近 30%，70 岁以上更是接近 70%。此时，骨骼变得脆弱不堪，轻微的摔倒就可能引发骨折，例如髋骨骨折，不仅会极大地限制老人的活动能力，而且恢复过程也异常艰难，严重影响生活质量。

女性绝经后，骨骼矿物质流失速度明显加快。这是因为绝经后，卵巢功能衰退，雌激素分泌量急剧减少。雌激素就像骨骼的守护者，它能抑制破骨细胞的活性，减少骨吸收。当雌激素不足时，破骨细胞就会变得异常活跃，大量吸收骨钙，而成骨细胞形成新骨的速度却跟不上，导致骨钙流失加速，矿物质大量丢失，骨密度快速下降，骨质疏松的风险

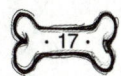

也随之飙升。相关研究显示，绝经后女性腰椎、股骨颈等部位的骨密度显著低于绝经前，骨折发生率也明显增加。

(二) 饮食：营养不均的隐患

饮食对于骨骼健康起着至关重要的作用，长期缺乏钙、磷、镁等关键矿物质，骨骼就如同失去了养分。钙摄入不足时，身体为了维持血钙平衡，会无奈地从骨骼中调取钙，这就导致骨密度降低，对于儿童和青少年来说，会阻碍骨骼发育，影响身高增长；而对于成年人和中老年女性，尤其是绝经后的女性，会更容易患上骨质疏松。磷缺乏会使骨骼矿化不完全，强度受到损害；镁不足则会影响钙的吸收与利用，导致新骨形成减缓，骨韧性下降，同样增加了骨折的风险。如果每天钙摄入量长期低于推荐量，随着时间的推移，骨骼健康就会逐渐恶化。

然而，矿物质的摄入并非越多越好，过量摄入同样会对健康造成危害。钙摄入过多，可能会在肾脏等部位沉积，引发结石；磷过量会打破钙磷平衡，抑制钙的吸收，导致骨质流失，还可能影响甲状旁腺激素的分泌，扰乱钙代谢；过量的镁摄入则可能导致腹泻、胃肠道不适，严重时还会影响心脏和神经系统的正常功能。矿物质之间相互作用一旦失衡，就会给骨骼健康埋下隐患，只有保持均衡适度的摄入，才能让骨骼健康茁壮成长。

(三) 生活方式：悄无声息的骨骼"杀手"

长期缺乏运动，骨骼就如同闲置的机器，会逐渐失去活力。运动能够给骨骼施加机械应力，就像给骨骼发出工作信号，刺激骨细胞的活性，促进骨形成。而缺乏运动时，骨细胞活性降低，骨量难以维持，甚至会逐渐流失。对于年轻人来说，缺乏运动可能导致峰值骨量储备不足；中老年人若久坐不动，骨质流失会加速，骨密度下降更快，骨折风险也会大幅增加。比如长期卧床的人，尿钙丢失迅速，骨量在短期内会明显降低，只有重新开始运动后，骨形成才会逐渐增加。

晒太阳少也会对骨骼健康产生不良影响。阳光中的紫外线能促使皮肤合成维生素 D，而维生素 D 就像是钙吸收的金钥匙，缺乏它，钙的吸收就会受阻，骨骼矿化也会受到影响。抽烟和酗酒更是骨骼健康的大敌，吸烟会降低体内雌激素水平，抑制骨细胞的功能，加速骨吸收，减少肠道对钙的吸收，还可能使女性过早绝经，进一步加重骨骼问题；酗酒则会抑制骨细胞的形成与生长，降低钙离子的吸收利用效率，导致骨密度下降。研究表明，吸烟者的骨折风险显著高于非吸烟者，酗酒者的骨质疏松发病率也明显上升，如果二者叠加，对骨骼健康的危害将更为严重。

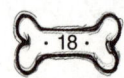

第三节　骨密度

一、女性骨密度峰值何时现

在我们的骨骼健康之旅中，有一个关键的节点——骨量峰值（PBM），它对女性的骨骼健康有着深远的影响。那么，女性骨密度的峰值究竟在什么时候出现呢？

一般来说，女性通常在 25~35 岁达到一生的骨量峰值。这一时期，是骨骼发育旅程中的"高光时刻"，骨骼中的矿物质含量达到了一生中的最高点。以腰椎部位为例，青年女性骨密度峰值年龄在 30~35 岁，骨密度值约为 1.197 克/厘米^3。不过，不同骨骼部位峰值出现时间也存在着细微的差异，比如髋部骨密度峰值年龄在 25~35 岁。

男性的骨密度峰值各部位均在 30~40 岁，腰 2~腰 4 椎体密度值最高，一般为 1.228 克/厘米^3，与女性相比，男性的峰值出现相对晚一些。达到骨密度峰值，意味着我们的骨骼储备充足，为后续岁月里骨骼的健康状况奠定了坚实的基础。年轻时积累下较高的骨峰值，步入老年后，即便骨钙有所流失，因基础好，缺钙的情况也会大大缓解，能更好地抵御骨质疏松等问题。

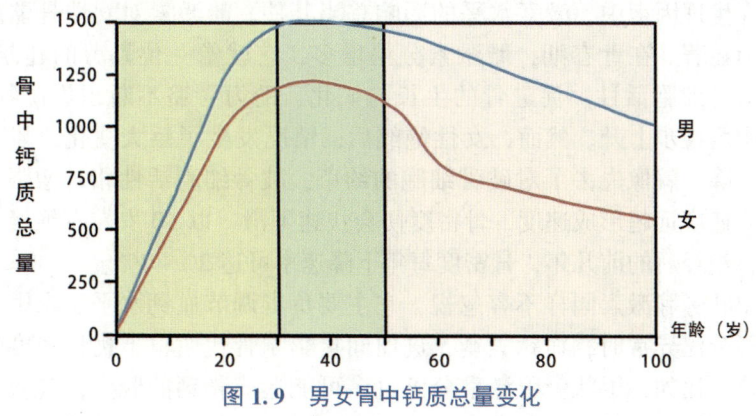

图 1.9　男女骨中钙质总量变化

二、骨密度峰值为何关键

骨密度峰值为何如此关键呢？打个比方，骨密度峰值就像是我们在

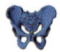

骨骼银行里的巨额存款，存款越多，未来应对骨质疏松的底气就越足。当骨密度处于峰值时，我们的骨骼最为强健，能为身体提供坚实的支撑，让日常活动轻松自如，跑跳、搬重物都不在话下。

研究表明，老年人骨量的多少，主要取决于年轻时的骨密度峰值和中年以后的骨丢失率，这是预防骨质疏松的两个关键点。年轻时峰值骨量高，步入中老年后，即便骨质随着年龄增长逐渐流失，也因前期的高储备，能延缓骨质疏松症的发病时间，降低骨折风险。

相反，一旦峰值骨量偏低，就好比银行存款少，后续骨质流失带来的负面影响就会更快显现。轻微的碰撞、咳嗽甚至日常翻身都可能引发骨折，极大影响生活质量。就拿髋部骨折来说，它堪称老年患者致残和致死的元凶之一。据统计，发生髋部骨折后一年之内，约20%患者会死于各种并发症，50%左右患者会致残。所以，在年轻时努力提高骨密度峰值，就像是为中老年的骨骼健康买了一份安心保险。

三、哪些因素影响骨密度峰值

骨密度峰值并非凭空而来，它受到多种因素的共同作用。了解这些因素，能帮助我们更好地理解如何在关键时期提高骨密度，为骨骼健康筑牢根基。

(一) 生理因素

在生理因素中，激素水平的影响首当其冲。雌激素对女性骨骼的作用极为显著。在青春期，雌激素分泌增多，它就像一位勤劳的建筑工，刺激成骨细胞活性，促进骨的生长与矿化，助力骨骼不断积累矿物质，使骨密度稳步上升。然而，女性绝经后，情况发生了巨大变化，雌激素水平骤降，就像失去了对破骨细胞的约束，破骨细胞活性相对增强，骨质吸收速度远超形成速度，骨密度便会快速下滑。以50岁左右绝经女性为例，绝经后的前几年，骨密度每年下降速率可达2%~3%。

甲状旁腺激素同样不容忽视，它主要负责调节血钙水平。当甲状旁腺激素分泌异常时，血钙失衡，进而间接影响骨代谢，干扰骨密度峰值的形成。比如，甲状旁腺激素分泌过多可能造成骨钙的脱失，进入血液引起高钙血症，导致骨量减少甚至严重的骨质疏松、代谢性骨病，甚至出现骨折。

妊娠和哺乳期也是影响骨密度峰值的关键生理时期。孕期，胎儿骨骼发育如同一个钙需求大户，需要从母体摄取大量钙；哺乳期，为保证

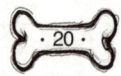

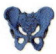

乳汁钙含量，母体钙流失进一步加剧。这期间，若母体钙摄入不足，身体就会无奈地调取骨骼中的钙储备，使得骨密度下降。有研究显示，孕期女性腰椎骨密度可降低 2%～10%。产后若未及时补充钙与营养，恢复骨量，便会为后续骨骼健康埋下隐患。

随着年龄的增长，身体各项机能逐渐衰退，这也是影响骨密度峰值的一个不可抗生理因素。步入中年后，成骨细胞功能减弱，就像建造骨骼的工人变得疲惫不堪，骨形成速度放缓，而破骨细胞却持续发力，不断破坏旧骨，骨量逐渐丢失，骨密度也就随之降低。

(二) 生活方式因素

生活方式对骨密度峰值的影响也不容小觑，其中饮食是基础因素。钙作为骨骼的建筑基石，摄入不足会导致骨骼根基不稳。青少年时期钙摄入不足，骨骼发育受限，骨峰值会难以达到理想高度；成年后钙缺乏，骨骼中的钙库入不敷出，骨密度会降低。长期素食、不喝牛奶的人群，往往因为钙来源匮乏，骨密度会低于营养均衡者。

维生素 D 则如同钙的好搭档，它能促进肠道对钙的吸收。若缺乏维生素 D，即便钙摄入充足，身体也无法有效利用这些钙。那些晒太阳少、饮食中维生素 D 食物（如深海鱼、蛋黄）摄入少的人，容易出现维生素 D 缺乏，进而影响骨密度。

运动对骨密度峰值的影响重大。适度负重运动，如步行、慢跑、跳舞等，能给骨骼施加良性应力刺激，促使成骨细胞活跃起来，增加骨密度。经常跑步的女性，股骨颈、腰椎等部位骨密度比缺乏运动者高 5%～10%。然而，过度运动或运动不当也会带来负面效果。一些运动员长期高强度训练且营养跟不上，就容易造成疲劳性骨折、骨损伤，反而阻碍骨峰值的提升。

吸烟和饮酒也在悄悄偷走我们的骨密度。烟草中的尼古丁等有害物质，抑制成骨细胞活性，同时让破骨细胞更嚣张，加速骨质流失。长期吸烟的女性绝经后骨质疏松风险大增，髋部骨折风险是不吸烟者的 1.5～2 倍。酒精进入人体后，干扰钙、维生素 D 代谢，损伤肝脏，影响维生素 D 活化，减少肠道钙吸收。酗酒女性骨密度明显低于同龄人，每天饮酒超 2 标准杯（约 30 克酒精），骨健康就会受到明显威胁。

(三) 其他因素

种族差异对骨密度峰值也有影响。研究表明，黑种人骨密度普遍高于白种人和黄种人。这背后是遗传因素在作崇，黑种人基因决定其骨骼

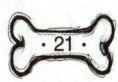

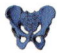

在生长、发育、衰老过程中，骨量储备、骨转换等机制更具优势，能维持较高骨密度峰值，降低骨质疏松风险。

体重与骨密度之间也存在着密切联系。一般来说，体重较重者骨密度相对较高，体重每增加 10 千克，骨密度可增加约 0.02~0.03 克/厘米^3。这是因为骨骼要支撑更大体重，日常承受压力大，刺激骨骼生长。不过，肥胖带来的代谢问题又可能抵消一部分益处，所以保持健康体重才是关键。

此外，一些疾病和药物也会干扰骨密度峰值。患有类风湿关节炎、甲状腺疾病等，或身体炎症状态、激素紊乱，也会影响骨代谢，造成骨量丢失。长期服用糖皮质激素（常用于治疗自身免疫病、哮喘等），会抑制成骨细胞分化、促进破骨细胞生成，用药半年以上，不少患者就会出现明显骨密度下降，骨折风险增加。

四、如何维持骨密度峰值？

了解了影响骨密度峰值的因素后，接下来就是大家最为关心的问题：如何维持骨密度峰值呢？这需要我们从营养补充、运动锻炼和定期检查等多个方面入手，全方位呵护我们的骨骼健康。

（一）营养补充

营养补充是维持骨密度峰值的基础，其中钙、维生素 D 和蛋白质起着关键作用。钙作为骨骼的"钢筋"，摄入充足的钙对骨骼健康至关重要。成年女性每天推荐钙摄入量为 800~1000 毫克。牛奶堪称钙的富矿，每 100 毫升牛奶含钙约 100~120 毫克，每天喝 300~500 毫升牛奶，钙摄入就有了基本保障。豆制品也是钙的优质来源，100 克豆腐含钙约 164 毫克，还有虾皮，钙含量极高，不过因其钠含量也高，食用要适量。除了食物，必要时可在医生指导下补充钙剂，像碳酸钙、枸橼酸钙等。碳酸钙含钙量高，约占 40%，但吸收率受胃酸影响；枸橼酸钙吸收率相对稳定，适合胃酸缺乏者。

维生素 D 是钙吸收的"引路人"，它能促进肠道对钙的主动吸收，让钙更好地沉积到骨骼中。人体皮肤经阳光照射可合成维生素 D，但现代人多数时间在室内，日照不足，所以要多吃富含维生素 D 的食物，如深海鱼（三文鱼每 100 克含维生素 D 约 988 国际单位）、蛋黄（每个鸡蛋黄含维生素 D 约 40 国际单位）、蘑菇等。若食物补充不足，可遵医嘱服用维生素 D 补充剂，一般成年人每天补充 800~1200 国际单位。

蛋白质是骨骼的"基石"之一，它参与骨基质合成。瘦肉、鱼类、蛋类、豆类等都是优质蛋白质来源，每天应保证摄入一定量，如瘦肉50~100克、鸡蛋1个、豆类30~50克。但要注意膳食均衡，避免过量高蛋白饮食加重肾脏负担，因为多余蛋白质代谢产生的含氮废物需经肾脏排出。

（二）运动锻炼

运动锻炼是维持骨密度峰值的重要手段，不同类型的运动对骨骼健康有着不同的益处。负重运动堪称骨骼的活力剂，像步行、慢跑这类运动，能让骨骼在身体重量的压力下，刺激成骨细胞活性，促进钙沉积，增强骨密度。建议每次进行30~60分钟，每周至少3~5次。以慢跑为例，长期坚持的女性，股骨、颈骨密度可比不运动者高5%~10%。

抗阻训练也不容小觑，如深蹲、俯卧撑、举哑铃等，利用器械或自身重量给骨骼施加阻力。每周进行2~3次，每次2~3组，每组8~12次重复动作，能有效锻炼肌肉力量，肌肉牵拉骨骼，进一步刺激骨骼生长，维持骨密度。

柔韧性和平衡训练，如瑜伽、太极拳等，也对维持骨密度峰值有着积极作用。每周进行2~3次，每次30~45分钟，不仅能增强身体柔韧性、改善关节活动度，还能提升平衡能力，减少跌倒风险，避免骨折对骨密度造成的负面影响。比如老年人练习太极拳，能降低约43%的跌倒发生率。运动要循序渐进，运动前充分热身，避免运动损伤，长期坚持，让运动成为维持骨骼健康的"好帮手"。

（三）定期检查

定期进行骨密度检查是及时了解骨骼健康状况、维持骨密度峰值的关键措施。目前常用的骨密度检查方法是双能X线吸收法，它能精确测量全身各部位骨密度，结果以T值和Z值表示。T值反映与同性别、同种族健康成年人骨峰值比较的标准差，Z值体现与同年龄、同性别、同种族人群平均骨密度比较情况，是诊断骨质疏松的"金标准"。

对于30~35岁达到骨密度峰值的女性，若无特殊风险因素，可每2~3年检查一次；40岁后，随着骨质流失风险增加，建议每年检查一次；绝经后女性，因雌激素骤降，骨量快速流失，最好每年查一次；有骨折史、长期使用激素药物、罹患影响骨代谢的疾病（如类风湿关节炎）等高危人群，更要密切监测，遵医嘱每半年检查一次或按需检查。根据检查结果，医生能精准判断骨量状况，及时发现骨量减少趋势，为调整生

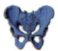

活方式、营养补充、预防或治疗方案提供依据，让骨骼问题在萌芽阶段就得到干预，守护骨骼健康。

　　维持骨密度峰值需要我们在日常生活中养成良好的习惯，从营养、运动和定期检查等多方面入手，为骨骼健康保驾护航。只有年轻时打好骨骼健康的基础，才能在未来的岁月里更好地享受健康生活。

骨密度结果（不分割方法）

位置	BMD (mg/cm^3)
T12	209.26
L1	
L2	
L3	
L4	
平均	209.26

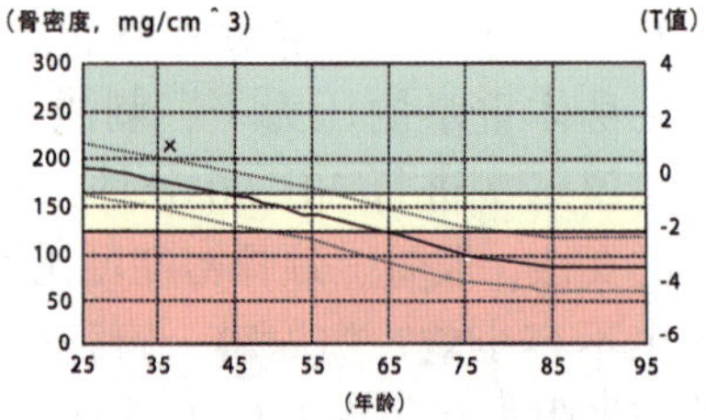

T-Score	0.76	T值：与青年人相比标准差的倍数
Z-Score	1.6	Z值：与同龄人相比标准差的倍数

参考值

正常	T值>=-1
骨量减少	T值在-1~-2.5之间
骨质疏松症	T值<-2.5
严重骨质疏松症	T值<-2.5，同时伴有一个以上部位的骨折

图 1.10　骨密度测定

五、特殊时期如何呵护骨密度

　　女性在妊娠期、哺乳期和绝经前后这几个特殊时期，身体会发生一系列变化，骨密度也会受到不同程度的影响。了解这些特殊时期骨密度的变化规律，并采取相应的呵护措施，对女性的骨骼健康至关重要。

（一）妊娠期

　　妊娠期是女性生命中的一个特殊阶段，这个时期女性的身体为了满足胎儿生长发育的需求，会发生一系列生理变化，其中骨密度的变化尤为明显。怀孕后，身体会优先将钙输送给胎儿，以满足其骨骼生长的需要，这就导致母体钙流失加剧。尤其是在孕中晚期，胎儿骨骼快速发育，对钙的需求大增，母体骨密度下降更为显著。研究表明，孕期女性腰椎骨密度可降低 2%~10%。很多孕晚期的准妈妈常常会感觉腰背疼痛，这

不仅是因为腹部重量增加对脊柱造成的压力，骨密度下降也是一个重要原因。

在这个特殊时期，营养补充是关键。钙摄入要充足，为了满足胎儿和自身的需求，孕妇每天钙的推荐摄入量比孕前增加 200 毫克，达到 1000 毫克左右。除了日常饮食中多摄入奶制品、豆制品、鱼虾贝类等富含钙的食物外，还可在医生指导下补充钙剂，比如碳酸钙 D_3 片，它既含有钙，又含有维生素 D，能促进钙的吸收。维生素 D 同样不可或缺，它能助力肠道吸收钙，孕妇每天需补充 800~1200 国际单位。除了通过食物补充外，适当晒太阳也很重要，每周 3~5 次，夏天每次 10~15 分钟，冬天每次 20~30 分钟，选择阳光温和的时段，能帮助皮肤合成维生素 D。

在运动方面，要选择舒缓、安全的项目。散步是个不错的选择，每天进行 30~60 分钟，能促进血液循环，增强骨骼应力刺激，有利于维持骨密度。孕期瑜伽也备受推崇，在专业教练的指导下，做一些温和的伸展、平衡动作，不仅能缓解身体不适，还能增强肌肉力量，支撑骨骼。但一定要注意避免跳跃、扭转等剧烈动作，防止跌倒、碰撞，危及母婴安全。

（二）哺乳期

哺乳期女性同样面临着骨密度流失的问题。一方面，大量钙随乳汁排出，为了保证乳汁中的钙含量，母体需要持续动用自身骨骼中的钙储备；另一方面，哺乳期催乳素分泌旺盛，抑制了卵巢功能，导致雌激素水平降低，使得破骨细胞活性相对增强，骨吸收大于骨形成，骨密度进一步下滑。据统计，哺乳期半年左右，不少女性骨密度 T 值较孕前下降 0.5~1 个标准差。

对于哺乳期女性来说，补钙是重中之重。每天钙摄入量应不低于 1000 毫克，甚至可能需要更高。在饮食中，要增加高钙食物的比例，比如牛奶，每天最好保证 500 毫升以上的摄入量，还可以多吃芝麻、虾皮等。烹饪时，不妨用牛奶代替部分水，以增加钙的摄入。钙剂补充也不能忽视，选择易吸收的枸橼酸钙，可避免碳酸钙对肠胃的刺激，引发不适。

由于哺乳期身体负担较重，运动要量力而行。产后康复操是个不错的选择，可根据身体恢复情况，从简单的四肢动作逐渐过渡到全身运动，增强核心肌群、盆底肌力量，为骨骼减负。此外，日常抱宝宝、喂奶时的姿势要正确，避免长时间弯腰、驼背，减少脊柱压力，防止骨骼变形，这样才能更好地呵护哺乳期的骨骼健康，为后续身体恢复打好基础。

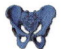

（三）绝经前后

绝经前后，女性的身体经历着剧烈的变革，激素水平大幅波动，其中雌激素的变化对骨密度的影响最为显著。此时，雌激素断崖式下降，它对骨骼的保护作用也随之失灵，破骨细胞开始肆意妄为，骨密度急剧降低，每年骨量丢失率可达 2%～5%，绝经后 5～10 年最为明显。此时，手腕、椎体、髋部等部位的骨小梁变稀疏，骨骼变得脆弱不堪。

在身体症状方面，绝经前后的女性常常会出现潮热盗汗的情况，夜间睡眠常被打断，身体大量出汗又会加速钙的流失。泌尿生殖道也会因雌激素缺乏而发生变化，黏膜变薄、干涩，容易引发泌尿系统感染，这不仅影响生活质量，还会间接影响女性的活动和饮食，进一步阻碍骨健康的维护。

面对这些变化，绝经前后的女性在饮食上要强化营养，多吃富含钙、维生素 D、蛋白质的食物，比如每天一杯牛奶、一块豆腐，保证营养的充足供给。运动方面，选择轻柔的有氧运动与抗阻训练相结合，像散步、八段锦，每周进行 3～5 次，每次 30～60 分钟，再配合简单的抗阻训练，如坐在椅子上抬腿、举小哑铃等，增强肌肉力量，保护骨骼。定期进行骨密度检查也非常重要，每年至少一次，通过双能 X 线吸收法精准监测骨密度变化。医生会根据 T 值、Z 值判断骨健康状况，及时进行干预，必要时可能会采用药物治疗，防止骨质疏松的发生，帮助女性平稳度过绝经前后这一特殊时期。

在女性生命中的这些特殊时期，我们更要关注骨密度的变化，通过科学合理的营养补充、适度的运动以及定期检查，为骨骼健康保驾护航，让女性在每个阶段都能拥有健康的骨骼，享受美好的生活。

第四节　女性各生理阶段的骨健康

一、女性骨骼何时开始生长

女性骨骼的生长之旅其实早在胎儿期就已悄然开启。从一颗小小的受精卵开始，生命的奇迹便逐步上演。在这个阶段，骨骼就如同一位初出茅庐的建筑师，开始了它的初步构建工作。

在胎儿发育的早期，一些关键的细胞开始分化，为骨骼的形成奠定基础。大约在受精后的第 6～8 周，胚胎的骨骼开始逐渐显现雏形。起初，

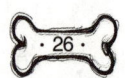

这些骨骼结构还只是一些柔软的软骨模型，就像搭建房屋时的框架，为后续骨骼的进一步发育提供了基本的形状和结构。随着胎儿的不断成长，这些软骨模型开始经历一系列复杂的变化，逐渐被骨组织所替代，这个过程被称为骨化。

在整个胎儿期，从受精卵开始到出生，胎儿的身高会增长约50cm，这是女性一生当中第一次显著的身高增长阶段。在这个时期，虽然胎儿还在妈妈的肚子里，但骨骼已经在为未来的成长和活动做着积极的准备。从最初简单的软骨雏形，到逐渐形成较为完整的骨骼结构，每一步都凝聚着生命的奥秘和神奇。

二、婴儿期与幼儿期：骨骼的飞速生长期

当宝宝呱呱坠地，便开启了人生中又一个重要的骨骼发育阶段——婴儿期（出生到满1周岁）。这一时期，骨骼生长速度惊人，身高增长约25厘米，差不多是出生时身高的1.5倍。婴儿的骨骼就像正在疯狂生长的小树苗，充满了生机与活力。

在婴儿期，骨骼的生长主要依赖于长骨两端的骨骺板。骨骺板就像是一个神奇的生长工厂，里面含有大量的成骨细胞和破骨细胞。成骨细胞不断地制造新的骨组织，使骨骼变长；破骨细胞则对旧的骨组织进行吸收和改造，让骨骼的结构更加合理。这一造一破之间，骨骼茁壮成长。

随着婴儿逐渐长大，开始学会抬头、翻身、坐立、爬行，这些动作的发展都离不开骨骼的有力支撑。在这个过程中，骨骼不仅在长度上增加，其强度和密度也在不断提升，以适应身体日益复杂的活动需求。

当婴儿满1周岁，便进入了幼儿期（1周岁到满3周岁）。此时，骨骼生长速度虽较婴儿期有所放缓，但依旧保持着较快的节奏，身高增长约17厘米。在幼儿期，骨骼的发育除了继续纵向生长外，还在不断地进行着骨化过程，骨骼变得更加坚硬。

幼儿开始学习走路、跑步、跳跃，活动能力大大增强。为了更好地支撑身体的活动，骨骼的形态和结构也在持续优化。例如，幼儿的脊柱逐渐形成了与成人相似的生理弯曲，这些弯曲不仅增加了脊柱的弹性，还能缓冲身体在运动时受到的冲击力，保护脊髓和大脑。

三、学龄前期与学龄期：骨骼矿化更坚固

当孩子步入3岁，便进入了学龄前期（3岁到6岁或7岁）。此时，

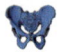

骨骼生长速度较幼儿期有所减缓，身高每年增长约5~8厘米，就像一辆逐渐减速的汽车，虽然速度放慢了，但依然在稳步前行。

在这个阶段，骨骼的矿化程度逐渐提高，骨骼变得更加坚固。孩子们的活动能力进一步增强，跑、跳、攀爬等动作更加熟练。这不仅得益于骨骼强度的增加，也与肌肉力量的提升以及神经系统的发育密切相关。

随着年龄的增长，孩子进入了学龄期（6岁或7岁到11岁或12岁）。这一时期，骨骼生长速度再次加快，身高每年增长约6~8厘米，骨骼仿佛被重新注入了活力，再次加速生长。

在学龄期，孩子的学习任务逐渐加重，长时间的坐姿学习对骨骼的健康提出了新的挑战。保持正确的坐姿对于维持脊柱的正常生理弯曲至关重要。如果坐姿不正确，如弯腰驼背、歪着身子写字等，长期下来可能会导致脊柱侧弯等问题，影响骨骼的正常发育和身体的形态美观。

此外，学龄期的孩子运动量也相对较大，还会参加各种体育活动，如跳绳、跑步、篮球等。这些运动对骨骼的发育有着积极的促进作用。适当的运动可以刺激骨骼生长，增加骨密度，使骨骼更加坚固。跳绳时的跳跃动作，能够对下肢骨骼产生一定的压力刺激，促进骨骼的生长和发育；篮球运动中的跑跳、投篮等动作，不仅锻炼了全身的肌肉，也对骨骼的强度和韧性提出了更高的要求，从而促使骨骼不断适应和强化。

四、青春期：骨骼成长的黄金期

（一）青春期女性骨骼有哪些变化

当女孩步入11~12岁，便踏入了充满活力与变化的青春期，这个阶段一直持续到17~18岁。青春期堪称女性骨骼生长发育的黄金时期，就像一场盛大的生命狂欢，骨骼生长速度迅猛提升，每年身高增长约7~12厘米，仿佛被注入了一股强大的生长动力。在这个时期，女性的骨骼会发生许多显著的变化。

首先，身高突增是最明显的变化之一。在青春期，女孩的身高增长速度明显加快，每年可增长5~10厘米甚至更多，这主要得益于长骨的快速生长。下肢的增长尤为突出，其增长速度比躯干更快，这使得女孩的身材比例逐渐发生变化，变得更加修长。人体的长骨两端存在着骨骺，骨骺中的软骨细胞就像一群勤劳的小工匠，不断地分裂、增生，然后逐渐骨化，使得骨干不断延长，从而让身高不断攀升。与此同时，骨膜内的成骨细胞也在辛勤劳作，它们不断地制造新的骨组织，让骨骼在变长

的同时也变得更加粗壮。长骨两端的骨骺软骨不断增生骨化，促使骨干延长，同时骨膜内的成骨细胞也在不断增生，使骨骼变粗，直至骨骺愈合，骨骼生长才会停止，一般女孩的骨骺在17岁左右逐渐闭合。

值得一提的是，青春期下肢的增长速度比躯干要快。想象一下，青春期的女孩就像一棵茁壮成长的小树，下肢如同快速生长的树干，不断向上伸展，为身高的增长贡献着主要力量。而当青春期即将结束时，躯干的增长速度又会逐渐超过下肢。

其次，骨盆的发育也至关重要。骨盆是女性产道的重要组成部分，其大小和形状对未来的分娩有着重要影响。在青春期，女性的骨盆会逐渐增宽，横径大于前后径，为日后的生育做好准备。此外，雌激素的分泌增加，促进了骨盆骨骼的发育，使得骨盆的形态更加适合孕育下一代。骨盆是由髂骨、耻骨、坐骨等骨骼组成，对于女性而言，骨盆具有极其特殊的意义，它是产道的重要组成部分，其大小和形状直接关系到未来分娩的顺利与否。在青春期，随着雌激素等性激素水平的上升，骨盆骨骼受到刺激，开始生长和发育，逐渐变得更加宽大，以适应未来孕育生命和分娩的需要。

雌激素在这个过程中发挥着关键作用，它就像一把神奇的钥匙，开启了骨盆发育的大门，促进骨盆骨骼的生长、塑形，使其朝着有利于分娩的方向发展。如果在青春期骨盆发育不良，如因营养不良、过度运动损伤或其他因素导致骨盆形态异常，可能会在成年后对分娩造成不同程度的影响，甚至增加难产的风险。

与此同时，乳房发育、阴毛和腋毛生长等第二性征的出现，也与骨骼发育有着密切的关系。这些变化都是在激素的调控下协同进行的，共同塑造了女性成熟的身体形态。

（二）哪些因素影响青春期女性的骨健康

1. 体重因素

体重对青春期女性的骨密度和骨矿物含量有着重要影响。研究表明，体重较重的女孩往往具有更高的骨密度和骨矿物含量。这是因为体重的增加会给骨骼带来更大的机械负荷，刺激骨骼生长和骨量的积累。例如，一项针对150例初中女生的研究发现，体重是骨矿物密度（BMD）和全身骨矿物含量（BMC）的重要影响因素。体重的增加意味着骨骼需要承受更大的压力，为了适应这种压力，骨骼会不断进行重塑和强化，从而增加骨密度和骨矿物含量。

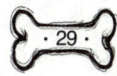

2. 乳房发育与月经初潮

乳房发育和月经初潮是青春期女性性成熟的重要标志，同时也与骨健康密切相关。乳房发育分期反映了雌激素水平的变化，而雌激素对于骨形成和维持骨量起着关键作用。随着乳房的发育，雌激素水平逐渐升高，促进了骨细胞的活性，增加了骨密度。月经初潮的出现则标志着女性生殖系统的成熟，同时也意味着雌激素的分泌更加稳定。研究显示，月经初潮年龄较早的女孩，其峰值骨量往往更高。这是因为较早的月经初潮意味着更长时间的雌激素刺激，有利于骨骼的生长和发育。然而，如果月经初潮年龄过晚，可能提示雌激素水平不足，会影响骨量的积累，增加未来骨质疏松的风险。

3. 饮食营养

钙和维生素 D 是影响青春期女性骨健康的重要营养素。钙是骨骼的主要组成成分，青春期女性对钙的需求量较大，每天的摄入量应不低于1000毫克。充足的钙摄入可以为骨骼生长提供充足的原料，促进骨矿物的沉积，增加骨密度。维生素 D 则可以促进肠道对钙的吸收，提高血钙水平，有利于钙在骨骼中的沉积。如果维生素 D 缺乏，即使摄入了足够的钙，也难以被有效吸收和利用，从而影响骨健康。此外，磷、维生素 K 等营养素也对骨骼健康有着重要作用。磷参与骨骼的矿化过程，与钙共同维持骨骼的正常结构和功能；维生素 K 可以激活骨钙素，促进骨形成。

4. 甾体激素

雌激素是对青春期女性骨健康影响最大的甾体激素。它不仅可以促进骨细胞的形成和发育，还能抑制破骨细胞的活性，减少骨吸收，从而维持骨量的平衡。在青春期，随着卵巢的发育，雌激素的分泌逐渐增加，对骨骼的生长和发育起到了积极的促进作用。然而，如果雌激素水平过低，如患有下丘脑性闭经等疾病，会导致骨量快速丢失，增加骨折的风险。此外，睾酮在女性体内也有一定的水平，它可以促进肌肉和骨骼的生长，但如果睾酮水平过高，可能会对骨健康产生负面影响。

五、成年期：骨量维持的关键阶段

（一）成年女性的骨骼状态如何

成年期是女性骨量维持的关键阶段。一般来说，女性在25～35岁左右，骨量会达到峰值。此时，骨骼的生长和发育基本完成，骨密度处于相对稳定的状态，骨骼的强度和韧性也达到了较好的水平。在这个阶段，

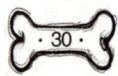

成骨细胞和破骨细胞的活性处于动态平衡，成骨细胞不断形成新的骨组织，破骨细胞则吸收和清除老化或受损的骨组织，两者相互协调，维持着骨骼的正常结构和功能。

然而，随着年龄的增长，从 35 岁左右开始，骨量会逐渐缓慢下降。这是因为随着年龄的增加，成骨细胞的活性逐渐降低，而破骨细胞的活性相对增强，导致骨吸收大于骨形成，骨量逐渐减少。在 40~50 岁之间，骨量丢失的速度会进一步加快，尤其是在绝经后，由于雌激素水平的急剧下降，骨量丢失更为明显。雌激素对于维持骨量的稳定起着重要作用，它可以抑制破骨细胞的活性，减少骨吸收。绝经后雌激素水平的降低，使得破骨细胞的活性增强，骨量快速丢失，增加了骨质疏松和骨折的风险。

(二) 怎样保持成年期的骨健康

1. 均衡饮食

钙的摄入：成年女性每天应摄入 800~1000 毫克的钙，以满足骨骼健康的需求。奶制品是钙的优质来源，一杯 250 毫升的牛奶大约含有 300 毫克的钙，酸奶、奶酪等也是不错的选择；豆制品如豆腐、豆浆等，以及海产品如海带、虾皮等，也富含丰富的钙。此外，深绿色蔬菜如菠菜、西兰花等，虽然钙含量相对较低，但也是钙的重要来源之一。

维生素 D 的补充：维生素 D 可以促进肠道对钙的吸收，对于维持骨健康至关重要。人体可以通过晒太阳来合成维生素 D，皮肤中的 7-脱氢胆固醇在紫外线的照射下可以转化为维生素 D。建议每周至少晒太阳 3~5 次，夏天每次 10~15 分钟，冬天每次 15~30 分钟。食物中的维生素 D 主要来源于鱼肝油、蛋黄、动物肝脏等。对于一些日照不足或饮食中维生素 D 摄入不足的人群，可以考虑补充维生素 D 制剂。

蛋白质的摄入：蛋白质是骨骼的重要组成部分，摄入足够的蛋白质有助于维持骨骼的结构和功能。瘦肉、鱼类、蛋类、豆类等都是优质蛋白质的良好来源。建议成年女性每天摄入适量的蛋白质，以满足身体的需求。

2. 适度运动

（1）有氧运动：如快走、慢跑、游泳、骑自行车等有氧运动，可以增强心肺功能，提高身体的代谢水平，促进骨骼的血液循环，有助于维持骨量。建议每周进行至少 150 分钟的中等强度有氧运动，或 75 分钟的高强度有氧运动。

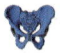

（2）力量训练：适当的力量训练可以增加肌肉量，提高肌肉对骨骼的支撑力，减少骨折的风险。可以选择使用哑铃、杠铃等器械进行力量训练，也可以进行俯卧撑、仰卧起坐、深蹲等自重训练。建议每周进行2~3次力量训练，每次20~30分钟。

（3）平衡训练：随着年龄的增长，女性的平衡能力会逐渐下降，跌倒的风险增加。进行平衡训练，如单脚站立、瑜伽、太极拳等，可以提高身体的平衡能力，减少跌倒的发生。建议每周进行2~3次平衡训练，每次15~20分钟。

3. 避免不良生活习惯

（1）吸烟：吸烟会影响骨代谢，抑制成骨细胞的活性，增加破骨细胞的数量，导致骨量减少。研究表明，吸烟女性的骨密度明显低于不吸烟女性，且吸烟量越大，骨量丢失越严重。因此，成年女性应尽量避免吸烟，戒烟可以有效减少骨量丢失，降低骨质疏松的风险。

（2）过量饮酒：过量饮酒会干扰钙的吸收和代谢，抑制骨细胞的活性，导致骨量减少，长期大量饮酒还会增加骨折的风险。建议成年女性每天饮酒量不超过15克纯酒精，相当于啤酒450毫升、葡萄酒150毫升或38度白酒50毫升。

（3）过度节食：过度节食会导致营养不良，尤其是钙、维生素D和蛋白质等营养素的缺乏，影响骨骼的健康。此外，过度节食还会导致体重下降过快，脂肪减少，雌激素水平降低，进一步加速骨量丢失。因此，成年女性应保持健康的体重，避免过度节食，采用科学合理的饮食和运动方式来控制体重。

六、孕期：特殊时期的骨骼挑战

（一）怀孕对女性骨骼有哪些影响

怀孕是女性生命中一段奇妙而又特殊的时期。在这个时期，女性的身体会发生一系列显著的变化，以适应胎儿的生长和发育，而骨骼系统也面临着诸多挑战。

首先，孕期女性的骨密度会发生变化。在怀孕期间，胎儿的生长需要大量的钙，这些钙主要来源于母体。如果孕妇的钙摄入不足，身体就会动用骨骼中的钙来满足胎儿的需求，从而导致骨密度下降。有研究表明，孕期女性骨密度平均下降3%~5%，尤其是在孕晚期，骨密度下降更为明显。一项对120名孕妇的研究发现，孕晚期孕妇的腰椎和股骨颈骨密

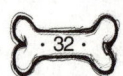

度明显低于孕早期，这种骨密度的下降可能会增加孕妇患骨质疏松和骨折的风险。

其次，骨盆形状的改变也是怀孕对骨骼的一个重要影响。为了适应胎儿的生长和分娩，孕妇的骨盆会逐渐发生变化。在孕期，骨盆的韧带会松弛，使得骨盆的关节活动度增加，骨盆的形状也会变得更加宽大。这是为了给胎儿提供足够的空间，同时也有助于胎儿顺利通过产道。然而，这种骨盆形状的改变可能会导致孕妇出现骨盆疼痛的症状，尤其是在孕晚期和分娩后。一项针对 200 名孕妇的研究显示，约有 50% 的孕妇在孕晚期出现了不同程度的骨盆疼痛。

再次，孕期女性的关节也会变得松弛。这是因为孕期体内激素水平的变化，尤其是松弛素的分泌增加，会使关节韧带松弛，以利于分娩。然而，关节松弛也可能会导致孕妇出现关节疼痛、不稳定等问题，增加跌倒和受伤的风险。例如，孕妇在行走、上下楼梯时，可能会感到关节无力、疼痛，容易摔倒。

最后，孕期的骨质流失也是一个不容忽视的问题。除了钙的需求增加导致骨质流失外，孕期的激素变化也会影响骨代谢，使骨吸收大于骨形成，进一步加重骨质流失。如果孕期骨质流失严重，且产后未能及时补充和恢复，可能会对女性的长期骨健康产生不良影响。

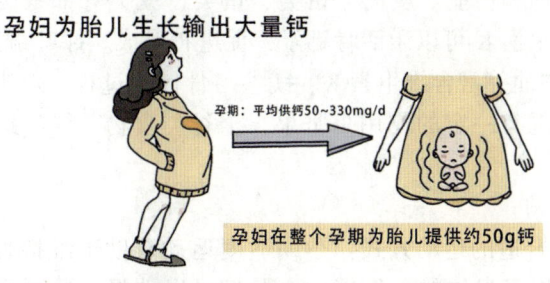

图 1.11 孕产期的骨骼挑战

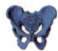

（二）孕期如何呵护骨骼健康

1. 营养补充

（1）钙的摄入：孕期女性对钙的需求量大幅增加，为了满足胎儿骨骼发育的需求以及维持自身的骨健康，建议每天摄入 1000～1200 毫克的钙。奶制品是钙的优质来源，如牛奶、酸奶、奶酪等，一杯 250 毫升的牛奶大约含有 300 毫克的钙。此外，豆制品（如豆腐、豆浆）、海产品（如海带、虾皮）、坚果（如杏仁、核桃）等也是富含钙的食物。如果通过饮食无法满足钙的需求，可以在医生的指导下补充钙剂。

（2）维生素 D 的补充：维生素 D 对于钙的吸收和利用至关重要。它可以促进肠道对钙的吸收，提高血钙水平，有利于钙在骨骼中的沉积。孕期女性应保证每天摄入 15 微克的维生素 D。人体可以通过晒太阳来合成维生素 D，皮肤中的 7-脱氢胆固醇在紫外线的照射下可以转化为维生素 D。建议孕妇每周至少晒太阳 2～3 次，每次 15～30 分钟。食物中的维生素 D 主要来源于鱼肝油、蛋黄、动物肝脏等，对于一些日照不足或饮食中维生素 D 摄入不足的孕妇，可以考虑补充维生素 D 制剂。

（3）其他营养素的补充：除了钙和维生素 D，孕期女性还应保证摄入足够的蛋白质、维生素 K、镁等营养素，这些营养素对于骨骼健康也有着重要作用。蛋白质是骨骼的重要组成部分，摄入足够的蛋白质有助于维持骨骼的结构和功能。瘦肉、鱼类、蛋类、豆类等都是优质蛋白质的良好来源。维生素 K 可以激活骨钙素，促进骨形成。绿叶蔬菜（如菠菜、西兰花）、植物油等富含维生素 K。镁参与骨代谢过程，对维持骨骼的正常结构和功能也有一定的作用。坚果、全谷类食物、绿叶蔬菜等含有丰富的镁。

2. 适度运动

（1）选择合适的运动方式：孕期适度运动有助于维持骨骼健康，增强肌肉力量，提高身体的平衡能力。孕妇可以选择一些低强度、安全性高的运动，如散步、游泳、孕妇瑜伽、孕妇健身操等。散步是一种简单而有效的运动方式，孕妇可以每天在户外散步 30 分钟至 1 小时，既能呼吸新鲜空气，又能促进血液循环，增强骨骼的代谢；游泳对关节的压力较小，还能锻炼全身肌肉，是孕期比较理想的运动方式之一；孕妇瑜伽和孕妇健身操可以帮助孕妇增强身体的柔韧性和平衡能力，缓解孕期的不适症状。

（2）注意运动强度和时间：孕期运动要注意适量，避免过度疲劳和

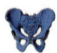

剧烈运动。运动强度应根据孕妇的身体状况和运动习惯来调整，一般以运动后不感到疲劳、心慌为宜。运动时间也不宜过长，每次运动 30 分钟左右即可，每周可进行 3~5 次运动。如果在运动过程中出现腹痛、阴道流血、头晕等不适症状，应立即停止运动，并及时就医。

3. 生活习惯

（1）避免久站久坐：孕期女性的身体负担加重，久站久坐会增加腰椎和骨盆的压力，影响血液循环，不利于骨骼健康。孕妇应尽量避免长时间保持同一姿势，每隔一段时间就起身活动一下，伸展一下身体，缓解腰部和腿部的疲劳。

（2）保持良好的睡眠姿势：良好的睡眠姿势对于孕期骨骼健康也很重要。孕妇在睡眠时应选择舒适的床垫和枕头，保持脊柱的自然生理弯曲。孕晚期建议采用左侧卧位，这样可以减轻子宫对下腔静脉的压迫，改善血液循环，同时也有助于缓解腰部和背部的压力。

（3）避免不良习惯：吸烟和过量饮酒会对胎儿和母体的健康产生不良影响，也会影响骨骼健康。孕妇应戒烟戒酒，避免接触二手烟。此外，孕妇还应避免饮用过多的咖啡和碳酸饮料，因为这些饮料中的咖啡因和磷酸会影响钙的吸收。

七、更年期及绝经后：骨骼保卫战持续升级

（一）更年期及绝经后女性的骨健康状况有多严峻

更年期，是女性生命中的一个重要转折期，通常发生在 45~55 岁之间。在这个时期，女性的身体会发生一系列复杂的变化，骨骼系统也不例外。

绝经后，女性的骨健康状况更是面临着巨大的挑战，形势十分严峻。随着绝经的到来，女性体内的雌激素水平急剧下降，就像是一场"骨量流失风暴"的导火索。雌激素对于维持骨骼的健康起着至关重要的作用，它可以抑制破骨细胞的活性，减少骨吸收，同时促进成骨细胞的功能，增加骨形成。然而，更年期及绝经后雌激素水平的大幅下降，使得破骨细胞的活性失去了有效的抑制，变得异常活跃，疯狂地"吞噬"骨骼组织，导致骨量快速流失，而成骨细胞的功能也相对减弱，无法及时补充被吸收的骨量，骨形成速度远远跟不上骨吸收的速度。

研究表明，绝经后的前 5~10 年，是骨量流失的高峰期，女性的骨量每年可丢失 2%~5%。这意味着，在短短几年内，女性的骨密度就会显著降低，骨骼变得越来越脆弱，骨质疏松症也随之而来。绝经后女性患骨

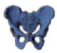

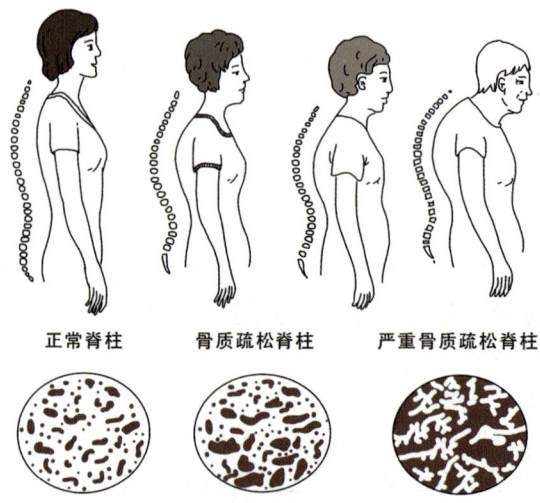

正常脊柱　　　骨质疏松脊柱　　　严重骨质疏松脊柱

图1.12　正常脊柱与骨质疏松脊柱

质疏松症的风险急剧增加，据统计，我国60岁以上女性骨质疏松症患病率高达49%，这一数字令人触目惊心。骨质疏松症就像是隐藏在身体里的"定时炸弹"，随时可能引发骨折等严重后果。常见的骨折部位包括脊柱、髋部和腕部等，脊柱骨折可能导致患者背部疼痛难忍、身高变矮，原本挺拔的身姿逐渐变得驼背，严重影响生活质量；髋部骨折则更为严重，它不仅会给患者带来巨大的痛苦，还可能导致长期卧床，引发一系列并发症，如肺部感染、深静脉血栓等，甚至增加死亡风险。有研究显示，髋部骨折后的一年内，约有20%的患者会因各种并发症死亡，存活者中也有50%以上会留下不同程度的残疾。

除了骨质疏松和骨折风险增加，更年期及绝经后女性还可能出现其他骨骼相关的问题。例如，关节疼痛和僵硬的症状可能会频繁出现，这是由于雌激素水平下降，影响了关节软骨的代谢和修复能力，导致关节软骨磨损加快，关节间隙变窄。这些症状会给女性的日常生活带来诸多不便，如行走困难、上下楼梯吃力等，限制了她们的活动范围，降低了生活的舒适度。

（二）更年期及绝经后女性如何预防和治疗骨质疏松

1. 营养均衡

（1）钙的摄入：绝经后女性对钙的需求量进一步增加，建议每天摄入1000毫克左右的钙。奶制品是钙的优质来源，如牛奶，每100毫升牛

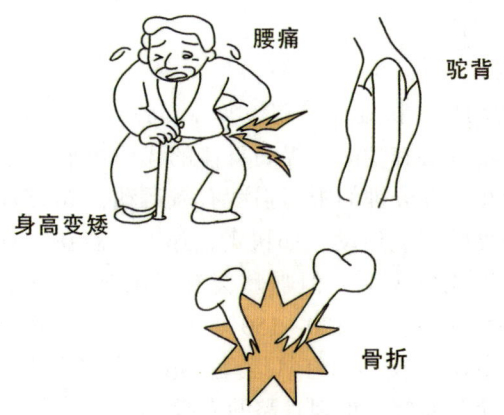

图 1.13　更年期：骨量流失的高发期

奶中大约含有 100~120 毫克的钙，每天饮用 300~500 毫升牛奶，就能满足大部分的钙需求。酸奶、奶酪等也是不错的选择，豆制品如豆腐、豆浆等，以及海产品如海带、虾皮等，钙含量也较为丰富。如果饮食中钙摄入不足，可以在医生的指导下补充钙剂，如碳酸钙、枸橼酸钙等。

（2）维生素 D 的补充：维生素 D 对于钙的吸收和利用至关重要。它就像是一把"钥匙"，能够打开肠道吸收钙的通道，促进钙进入血液，并帮助钙在骨骼中沉积。更年期及绝经后女性应保证每天摄入 15~20 微克的维生素 D。人体可以通过晒太阳来合成维生素 D，皮肤中的 7-脱氢胆固醇在紫外线的照射下可以转化为维生素 D。建议每周至少晒太阳 2~3次，每次 20~30 分钟，选择上午 10 点到下午 4 点之间的时间段，此时阳光中的紫外线较为充足，但要注意避免阳光直射眼睛和皮肤，以免晒伤。食物中的维生素 D 主要来源于鱼肝油、蛋黄、动物肝脏等，对于一些日照不足或饮食中维生素 D 摄入不足的女性，可以考虑补充维生素 D 制剂，如维生素 D3 软胶囊等。

（3）其他营养素的补充：除了钙和维生素 D，更年期及绝经后女性还应保证摄入足够的蛋白质、维生素 K、镁等营养素，这些营养素对于骨骼健康也有着重要作用。蛋白质是骨骼的重要组成部分，摄入足够的蛋白质有助于维持骨骼的结构和功能。瘦肉、鱼类、蛋类、豆类等都是优质蛋白质的良好来源。维生素 K 可以激活骨钙素，促进骨形成，绿叶蔬菜（如菠菜、西兰花）、植物油等富含维生素 K。镁参与骨代谢过程，对维持骨骼的正常结构和功能也有一定的作用，坚果、全谷类食物、绿叶

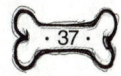

蔬菜等含有丰富的镁。

2. 适量运动

（1）有氧运动：如快走、慢跑、游泳、骑自行车等有氧运动，能够促进血液循环，增强心肺功能，提高身体的代谢水平，有助于维持骨量。建议每周进行至少 150 分钟的中等强度有氧运动，或 75 分钟的高强度有氧运动。中等强度的有氧运动，如快走，速度一般在每分钟 100~120 步左右，运动时可以正常说话，但唱歌会有些困难；高强度的有氧运动，如慢跑，速度一般在每分钟 120~150 步左右，运动时说话会有些吃力；游泳是一项对关节压力较小的有氧运动，适合大多数更年期及绝经后女性，它可以锻炼全身肌肉，增强骨骼的支撑力。

（2）力量训练：适当的力量训练可以增加肌肉量，提高肌肉对骨骼的支撑力，减少骨折的风险。可以选择使用哑铃、杠铃等器械进行力量训练，也可以进行俯卧撑、仰卧起坐、深蹲等自重训练。建议每周进行 2~3 次力量训练，每次 20~30 分钟。力量训练时要注意掌握正确的动作姿势，避免受伤。例如，进行哑铃训练时，要选择合适的重量，逐渐增加负荷，每组动作重复 8~12 次，进行 3~4 组。

（3）平衡训练：随着年龄的增长，更年期及绝经后女性的平衡能力会逐渐下降，增加了跌倒的风险。进行平衡训练，如单脚站立、瑜伽、太极拳等，可以提高身体的平衡能力，减少跌倒的发生。建议每周进行 2~3 次平衡训练，每次 15~20 分钟。单脚站立是一种简单有效的平衡训练方法，可以先从单脚站立 30 秒开始，逐渐增加时间；瑜伽和太极拳则是综合性的运动，不仅可以提高平衡能力，还能增强身体的柔韧性和肌肉力量。

高强度运动	跳绳、球类运动、游泳、快跑	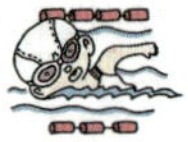
中等强度运动	快走、慢跑、骑车、爬楼梯、健身操	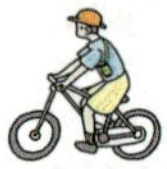
轻度运动	广播操、太极拳	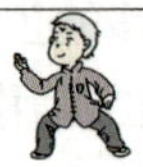
非轻度运动	购物、散步、做家务	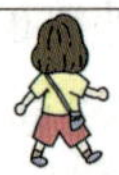

图 1.14 运动强度示意图

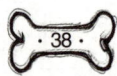

3. 药物治疗

（1）绝经激素治疗（MHT）：对于因雌激素缺乏导致骨量快速丢失、有骨质疏松高危因素的更年期及绝经后女性，在医生的评估和指导下，可以考虑进行绝经激素治疗。绝经激素治疗可以补充雌激素，抑制破骨细胞的活性，减少骨吸收，增加骨密度，降低骨折的风险。研究表明，绝经激素治疗可以使骨密度提高 5%～10%，显著降低骨质疏松性骨折的发生率。然而，绝经激素治疗也有一定的风险，如增加乳腺癌、子宫内膜癌等疾病的发生风险。因此，在进行绝经激素治疗前，需要进行全面的评估，权衡利弊，并在医生的指导下严格掌握适应证和禁忌证，选择合适的治疗方案。

（2）抗骨质疏松药物：除了绝经激素治疗，还有一些其他药物可以用于治疗更年期及绝经后女性的骨质疏松症。例如，双膦酸盐类药物可以抑制破骨细胞的活性，减少骨吸收，增加骨密度。常见的双膦酸盐类药物有阿仑膦酸钠、唑来膦酸等。阿仑膦酸钠一般每周服用 1 次，每次 70 毫克；唑来膦酸则每年静脉注射 1 次，每次 5 毫克。降钙素类药物可以抑制破骨细胞的活性，减轻骨痛，增加骨密度。常见的降钙素类药物有鲑降钙素、鳗鱼降钙素等。甲状旁腺激素类似物可以促进成骨细胞的活性，增加骨形成。这些药物需要在医生的指导下使用，根据患者的具体情况选择合适的药物和剂量。

4. 定期检查

更年期及绝经后女性应定期进行骨密度检查，以便及时发现骨量的变化和骨质疏松的情况，一般建议每年进行一次骨密度检查。同时，也要关注自己的身体状况，如是否出现腰背疼痛、身高变矮、驼背等症状，如有异常应及时就医。此外，还可以定期进行血液检查，检测血钙、血磷、维生素 D 等指标，了解骨骼代谢的情况，为预防和治疗骨质疏松提供依据。

5. 生活方式调整

保持健康的生活方式对于更年期及绝经后女性的骨健康也非常重要。要戒烟限酒，避免过量饮用咖啡和碳酸饮料，这些不良习惯会影响钙的吸收和代谢，加速骨量流失。同时，要保持良好的睡眠质量，充足的睡眠有助于身体的恢复和修复，对骨骼健康也有益处。此外，要注意预防跌倒，减少骨折的风险。家中可以安装防滑设施，如防滑垫、扶手等；穿着合适的鞋子，避免穿高跟鞋和拖鞋。在日常生活中，要注意保持正确的姿势，避免弯腰驼背、长时间久坐等，减轻骨骼的负担。

第二章　女性骨骼与男性骨骼：
生命舞台上的微妙差异

　　从生物学角度来看，男性和女性在生理结构和功能方面存在明显差异，这导致了两者在生活角色、社会分工等方面的不同。在人类社会中，性别差异表现在诸多方面，如教育、就业、收入、健康等。在生命的舞台上，男性和女性的身体结构各展风采，而骨骼作为支撑这万千姿态的基石，也呈现出独特的性别差异。这些差异不仅体现在外观形态上，更深刻地影响着我们的健康和生活方式。

　　性别选择在人类骨骼形态的演化中扮演了重要角色。在人类早期，生存和繁衍是自然选择的主要驱动力。女性的髋部结构较宽，这一特征在生物学上是为了更好地适应妊娠和分娩的需求。根据《The Evolution of Human Sexual Dimorphism》（《人类性别二态性的演化》）一书中的研究，女性的髋部宽度与生育成功率有着密切的关系。而男性的髋部较窄，这有助于他们在狩猎和战斗中展现出更好的力量和敏捷性，这种特征在进化过程中被自然选择所青睐。

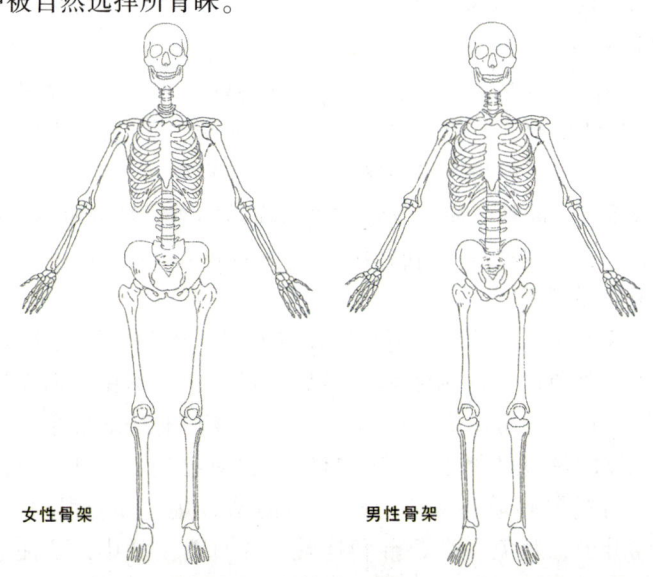

女性骨架　　　　　　　　　　男性骨架

图 2.1　男女性骨骼差异

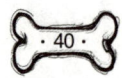

骨骼的性别差异不仅在生物学上有其意义，在人类社会中也产生了深远的影响。在《Gender Differences in Bone Health》（《骨骼健康中的性别差异》）这篇综述中，作者指出女性的脊柱曲度较大，这使得她们在进行某些体力活动时可能面临更高的受伤风险。此外，女性的骨质疏松症发病率普遍高于男性，这与骨骼密度和激素水平的差异有关。这些差异在公共卫生政策、医疗资源分配以及运动训练等方面都有重要的考量意义。

在社会文化层面，骨骼形态的差异也影响了服装设计、工作环境设计等方面，以适应不同性别的身体特征和需求。例如，女性在工作场所可能需要更符合其身体结构的座椅和工作台，以减少因长时间工作带来的身体不适。

第一节　骨骼结构：形态与功能的巧妙设计

一、男女骨骼数量一样多，为何形态大不同

当我们看到男性和女性的身体，可能会直观地感受到他们在体型、力量等方面的差异，而这些差异的背后，骨骼结构起着关键作用。您也许不知道，正常成年男性和女性的骨骼数目是相同的，均为206块，可为何男女骨骼形态却大相径庭呢？这得从生理功能和漫长的进化需求说起。

从进化的长河来看，男性在历史上更多地承担着狩猎、劳作等需要力量和速度的任务。为了适应这些高强度的活动，男性骨骼逐渐进化得更为强壮、粗大。比如，男性的骨盆相对较窄且较长，髋臼较大，能更好地支撑身体进行力量型活动，像搬运重物时，宽大且稳固的髋部结构能有效分散压力，避免关节损伤。而女性的生理功能重点之一是生育，这就使得女性骨骼在进化中朝着有利于孕育和分娩的方向发展。女性骨盆相对较宽且较短，耻骨联合宽短而富有弹性，在孕期和分娩时，耻骨联合可适度分离，扩大产道，助力胎儿顺利降生。

在骨骼大小和比例上，男性骨骼普遍比女性更大、更长。以长骨为例，男性的大腿骨（股骨）、上臂骨（肱骨）等长度和直径往往大于女性，这使得男性在身高和肢体长度上通常具有优势，也为他们提供了更强的力量基础，能更好地适应奔跑、跳跃等需要爆发力的运动。而女性骨骼相对更为纤细，在保证身体正常功能的同时，赋予了女性身体更好

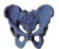

的灵活性，更适合完成一些精细动作和日常活动。

　　男女骨骼虽数量相同，但因生理功能和进化需求的差异，在形态、大小和比例上呈现出明显的不同。这些差异是自然选择的结果，使得男女骨骼能够更好地适应各自独特的生活需求。接下来，我们将深入探讨男女骨骼在各个关键部位的具体结构差异，揭开它们背后隐藏的奥秘。

二、从整体看，男女骨骼有哪些显著差异

　　从整体外观上看，男性和女性的骨骼就像两座风格迥异的建筑，虽都具备基本的结构框架，却在细节和规模上有着明显的不同。男性骨骼通常更为粗壮、结实，宛如一座坚固的城堡，彰显着力量感。而女性骨骼则相对纤细、精巧，更像是一座精致的花园别墅，展现出别样的柔美。

　　在骨骼的粗壮程度上，男性的长骨，如股骨、肱骨等，不仅长度往往大于女性，直径也更为粗大。研究表明，男性股骨的平均直径可比女性粗约 10%~20%。这种粗壮的骨骼结构为男性提供了更强的支撑力和负重能力，使他们在从事重体力劳动或高强度运动时更具优势。就像一棵粗壮的大树，能够承受更猛烈的风雨。

　　男性骨骼的骨凸更为明显，骨面相对粗糙。这是因为男性的肌肉更为发达，强大的肌肉在骨骼上的附着点需要更大的摩擦力和稳定性，所以骨骼相应地进化出更明显的骨凸和粗糙的骨面，来适应肌肉的牵拉。想象一下，把骨骼比作一块木板，肌肉就像一个个挂钩，为了能更牢固地挂上这些挂钩，木板表面就会变得更加粗糙、凹凸不平。

　　从骨质密度方面来说，男性骨质较重，骨骼密度更高。这使得男性骨骼在面对外力冲击时，更能抵御骨折等损伤。在青春期，男性体内较高水平的雄激素会促进骨骼生长和骨密度增加，让骨骼变得更加坚固。

　　与之相对，女性骨骼较为纤细、光滑。这并不是说女性骨骼就脆弱不堪，而是在长期的进化过程中，女性骨骼形成了与自身生理功能相适应的特点。女性的生理活动更多集中在生育和日常的精细活动上，相对纤细的骨骼赋予了女性身体更好的灵活性和柔韧性，使她们能够轻松完成各种家务劳动、照顾孩子等任务，也更适合进行舞蹈、瑜伽等对身体柔韧性要求较高的活动。

　　女性骨骼的重量相对较轻，这同样与女性的生理需求和身体结构相匹配。较轻的骨骼有助于减轻身体负担，让女性在日常生活中行动更加轻盈、便捷。就像一辆小型汽车，相比大型卡车，它虽然承载能力有限，

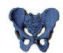

但在城市街道中行驶更加灵活、方便。

男女骨骼在整体上的这些显著差异，是由多种因素共同作用的结果，其中激素水平的差异起着关键作用。雄激素在男性骨骼发育中扮演着重要角色，能促进骨骼生长、增粗和骨密度增加；而雌激素在女性骨骼健康中也至关重要，尤其是在维持骨量和预防骨质疏松方面。了解这些差异，不仅能让我们更好地认识男女身体结构的不同，也为我们在日常生活中根据自身性别特点进行合理的骨骼保健提供了科学依据。

三、骨盆：男女骨骼差异的关键部位

（一）骨盆形状与生育的奥秘

骨盆，这个位于人体腰部下方的重要结构，在男女之间呈现出截然不同的形态，而这背后隐藏着与生育密切相关的奥秘。

男性骨盆就像是一座坚固的堡垒，整体较为狭小且高，骨盆壁相对肥厚、粗糙，骨质较重。从骨盆上口来看，呈心脏形，前后狭窄，仿佛是一个精心设计的力量汇聚点，为男性在进行高强度体力活动时提供稳定的支撑。盆腔既狭且深，如同一个深邃的峡谷，呈漏斗状，这种结构使得男性在站立、行走和运动时，能够更好地保持身体的平衡和稳定。骨盆下口狭小，耻骨联合狭长而高，耻骨弓角度较小，大约在 70~75 度之间，就像一个紧密闭合的阀门，保障了骨盆在承受压力时的坚固性。

与之形成鲜明对比的是，女性骨盆宛如一座温馨的宫殿，宽大且矮，骨盆壁光滑、菲薄，骨质较轻。女性骨盆上口呈圆形或椭圆形，前后宽阔，就像一个宽敞的庭院，为胎儿在子宫内的生长发育提供了充足的空间。盆腔宽而浅，呈圆桶状，仿佛是一个舒适的摇篮，让胎儿在其中能够自由地活动和成长。骨盆下口宽大，耻骨联合宽短而低，富有弹性，这是大自然赋予女性的独特礼物。在孕期，女性体内会分泌松弛素，使得耻骨联合能够适度分离，当分娩时刻来临，耻骨联合的这种特性可让产道进一步扩大，为胎儿顺利通过创造有利条件。耻骨弓角度较大，一般在 90~100 度之间，如同一个张开的怀抱，迎接新生命的降临。

这种男女骨盆形状的差异，是人类在漫长的进化过程中逐渐形成的。女性骨盆的宽大和特殊结构，是为了适应生育的需要，确保胎儿能够安全地在子宫内发育，并顺利通过产道来到这个世界。而男性骨盆的结构则更侧重于满足其力量和运动方面的需求，使他们能够更好地完成狩猎、劳作等任务。可以说，男女骨盆的形状差异是自然选择的杰作，体现了生物为适应不同生理功能而进行的精妙设计。

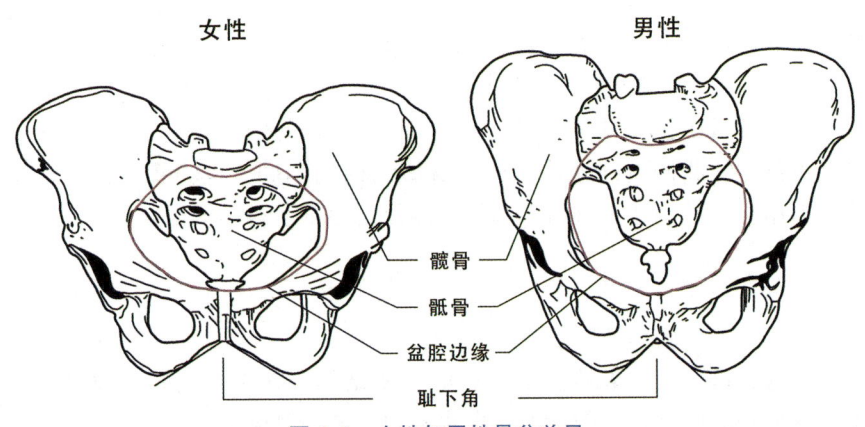

图 2.2　女性与男性骨盆差异

(二) 髋臼与骶骨：结构差异与功能体现

在骨盆这个奇妙的结构中，髋臼与骶骨就像两个默契的伙伴，它们的结构差异不仅影响着髋关节的稳定性，还与生育功能有着千丝万缕的联系。

髋臼，这个与股骨头共同构成髋关节的重要部位，在男女之间也存在着明显的差异。男性的髋臼相对较大，就像一个宽敞的大碗，能够紧密而稳固地容纳股骨头。这种较大的髋臼为股骨头提供了更广阔的支撑面积，使得髋关节在承受巨大压力时，依然能保持良好的稳定性。比如，当男性进行搬运重物、高强度运动等活动时，髋臼能够有效地分散身体重量，将压力均匀地传递到下肢骨骼，从而降低了关节受损的风险。同时，较大的髋臼也为男性的髋关节提供了更大的活动范围，使其在奔跑、跳跃等需要爆发力和速度的运动项目中表现出色。

而女性的髋臼相对较小，不过这与女性整体相对较窄的髋关节结构相匹配。虽然髋臼较小，但在女性的身体结构中，它同样发挥着重要的作用。在分娩过程中，较小的髋臼配合相对较宽的骨盆出口，能减少胎儿头部娩出的阻碍，为新生命的诞生创造更有利的条件。此外，女性髋臼周围的肌肉和韧带分布也与男性有所不同，这些差异使得女性的髋关节在灵活性和柔韧性方面具有一定的优势，更适合完成一些日常活动和对身体柔韧性要求较高的运动。

再看看骶骨，男性的骶骨狭长，弯曲度较大，仿佛是一座高耸的山

峰，其独特的形状为男性的骨盆提供了强大的支撑力。较大的弯曲度使得骶骨在承受身体重量时，能够更好地分散压力，保持骨盆的稳定。在进行体力劳动或运动时，男性的骶骨能够有效地将上半身的力量传递到下肢，保障身体的平衡和稳定。

相比之下，女性的骶骨短宽，弯曲度较小，如同一个宽阔的平台。这种结构使得女性骨盆在形态上更趋近于圆桶状，有利于胎儿在盆腔内的体位转换。在分娩时，较小的弯曲度和短宽的形状能够为胎儿的通过提供更宽敞的空间，降低分娩的难度。同时，女性骶骨的结构也与女性的身体重心分布和日常活动需求相适应，使得女性在行走、站立等日常活动中能够保持平衡和舒适。

髋臼与骶骨的结构差异在男女之间清晰可见，它们各自的特点与男女的生理功能紧密相连。这些差异不仅影响着髋关节的稳定性和运动功能，还在生育过程中发挥着至关重要的作用。了解这些差异，让我们更加惊叹于人体结构的精妙和大自然的神奇创造力。

四、脊柱的柔美与刚毅

（一）女性和男性脊柱在结构上有哪些差异

在我们的身体里，有这样一个结构，它默默支撑着我们的整个身体，就像一座坚固的大厦的中轴线，这就是脊柱。脊柱可不简单，它上端稳稳地承托着我们的头颅，下联髋骨，中间还附着着肋骨，同时它还是胸廓、腹腔和盆腔的后壁，对体腔内的重要器官，尤其是脆弱的脊髓，起到了关键的保护作用。可以说，没有健康的脊柱，我们就无法自如地站立、行走、奔跑，甚至连简单的转头、弯腰都难以完成。

您是否想过，男性和女性的脊柱，这个身体的"顶梁柱"，会有什么不一样呢？也许您会觉得，脊柱就是脊柱，还能有多大差别？但实际上，男女脊柱在结构上的差异就像隐藏在身体里的小秘密，虽然不那么容易被察觉，却在我们的生命中发挥着重要的作用。接下来，就让我们一起揭开这些差异的神秘面纱，探寻其中的奥秘，看看这些差异是如何影响着我们的生活和健康的。

（二）从出生就不同：椎体大小与横截面积

1. 新生儿阶段的差异发现

您能想象吗？从生命最初的起点，男性和女性的脊柱就已经悄然开始展现出不同。美国洛杉矶儿童医院的研究人员就像一群探索身体奥秘的侦探，他们运用先进的核磁共振成像（MRI）技术，对新生儿的脊柱进行了细致入微的测量，结果发现：两性之间脊柱方面的差异在出生时就已经出现了。在新生儿中，女性的脊椎平均横截面积要比男性小10.6%。而且神奇的是，这种差异与胎龄、出生体重和身长都没有关系，就好像是生命一开始就被设定好的独特"程序"。

研究者们对70名健康的足月新生儿的体重、身长、头围和腰围等数值进行测量，结果显示这些指标在男女性别之间并没有显著差异。但当聚焦到脊柱时，女婴椎体横截面积明显小于男婴这一差异就凸显出来了。这个研究成果发表在《儿科学杂志》上，为我们了解男女脊柱差异打开了一扇新的大门。这也让我们不禁思考，为什么在生命之初，脊柱就会出现这样的差异呢？这背后是否隐藏着更深层次的进化密码和生理奥秘呢？

2. 成长过程中的变化

随着时间的推移，宝宝们开始茁壮成长，男女脊柱在椎体大小与横截面积上的差异也越来越明显。在后续的成长过程中，男性的椎体如同被施了"变大魔法"，通常会变得更为宽大、粗壮。就好像一棵大树，树干越来越粗壮，能够承受更多的重量。这种宽大粗壮的椎体，使得男性的脊柱在承受较大压力时，有着天然的优势。无论是从事重体力劳动，如搬运重物，还是进行高强度运动，像打篮球、踢足球时，他们的脊柱都能更好地承担负荷，不容易因为压力而受到损伤。

而女性的椎体则像是精致的工艺品，相对小巧。虽然在力量承载上不如男性，但却赋予了脊柱别样的柔韧性。那些翩翩起舞的舞者，大多是女性，她们能够做出各种优美、灵活的动作，其中女性脊柱的柔韧性发挥了很大的作用。这种柔韧性让女性在完成一些需要身体协调性和灵活性的动作时更加得心应手，比如瑜伽中的各种高难度体式，女性往往能够轻松驾驭。

不过，这种差异也带来了一些不同的影响。女性相对小巧的椎体，意味着脊柱的承重能力相对较弱。在现代生活中，女性如果长时间久坐，或者不正确地搬运重物，就可能会给脊柱带来较大的压力，增加脊柱受伤的风险。而男性虽然脊柱承重能力强，但在一些需要灵活性的活动中，可能就不如女性那么灵活自如了。

（三）优雅"S"形背后的秘密：生理曲度差异

1. 正常脊柱的生理曲度

当我们从侧面观察正常成年人的脊柱时，会发现它宛如一条优美的

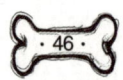

曲线，呈现出四个独特的生理弯曲，分别是颈曲、胸曲、腰曲和骶曲。这四个弯曲共同构成了一个优雅的"S"形，就像一把精心设计的弹簧，巧妙地维持着人体的平衡与稳定。

其中，颈曲和腰曲如同灵动的舞者，轻盈地向前凸。想象一下，我们在抬头看天空时，颈椎自然地向前弯曲，这就是颈曲在发挥作用，它让我们的头部能够灵活转动，自如地探索周围的世界。而当我们站立或行走时，腰部微微向前的弯曲，便是腰曲，它不仅帮助我们维持身体的平衡，还能有效地分散身体的重量，减轻腰部的压力。

胸曲和骶曲则像是沉稳的守护者，坚定地向后凸。胸椎部分的后凸，参与构成了胸廓，为我们的心肺等重要器官提供了一个安全的"庇护所"。骶曲位于脊柱的下端，它与骨盆紧密相连，对维持骨盆的稳定和身体的直立姿势起着关键作用。这四个生理弯曲相互配合，共同协作，让我们的脊柱既具有一定的柔韧性，又能承受身体的重量，完成各种复杂的动作。

人体脊柱示意图

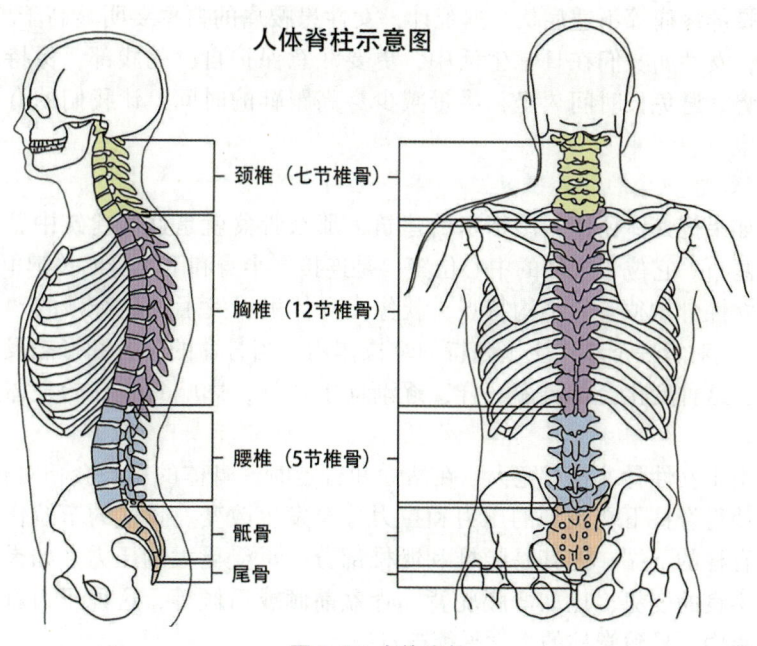

颈椎（七节椎骨）

胸椎（12节椎骨）

腰椎（5节椎骨）

骶骨

尾骨

图 2.3　人体脊柱

2. 男女腰椎前凸差异

在这四个生理弯曲中，男女之间的差异最为明显的要数腰椎前凸了。一般来说，女性的腰椎前凸程度比男性更为显著。您可以观察一下身边

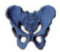

的女性和男性，会发现女性在站立或行走时，腰部的曲线往往更加明显，这就是腰椎前凸程度不同所导致的。

这种差异与女性独特的身体结构和生理功能密切相关。女性肩负着生育的伟大使命，在怀孕期间，随着胎儿的不断成长，腹部的重量会日益增加，为了适应这种变化，维持身体的平衡，女性的腰椎前凸程度会进一步增大，就好像是身体为了给胎儿提供一个舒适的家，自动进行的一种巧妙调整。这种调整就像是一个天然的力学杠杆，能够有效地分散腹部增大的重量，减轻腰部所承受的压力，确保孕期女性能够相对灵活地行动。

不过，这种生理曲度的差异也给女性带来了一些烦恼。在现代生活中，女性由于工作性质等原因，长时间久坐的情况越来越普遍，再加上一些不良的姿势习惯，比如弯腰驼背、跷二郎腿等，以及喜欢穿高跟鞋等，这些都会使得腰部承受的压力更为集中。长期如此，女性就更容易出现腰部疼痛等不适症状。据统计，女性患腰痛的概率要明显高于男性。所以，女性朋友们在日常生活中，更要注意保护自己的腰部，保持正确的姿势，避免长时间久坐，尽量减少穿高跟鞋的时间，让我们的脊柱保持健康。

（四）骨盆的"蝴蝶效应"：对脊柱下端的影响

如果把人体比作一座精密的建筑，那么骨盆就是这座建筑中至关重要的基石。它位于人体的中心位置，是连接上半身和下半身的关键枢纽。

女性骨盆独有的结构特点，就像在身体里引发了一场奇妙的"蝴蝶效应"，对脊柱下端产生了独特的牵拉作用。当骨盆的位置和形态发生变化时，这种变化会像涟漪一样，逐渐向上传导，影响到脊柱的整体力学分布。

由于女性骨盆相对宽大，在站立和行走时，身体的重心会相对较低，这就使得脊柱下端受到的压力和拉力分布发生改变。骨盆的牵拉作用会使得脊柱的下端，尤其是腰椎和骶椎部分，承受更大的压力。如果长期保持不良的姿势，比如弯腰驼背、骨盆前倾或后倾等，这种压力就会进一步集中，导致脊柱的力学平衡被打破。

您可以想象一下，脊柱就像是一根承受着身体重量的柱子，而骨盆就是这根柱子的底座，当底座的形状和位置发生改变时，柱子所承受的压力分布也会随之改变。如果底座不稳，柱子就会出现倾斜，甚至可能发生变形，同样的道理，女性骨盆的宽大结构特点，如果在日常生活中

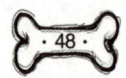

没有得到正确的对待，就容易导致脊柱侧弯或其他畸形的发生。

所以，女性在日常生活中，一定要注意保持正确的坐姿、站姿和行走姿势。坐着的时候，要让臀部坐满整个椅面，腰部挺直，不要弯腰驼背；站立时，双脚均匀受力，收腹挺胸，让身体的重心保持在正确的位置；行走时，步伐稳健，不要左右摇晃。此外，在进行体育锻炼或搬运重物时，也要充分考虑到脊柱的承受能力，采取适当的防护措施，比如佩戴护腰等。只有这样，才能有效降低脊柱损伤的风险，让我们的脊柱保持健康。

通过对女性和男性脊柱在结构上差异的深入探讨，我们发现这些差异从生命的起点就已悄然显现，并且在成长过程中逐渐凸显。从椎体大小与横截面积来看，新生儿时期女性脊椎平均横截面积就比男性小10.6%，在后续成长中，男性椎体更宽大粗壮，女性相对小巧，这影响着脊柱的承重和灵活性。在生理曲度方面，女性腰椎前凸程度更为明显，这与女性生育功能相关，但也使女性腰部在不良姿势下更易受压。而女性相对宽大的骨盆，对脊柱下端产生独特牵拉，改变了脊柱整体力学分布，增加了脊柱侧弯等畸形的风险。

了解这些差异，对于女性骨健康至关重要。它能让女性更加明白自己身体的独特之处，在日常生活中，无论是选择合适的运动方式，还是保持正确的姿势，都能做到有的放矢。比如，女性在运动时，可以选择对脊柱压力较小、注重核心肌群锻炼的项目，像瑜伽、普拉提等，增强脊柱的稳定性。在工作和生活中，时刻注意保持正确的坐姿、站姿和行走姿势，避免长时间久坐和不良姿势给脊柱带来伤害。对于孕期女性来说，更要了解脊柱在孕期的变化，合理控制体重，佩戴合适的托腹带，减轻腰部负担。总之，认识男女脊柱结构差异，是女性呵护自身骨健康的重要一步，让我们以科学的态度关爱自己的脊柱，拥抱健康生活。

五、其他部位骨骼的性别差异

（一）颅骨：男女有别但不太明显

颅骨，这个保护我们大脑的坚固堡垒，在男女之间也存在着一些细微但有趣的差异，不过相较于骨盆，这些差异并不那么引人注目。

男性的颅骨通常较为厚重，骨面相对粗糙，肌脊也更为明显。这就好比一座坚固的城堡，有着厚实的城墙和明显的防御工事。男性的额骨往往更倾斜，眉弓突出显著，就像城堡上高耸的瞭望塔，给人一种威严的感觉；眼眶较大较深，眶上缘较钝较厚，仿佛是城堡中坚固的窗户，能更

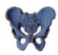

好地保护眼睛这一重要器官；鼻骨宽大，梨状孔高，使得男性的鼻子看起来更加挺拔；颞骨乳突显著，后缘较长，围径较大，颧骨高大，颧弓粗大，这些特征都让男性的颅骨显得更加粗犷、有力；下颌骨较高、较厚、较大，下颌角小于125度，就像城堡的基石，为整个颅骨提供了稳定的支撑。

女性的颅骨则相对较薄，表面更为光滑。额部较为直立，额结节较明显，给人一种柔和的感觉；眉弓不那么突出，如同城堡上较为低调的装饰；眼眶入口高小近圆形，眶上缘薄而锐利，眼睛看起来更加灵动；鼻骨窄小，鼻根宽平，梨状孔短而宽，使得女性的面部线条更加柔和；下颌骨纤细低弱，体矮，枝窄，下颌角平直，平均大于120度，让女性的脸部轮廓更加精致。

这些颅骨上的性别差异，在法医学鉴定中有着重要的作用。法医们可以通过仔细观察颅骨的这些特征，来推断遗骸的性别，为案件的侦破和身份的确认提供关键线索。例如，在一些考古发掘或刑事案件中，当发现人类遗骸时，通过对颅骨的分析，能够初步判断出死者的性别，进而缩小调查范围，解开历史的谜团或案件的真相。不过，需要注意的是，这些差异并不是绝对的，个体之间也存在一定的差异，所以在实际鉴定中，需要综合考虑多个因素，以确保结果的准确性。

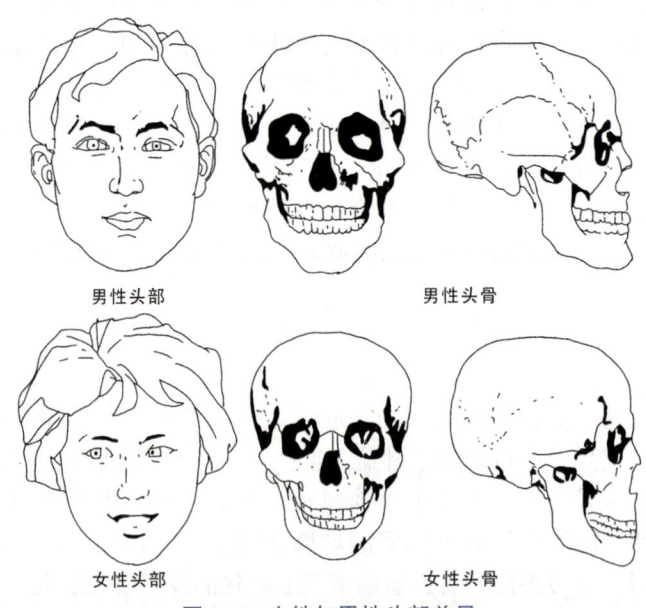

男性头部　　　　　　　男性头骨

女性头部　　　　　　　女性头骨

图 2.4　女性与男性头部差异

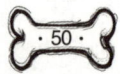

（二）四肢骨：细微差别背后的意义

四肢骨作为我们身体运动的得力助手，在男女之间也有着微妙的差异。这些差异看似细微，却蕴含着与男女肌肉力量和日常活动密切相关的重要意义。

男性的四肢骨通常更为粗壮，长干骨的直径较粗。以股骨为例，男性的股骨不仅长度相对较长，而且直径也明显大于女性，这使得男性的腿部更加强壮有力，能够承受更大的压力和冲击力。在进行体育运动时，比如篮球、足球等需要高强度对抗和爆发力的项目，男性粗壮的四肢骨能够为他们提供更好的支撑和动力，让他们在赛场上更具优势。在日常生活中，男性也更适合从事一些重体力劳动，如搬运重物、建筑施工等，因为他们的四肢骨能够更好地适应这些高强度的活动。

女性的四肢骨则相对纤细。虽然女性的四肢骨力量相对较弱，但这并不影响她们在日常生活中的活动。相反，纤细的四肢骨赋予了女性身体更好的灵活性和柔韧性，女性在进行舞蹈、瑜伽等对身体柔韧性要求较高的活动时，能够展现出独特的优势，她们可以轻松地完成各种复杂的动作，展现出优美的身姿。在一些需要精细操作的工作中，如手工艺制作、刺绣等，女性的灵活性也能够得到充分的发挥。

这些四肢骨的性别差异，与男女的肌肉力量和日常活动密切相关。男性体内较高水平的雄激素促使肌肉生长更为发达，为了支撑这些强大的肌肉，四肢骨也相应地进化得更加粗壮，而女性的肌肉相对较弱，对四肢骨的支撑要求相对较低，所以四肢骨相对纤细。此外，男女在社会分工和日常生活中的不同角色，也在一定程度上影响了四肢骨的发育。长期以来，男性更多地从事体力劳动，而女性则侧重于家务劳动和照顾家庭，这些不同的活动方式也塑造了男女四肢骨的差异。

了解男女四肢骨的差异，不仅有助于我们更好地理解男女身体结构的不同，还能为我们在运动训练、职业选择等方面提供有益的参考。在运动训练中，根据男女四肢骨的特点，制定个性化的训练计划，能够更好地发挥各自的优势，避免运动损伤。在职业选择上，也可以根据自身的身体条件，选择更适合自己的工作，提高工作效率和生活质量。

六、骨骼结构差异对健康的影响

（一）女性特殊结构带来的健康隐患

女性独特的骨骼结构，在赋予她们生育能力和身体灵活性的同时，

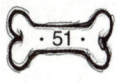

也隐藏着一些健康隐患。

女性骨盆较宽的结构特点，使得膝关节的力线相对于男性更为内倾。这就好比一个原本笔直的柱子，被掰成了一个向内弯曲的形状。这种结构变化导致女性膝关节在承受压力时，更容易出现不均匀分布的情况，膝关节内侧承受的负担明显增加，长期如此，内侧软骨的磨损和退变速度会加快，进而增加了膝关节退行性变的风险。据统计，女性患膝关节骨关节炎的概率比男性高出约 2~3 倍。许多女性在中年以后，就会明显感觉到膝关节的疼痛和不适，尤其是在上下楼梯、长时间站立或行走后，症状会更加明显。

在绝经期后，女性身体会发生一系列变化，其中雌激素水平的下降对骨骼健康影响巨大。雌激素在维持女性骨骼健康方面起着关键作用，它能够抑制破骨细胞的活性，减少骨质的吸收，同时促进成骨细胞的活性，增加骨量。然而，随着绝经期的到来，卵巢功能衰退，雌激素分泌急剧减少，破骨细胞失去了雌激素的抑制作用，变得异常活跃，大量吸收骨质，而成骨细胞的活性却无法相应提高，导致骨量迅速流失，骨密度显著降低。研究表明，女性在绝经后的 5~10 年内，骨密度每年可下降 2%~5%，骨质疏松的风险也随之大幅增加，骨骼变得脆弱易碎，轻微的外力作用，如摔倒、碰撞等，都可能导致骨折的发生。

（二）男性骨骼结构的潜在风险

男性骨骼粗壮、骨质重的特点，使他们在力量和运动方面具有优势，但在某些情况下，也会带来一些潜在风险。

在进行高强度运动或从事重体力劳动时，男性的关节和骨骼需要承受更大的压力。例如，建筑工人、搬运工等职业的男性，由于长期从事重体力劳动，关节和骨骼不断受到高强度的冲击和磨损，他们的膝关节、腰椎、颈椎等部位更容易出现劳损问题，如膝关节半月板损伤、腰椎间盘突出等。这些劳损问题如果得不到及时的治疗和休息，会逐渐积累，导致病情加重，严重影响生活质量。

男性在进行高强度运动时，如篮球、足球等激烈的对抗性运动，骨折的风险也相对较高。由于男性骨骼粗壮，在受到外力冲击时，需要更大的力量才能使骨骼发生变形或断裂。然而，一旦发生骨折，由于骨骼的愈合过程相对较慢，恢复时间也会更长。这不仅会影响他们的运动能力和日常生活，还可能留下一些后遗症。

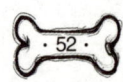

第二节 骨密度：性别间的微妙差异

一、男女骨密度，起点就不同

姐妹们，想象一下，您和一位男性朋友一起去健身房，他轻松地举起了较重的哑铃，而您却感觉有些吃力。这仅仅是因为力量的差异吗？其实，骨密度在其中也起着关键作用。那么，到底什么是骨密度呢？

骨密度（BMD）是指单位面积内骨骼所含的矿物质（主要是钙盐和磷酸盐）的量。简单来说，它是骨骼强度的一个重要指标，一般用"克每立方厘米"来表示，数值越高，说明骨骼越结实。就好比房子的地基，骨密度越高，骨骼就能更好地支撑我们的身体，承受日常生活中的各种压力。

临床上，通常使用 T 值来判断骨密度是否正常。T 值是一个相对值，它将个体的骨密度与同性别、正常健康年轻人的骨密度平均值进行比较。正常参考范围在−1 和+1 之间。当 T 值低于−2.5 时，就很可能被诊断为骨质疏松，这意味着骨骼变得脆弱，骨折的风险大大增加。

不同性别的骨密度存在着微妙的差别。从我们呱呱坠地的那一刻起，这种差异就已经悄然埋下伏笔，并在成长的过程中逐渐显现。那么，在成长的各个阶段，男女骨密度究竟是如何变化的呢？

二、成长路上，骨密度如何变化

（一）青春发育期：谁的骨骼更"强壮"

在青春发育期，男孩和女孩的身体仿佛被赋予了不同的成长密码，开始经历一系列奇妙的变化。一般来说，女孩的青春期启动比男孩早 1~2 年。大约在 10~12 岁，女孩的身体就像被按下了加速键，乳房开始发育，月经初潮也逐渐来临。而男孩通常在 12~14 岁才进入青春期，随后经历变声、长胡子等变化，骨骼也迅速生长。

激素在这一过程中扮演着关键角色，堪称骨骼发育的"指挥官"。女孩体内的雌激素水平逐渐升高，它就像一位温柔且细腻的工匠，精心地促进骨细胞的形成，让骨骼变得更加致密。而男孩体内的雄激素则如同大力士，不仅促使骨骼快速生长，还让骨骼变得更加粗壮。在青春期前期，男女骨密度的差异并不显著。但随着青春期的推进，差异逐渐显现。

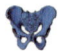

研究表明，在 15~18 岁这个阶段，男孩全身的骨密度平均每年增长约 2.2%，女孩则为 1.9%。这是因为男孩在青春期后期，雄激素分泌旺盛，不仅能刺激骨骼生长，还能促使骨骼矿物质的沉积增多。同时，男孩往往更热衷于篮球、足球等高强度运动，这些运动对骨骼的刺激较大，就像给骨骼进行特训，能进一步增加骨密度。而女孩相对更喜欢跳绳、跳舞等运动，对骨骼的刺激强度稍弱。

营养也是影响骨骼发育的重要因素。钙是骨骼的建筑材料，维生素 D 则像搬运工，帮助钙更好地被身体吸收。青春期的孩子对钙的需求量大增，如果女孩因怕胖、挑食等原因导致钙和维生素 D 摄入不足，骨骼发育就可能落后于男孩。比如，有的女孩为了追求苗条身材戒掉奶制品，而奶制品是钙的优质来源，这无疑是因小失大。所以，青春期的女孩一定要保证营养均衡，多运动，为骨骼健康打下坚实的基础。

（二）成年之后：差距逐渐拉开

步入成年，男性和女性的骨密度变化如同走上了不同的轨道。男性在 30~35 岁达到骨量峰值，此时他们的骨骼就像坚固的城堡，密度较高。此后，骨密度下降的速度较为缓慢，每年大约下降 0.3%~0.5%，仿佛城堡的城墙虽逐渐被岁月侵蚀，但速度较为平稳。

而女性在 25~35 岁达到骨量峰值后，在绝经前，骨密度相对稳定，每年下降幅度仅为 0.1%~0.2%。然而，一旦进入更年期，情况就发生了巨大变化。卵巢功能衰退，雌激素水平大幅下降，这对骨骼来说无疑是一场灾难。骨吸收速度远远超过骨形成速度，骨密度迅速下降，每年下降幅度可达 2%~5%，骨骼变得脆弱不堪，骨折的风险也随之大幅升高。

怀孕生产也是女性骨骼面临的一道难关。孕期时，胎儿生长发育需要大量的钙，就像一个小钙库，不断从母体摄取钙质。如果孕妈妈钙摄入不足，身体就会动用骨骼中的钙储备，导致骨密度下降。有数据显示，孕期女性腰椎骨密度平均下降 2%~10%。产后哺乳期，如果营养跟不上，骨密度恢复也会较为缓慢。

在日常生活中，同年龄段的成年男女，骨密度差异也十分明显。以 40 岁的男女为例，男性的腰椎骨密度平均值可能在 1.0~1.2 克/厘米^3，而女性由于雌激素开始下降，腰椎骨密度平均值可能只有 0.8~1.0 克/厘米^3。因此，女性朋友们在中年之后，一定要更加关注骨骼健康，定期检测骨密度。一旦发现问题，应及时调整生活方式，补充钙剂、维生素 D，必要时在医生的指导下进行药物治疗，精心守护自己的骨骼大厦。

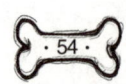

三、生活习惯，对骨密度影响有别

(一) 运动偏好：动得多就一定骨密度高

有些女性朋友可能会疑惑：我平时也经常运动，为什么骨密度还是不如男性呢？这就需要深入探讨运动的类型和强度对骨密度的影响了。

男性往往更热衷于篮球、足球、举重等高强度、高冲击力的运动。以举重为例，当男性举起杠铃时，骨骼会受到较大的压力，这种压力会促使身体启动应激反应，刺激骨细胞生成更多的骨质，从而使骨骼变得更加致密，仿佛给骨骼进行了一场高强度特训。长期坚持这类运动，骨骼密度自然会有所提高。

而女性通常倾向于瑜伽、普拉提、慢跑等相对舒缓的运动。这些运动对身体柔韧性和心肺功能的提升有很大帮助，但对骨骼的刺激强度相对较弱。不过，这并不意味着女性的运动方式毫无益处。例如，瑜伽中的一些站立、扭转体式，能够帮助身体保持正确的姿势，增强肌肉力量，从而间接为骨骼减轻负担；慢跑则可以促进血液循环，使骨骼能够更好地获取营养物质。

那么，女性是否应该摒弃自己喜欢的运动，转而追求高强度运动呢？答案是否定的。关键在于运动的多样化。女性可以适当增加一些跳跃运动，如跳绳，每周进行 3~4 次，每次 10~15 分钟，就能给骨骼带来一定的冲击刺激，促进骨密度的增加。也可以偶尔尝试轻量级的力量训练，如使用小哑铃进行手臂屈伸动作，锻炼上肢骨骼。而男性也不应只专注于力量训练，适度进行柔韧性训练，如拉伸、瑜伽等，有助于放松肌肉，避免肌肉过度紧张对骨骼造成不良影响，让骨骼在刚柔并济中保持健康。

(二) 饮食习惯：吃出来的骨骼健康一样吗？

俗话说："人是铁，饭是钢，一顿不吃饿得慌。"饮食对骨密度的影响不容小觑。钙是骨骼的核心建筑材料，如果钙摄入不足，骨骼就会变得脆弱，如同盖房子缺了砖头。一般来说，成年人每天需要摄入 800~1000 毫克的钙，而女性在孕期、哺乳期，钙的需求量会更高，达到 1000~1200 毫克。男性通常对奶制品、豆制品的摄入量较为稳定，一杯牛奶就能提供约 300 毫克的钙，一块豆腐也含有不少钙。然而，有些女性为了控制体重，对这些高钙食物敬而远之，这就容易导致钙摄入不足。

维生素 D 也是一个重要角色，它就像钙的引路人，能够帮助肠道更好地吸收钙。晒太阳是获取维生素 D 的天然方式，男性户外活动相对较

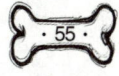

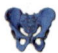

多，晒太阳的机会也多，身体能够合成足够的维生素 D。而女性，尤其是上班族，整天待在室内，接触阳光少，维生素 D 合成不足。如果饮食中再不注意补充，如深海鱼、蛋黄、强化维生素 D 的牛奶等食物吃得少，就容易出现钙吸收不良的情况。

蛋白质同样关键，它是骨骼有机质的重要组成部分。优质蛋白质的来源有瘦肉、鱼类、蛋类、豆类等。男性在饮食中一般比较注重蛋白质的摄入，这对增肌、维持体力有帮助，同时也有益于骨骼健康。女性如果蛋白质摄入不足，骨骼的韧性和强度都会受到影响。但需要注意的是，过量摄入高蛋白食物，尤其是红肉，可能会导致钙流失，因此要把握好度。

对于女性朋友，日常饮食中可以多安排一些高钙食物，早餐喝杯牛奶、吃点坚果，午餐、晚餐搭配豆制品、鱼虾，每天再吃点新鲜蔬果，以补充维生素 C 等营养素，促进钙的吸收。男性则在保持蛋白质摄入的同时，也不能忽视钙和维生素 D 的补充，少喝碳酸饮料，避免影响钙的吸收。总之，只有吃对食物，才能给骨骼"加餐"，让它茁壮成长。

四、年龄增长，骨密度衰退大不同

随着岁月的流逝，中老年阶段的男女，骨骼密度变化愈发明显，差异也逐渐凸显。

对于男性而言，50 岁之后，骨密度就像被岁月这把小锉刀慢慢打磨。随着年龄增长，雄激素分泌减少，成骨细胞的活性也随之下降，骨头里的钙等矿物质逐渐流失，骨骼变得不再像年轻时那么结实。每年骨密度流失速率大约在 1%~2%。不过，好在男性在年轻时骨骼储备相对充足，就如同提前攒下了厚实的家底，所以一般在 70 岁之前，骨折的风险相对不算特别高，但一旦进入高龄阶段，骨骼的脆弱性也会逐渐显现。

而女性进入更年期后，情况则截然不同。雌激素水平骤降，这对骨骼来说无疑是致命一击。在绝经后的前 5 年，骨密度流失速度快得惊人，每年可达 2%~5%，之后速度稍缓，每年也在 2%~3%。打个比方，女性的骨骼此时就像是在经历一场暴风雨，大量的骨质被快速冲走，骨骼变得脆弱不堪。有数据显示，50 岁以上的女性，骨质疏松症患病率高达 32.1%，是同年龄段男性的 5 倍多，65 岁以上女性更是每两人中就可能有一人患病。

这种快速的骨密度流失带来了诸多危害，骨折的风险大幅增加，就

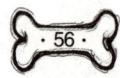

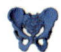

像一颗定时炸弹，随时可能引爆。其中，最常见的是椎体压缩性骨折，有时候只是轻轻弯腰、咳嗽，甚至打个喷嚏，脆弱的椎体就可能像被压垮的小木屋一样发生骨折，导致身高变矮、驼背，还伴随着剧烈疼痛。还有髋部骨折，这对老年人来说更是致命打击，一旦发生，患者往往需要长期卧床，随之而来的就是褥疮、肺部感染、泌尿系统感染等一系列并发症，严重威胁生命健康。有统计表明，25%的髋部骨折患者在 12 个月内死亡，25%的患者再也无法恢复到原来的活动能力，生活质量大打折扣。

那么，我们该如何预防呢？首先，定期体检至关重要，尤其是骨密度检测，这就像是给骨骼做定期安检，建议中老年人每年进行一次。如果发现骨密度下降，应及时采取措施。在饮食上，保证钙和维生素 D 的充足摄入，牛奶、豆制品、鱼虾都是补钙的好帮手，每天晒晒太阳，让身体合成足够的维生素 D。运动方面，别小看散步、太极拳这些看似简单的运动，它们能增强肌肉力量，提高身体平衡能力，减少跌倒风险。女性朋友还可以在医生指导下，根据自身情况考虑激素替代疗法，适当补充雌激素，减缓骨质流失。

第三节 性别差异与骨质疏松症

一、男女骨质疏松症发病率有何差异

在骨质疏松症的"战场"上，性别差异犹如一条鲜明的分界线。最新研究数据显示，在我国 45 岁以上的中老年人群中，骨质疏松症的标化患病率为 33.49%，其中男性患病率为 20.73%，而女性则高达 38.05%。这一数据犹如一记警钟，提醒着女性在这场与骨质疏松的较量中，面临着更为严峻的挑战。

尤其在 65 岁以上的人群中，这种性别差异更为显著，女性患病率接近三分之二，远远超过男性。为何女性在骨质疏松症的患病率上会如此突出呢？这背后有着复杂的生物学机制。女性在更年期后，雌激素水平会显著下降，而雌激素对于维持骨密度起着至关重要的作用，它能够抑制骨吸收，促进骨形成。所以，随着雌激素的减少，女性骨密度的下降速度加快，骨质疏松症的发病风险也就随之大幅上升。

生活方式的不同，也在一定程度上影响了男性和女性在骨质疏松症发病率上的差异。男性往往有更多的吸烟和饮酒行为，这些不良习惯可能会进一步加剧骨密度的丢失。而女性由于在家庭和职业中的角色，可能会有更多的室内工作和较少的体力活动，运动不足、户外活动少等因素不利于骨骼的健康，使得骨质疏松症更容易找上门。

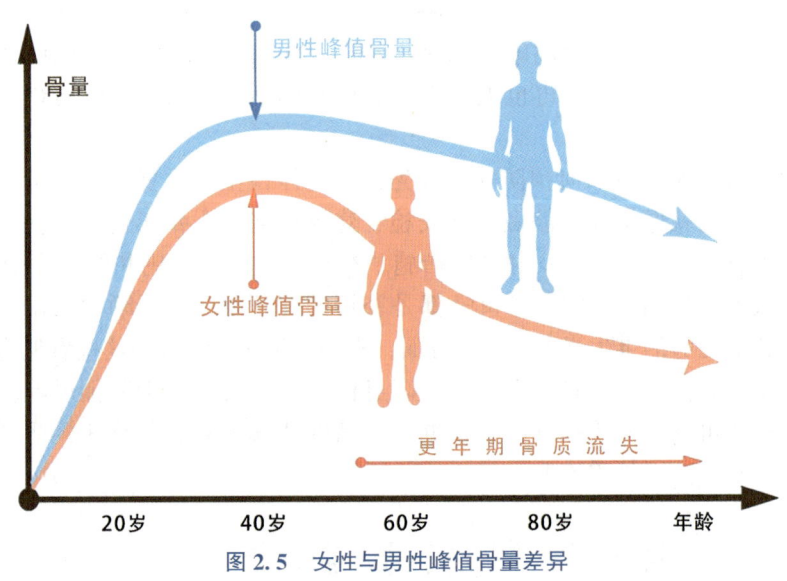

图 2.5　女性与男性峰值骨量差异

二、为何女性更年期后骨质疏松风险骤升

　　女性更年期，仿佛是身体的一场大变局，而骨质疏松的风险也在此时悄然攀升。这背后的罪魁祸首便是雌激素的变化。雌激素在女性体内，那可是有着举足轻重的地位，尤其是在维持骨密度方面，它就像一位忠诚的卫士，时刻守护着骨骼的健康。它能够抑制骨吸收，让骨骼中的钙质不过度流失，同时还能促进新骨的形成，为骨骼的健康添砖加瓦。

　　然而，更年期的到来，却打破了这种和谐的状态。更年期后，女性卵巢功能减退，雌激素水平急剧下降，这位卫士的力量被大大削弱。于是，骨吸收的速度开始超过骨形成，骨质大量流失，骨密度也就随之快速下降。数据显示，绝经后 3 年内骨密度平均每年减少 2%～3%，绝经早的女性（45 岁前）下降速度更快，平均每年减少 3%～4%。这使得更年期后的女性，骨骼变得脆弱不堪，骨折的风险大幅攀升，成为了骨质疏松症的高发人群。

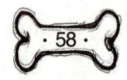

更年期，对于女性的骨骼健康来说，无疑是一个关键的转折点。在这个特殊时期，女性朋友们更要格外关注自己的骨骼健康，积极采取预防措施，为自己的骨骼健康保驾护航。

三、骨质疏松治疗策略，男女有别吗

当骨质疏松症来袭，治疗策略是否会因性别而异呢？答案是肯定的，男女在骨质疏松的治疗上，从药物选择到面临的挑战，都有着各自的特点。

（一）药物选择有何不同

在骨质疏松的治疗药物宝库中，男女的选择各有侧重。女性患者由于雌激素水平下降，导致骨密度减少，在治疗时往往优先考虑使用雌激素受体调节剂（SERM）或选择性雌激素受体降解剂（SERD）等药物。这些药物就像是给骨骼请来的救兵，能够模拟雌激素的作用，与雌激素受体结合，在骨骼组织中发挥类似雌激素的活性，抑制骨吸收，减缓骨质的快速流失，从而保护骨骼的健康。比如雷诺昔芬，作为一种常见的雌激素受体调节剂，它能像雌激素那样作用于骨骼的雌激素受体产生作用，不仅能调节骨转换，提高骨密度，还能明显降低骨质疏松性骨折发生率，同时对乳腺癌和心血管病有一定的预防作用。

而男性患者呢，治疗上更多采用双膦酸盐或甲状旁腺激素类似物等药物。双膦酸盐如同骨骼的一层防护服，它可以紧紧地吸附在骨表面，通过抑制法尼基焦磷酸的合成，抑制破骨细胞活性，减少破骨细胞数目，从而抑制骨吸收。像阿仑膦酸钠、唑来膦酸等，都是临床常用的双膦酸盐类药物，长期坚持使用，可增加骨密度，预防骨折。甲状旁腺激素类似物则像是一位建筑师，以特立帕肽为代表，它能够刺激成骨细胞活性，促进骨形成，增加骨密度，让骨骼更加坚固，有效降低骨质疏松性骨折的发生风险。

（二）面临的挑战一样吗

在与骨质疏松症斗争的道路上，男性和女性面临的挑战也不尽相同。男性在骨质疏松症的治疗上面临着一个特殊的难题，那就是社会普遍对男性骨质疏松症的认识严重不足。很多人都觉得骨质疏松是女性才会得的病，男性即便出现了骨骼疼痛、身高变矮等症状，也往往不会联想到骨质疏松，导致男性患者的治疗率和诊断率都相对较低。相关研究显示，我国男性骨质疏松患者的治疗率仅为 0.3%，远低于女性的 1.4%，这一

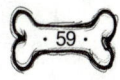

数据凸显了男性骨质疏松症治疗现状的严峻。

与之相比，女性患者因为更年期这个明显的生理转折点，以及绝经后骨质疏松高发的特点，使得女性自身和家属对骨质疏松症的关注度较高，更愿意主动寻求医疗帮助，在治疗过程中也更配合医生的方案。女性在面对骨质疏松时，往往会更加积极地参与到治疗和管理中，按时服药、定期复查，努力守护自己的骨骼健康。

四、预防措施需不需要区分性别

在骨质疏松症的预防道路上，性别差异是一个不容忽视的因素。男女在预防措施上既有共同的基础，也有各自的侧重点。

（一）共同的预防基础

在预防骨质疏松症这件事上，男性和女性有着共同的根基。无论男女，都需要关注生活方式的调整，这是维护骨骼健康的基石。

增加户外活动至关重要。阳光中的紫外线能帮助人体合成维生素 D，而维生素 D 就像是一把钥匙，能够开启肠道对钙的吸收之门，让钙顺利地进入骨骼，为骨骼添砖加瓦。像散步、慢跑、骑自行车等户外运动，不仅能享受阳光，还能让骨骼在适度的压力下变得更加坚固。

保持良好的饮食习惯也是关键。钙是骨骼的建筑材料，牛奶、豆制品、鱼虾等食物富含钙质，要多吃。同时，也要注意营养均衡，摄入足够的蛋白质、维生素等营养素，它们能协同作用，为骨骼健康保驾护航。蛋白质是构成骨骼基质的重要原料，充足的蛋白质摄入有助于维持骨骼的正常结构和功能；维生素 K 则参与骨钙素的合成，对钙在骨骼中的沉积和利用起着重要作用。

另外，吸烟和过量饮酒是骨骼健康的大敌。烟草中的尼古丁以及酒精都会干扰骨骼的正常代谢，加速骨质流失。研究表明，吸烟会使骨密度降低，增加骨折的风险，而过量饮酒会影响钙的吸收和利用，导致骨质疏松症的发生。所以，戒烟限酒对于男女预防骨质疏松症都不可或缺。

（二）女性的特殊预防节点

女性在更年期后，尤其是绝经初期，需要格外重视骨质疏松症的预防。这一时期，女性体内的雌激素水平急剧下降，如同洪水决堤，骨质流失速度明显加快。

定期进行骨密度检测就像是给骨骼做体检，能及时发现骨量的变化，以便在骨质疏松症还处于萌芽状态时就采取措施。一般建议绝经后女性每

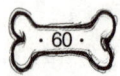

年进行一次骨密度检测，通过检测结果，医生可以评估女性的骨骼健康状况，制定个性化的预防和治疗方案。如果发现骨密度下降明显，医生可能会建议女性增加钙和维生素 D 的摄入量，或者采取药物治疗等措施。

补充钙和维生素 D 更是必不可少。除了从饮食中获取，还可以在医生的指导下，适当服用钙剂和维生素 D 补充剂，弥补因雌激素下降导致的钙吸收不足，减缓骨质流失的步伐，让骨骼尽可能地保持强壮。一般来说，绝经后女性每天钙的摄入量应达到 1000~1200 毫克，维生素 D 的摄入量应达到 800~1200 国际单位。在选择钙剂时，要注意选择含钙量高、吸收率好的钙剂，如碳酸钙、柠檬酸钙等；维生素 D 则可以选择普通的维生素 D3 制剂。

五、如何依据性别差异优化防治方案？

在骨质疏松症的防治征程中，性别差异是一把"精准钥匙"，能帮助我们打开更有效的防治大门。依据性别差异优化防治方案，不仅是医学进步的体现，更是对患者个体关怀的深化。

在制定治疗方案时，充分考虑男女患者在生理和病理上的不同，是实现精准治疗的关键。女性患者由于雌激素水平下降这一关键因素，骨质流失速度较快，往往需要更多借助激素替代疗法，像雌激素受体调节剂等药物，来模拟雌激素的保护作用，减缓骨质流失。以绝经后女性为例，雌激素水平的大幅下降使得骨骼失去了重要的守护者，骨质流失加速，此时合理使用雌激素受体调节剂，如雷洛昔芬，能有效抑制骨吸收，降低骨折风险。而男性患者大多需要侧重于使用药物抑制骨吸收，例如双膦酸盐类药物，或者通过甲状旁腺激素类似物来促进骨形成，以此提高骨密度，增强骨骼的坚固程度。比如男性随着年龄增长，睾酮水平逐渐降低，骨密度也随之下降，双膦酸盐类药物阿仑膦酸钠可以通过抑制破骨细胞活性，减少骨吸收，帮助男性维持骨骼健康。

个性化的教育和支持在骨质疏松症的防治中也起着不可或缺的作用。对于绝经后女性这一骨质疏松症的高发群体，医生和健康教育者应主动出击，为其提供更多关于如何维持骨健康的信息和建议；详细讲解定期进行骨密度检测的重要性，让她们清楚了解自身骨骼的状况，做到心中有数；指导她们合理补充钙和维生素 D，以及在日常生活中如何通过饮食和运动来呵护骨骼健康，将预防措施融入日常生活。可以推荐她们多食用牛奶、豆制品等富含钙的食物，鼓励她们每天进行适量的户外活动，

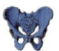

如散步、跳广场舞等。

　　而对于男性患者，要着重加强对骨质疏松症的科普宣传，消除"男性不会得骨质疏松症"的错误观念，提高男性自身的关注度。在日常生活中，男性往往对自身健康关注较少，加上社会对男性骨质疏松症的认识不足，导致很多男性患者在出现症状后未能及时就医。一旦出现骨骼疼痛、身高变矮等可疑症状，要鼓励他们及时就医，做到早诊断、早治疗。可以通过社区讲座、海报宣传等形式，向男性普及骨质疏松症的相关知识，让他们认识到骨质疏松症并非女性的"专利"，男性同样需要关注骨骼健康。

第四节　性别差异与骨折

一、女性骨折风险为何高于男性

　　在日常生活中，常常能见到这样对比鲜明的场景：同样是不小心滑倒，60 岁的张大爷拍拍屁股起身，并无大碍；而 55 岁的李阿姨却疼得坐在地上，久久不能起身，到医院一检查，发现竟然骨折了。这样的例子绝非个例，为何在同样的意外面前，女性骨折的风险要远高于男性呢？这背后，隐藏着诸多复杂而又有趣的因素。

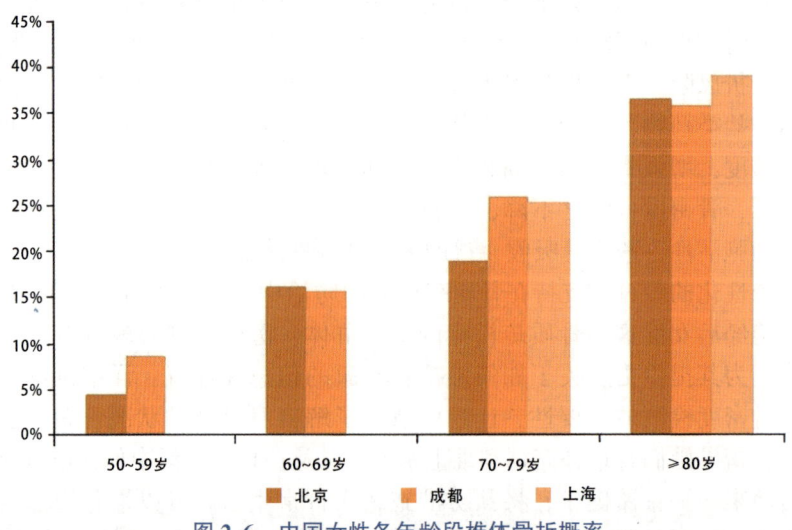

图 2.6　中国女性各年龄段椎体骨折概率

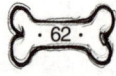

（一）骨骼结构：男女骨骼强度的"分水岭"

骨密度堪称骨骼强度的晴雨表，它反映了骨骼中矿物质的含量。从青春期后期开始，男女骨密度的差异便逐渐显现。男性在雄激素的刺激下，骨骼快速生长，矿物质大量沉积，骨密度迅速提升；而女性的雌激素虽然也促进骨骼生长，但相对雄激素的作用稍弱，骨骼生长速度和骨密度增加幅度略缓。成年后，男性的骨密度平均值要高于女性。以常见的测量部位——腰椎为例，大量临床数据显示，男性腰椎骨密度通常比女性高出 10%~15%。

随着年龄的增长，这种差异进一步拉大。尤其是女性绝经后，雌激素水平急剧下降，骨密度每年以 2%~5% 的速度流失，而男性骨密度虽也随年龄增长而降低，但速度约为每年 1%~2%。这就好比男性的骨骼是坚固耐用的"钢筋混凝土"，而女性的骨骼随着年龄增长，逐渐变得像内部结构稍有空隙的疏松墙体，在面对外力冲击时，自然更容易崩塌，骨折风险也随之大幅增加。

除了骨密度，骨骼形态在男女之间也存在着明显的不同，而这些差异对骨折易感性有着不小的影响。

拿骨盆来说，男性骨盆外形相对狭小且高，骨盆壁肥厚、粗糙，骨质较重，骨盆上口呈心脏形，前后狭窄，盆腔既狭且深，呈漏斗状，骨盆下口狭小；而女性骨盆外形宽大且矮，骨盆壁光滑、菲薄，骨质较轻，骨盆上口呈圆形或椭圆形，前后宽阔，盆腔既宽而浅，呈圆桶状，骨盆下口宽大这种形态差异与女性生育功能相关，但也使得女性骨盆在遭受外力冲击时，应力分布相对分散，不像男性骨盆那样能集中承受力量，增加了骨折风险比如在车祸等意外事故中，女性骨盆骨折的发生率就高于男性。

再看关节部位，女性的关节相对较为松弛，这是为了适应生育时身体的变化，但也导致关节稳定性稍差以膝关节为例，女性在运动过程中，膝关节更容易出现扭伤、脱位等情况，进而引发骨折或骨损伤，其发生率约为男性的 1.5 倍这是因为女性膝关节的韧带相对较细，肌肉力量也较弱，无法像男性那样为关节提供足够的稳定性和支撑力。

（二）激素水平：身体里的"隐形指挥官"

雌激素，对于女性骨骼健康而言，是一位至关重要的"守护天使"。在女性的成长过程中，雌激素精心调控着骨代谢的平衡。它一方面刺激成骨细胞的活性，促使它们不断生成新骨，为骨骼的生长与强壮添砖加

瓦；另一方面，又能抑制破骨细胞的活性，避免旧骨被过度吸收，从而有效维持着骨密度。

然而，绝经却成为了这一和谐平衡的破坏者。绝经后，女性体内的雌激素水平仿佛坐上了滑梯，急剧下降。此时，失去了雌激素的有力庇护，破骨细胞开始肆意妄为，活性大幅增强，疯狂地吸收旧骨；而成骨细胞的活性却显著降低，新骨生成的速度变得缓慢如蜗牛爬行。如此一来，骨吸收远超骨形成，骨密度迅速降低，骨骼变得愈发脆弱。研究表明，绝经后的前几年，女性的骨密度每年可能会下降 2%～5%，这使得骨折的风险如同高悬的达摩克利斯之剑，随时可能落下。

在临床上，我们常常能看到这样的病例。58 岁的王女士，绝经已有 3 年，平日里身体还算硬朗。一次在家中打扫卫生时，仅仅是轻轻弯腰去捡地上的东西，突然感觉到腰部一阵剧痛，到医院一检查，竟是腰椎骨折。这便是绝经后雌激素水平下降，导致骨密度骤减，骨骼不堪一击的典型例子。

相较于女性，雄激素则是男性骨骼健康的中流砥柱。在男性的成长旅程中，雄激素从青春期开始就扮演着领航员的角色，引领着骨骼茁壮成长。它能强力刺激骨骼的生长板，促使骨骼不断纵向生长，让男性在青春期迅速蹿高，拥有高大强壮的体魄。就像建筑高楼大厦时的坚固框架，雄激素为男性骨骼构建起了坚实的基础。

随着年龄增长，男性体内的雄激素水平虽然也会逐渐下降，但这个过程相对平缓，犹如缓缓流淌的溪流。与女性绝经后雌激素的断崖式下跌截然不同，雄激素的缓慢减少使得男性骨密度的降低速度也较为缓慢，骨骼能够在较长时间内维持相对稳定的强度。

不过，当男性因某些特殊原因，如患有某些内分泌疾病，导致雄激素水平严重不足时，骨骼健康也会迅速亮起"红灯"。比如，长期患有睾丸炎等疾病影响雄激素分泌的男性，其骨骼强度会明显减弱，骨折风险大幅上升。我们在临床上就曾接诊过一位 45 岁的男性患者，因睾丸炎治疗不及时，雄激素分泌长期处于较低水平，在一次轻微的运动碰撞后，竟然出现了肋骨骨折，这充分凸显了雄激素对男性骨骼保护的重要性。

由此可见，雌激素和雄激素在两性骨骼健康中起着截然不同却又至关重要的作用，它们的微妙平衡直接关系到骨折风险的高低。

(三) 肌肉力量：骨骼的"保镖"，女性的"短板"

肌肉就像是骨骼的贴身保镖，在日常生活中，当身体遭受外力冲击

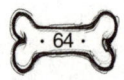

时，发达的肌肉能够像缓冲垫一样，为骨骼分担压力，减轻骨骼所承受的负荷。然而，遗憾的是，女性的肌肉力量通常比男性弱。一般情况下，成年男性的肌肉质量占体重的比例约为 40%~50%，而成年女性仅为 30%~40%，这意味着在相同体重下，男性拥有更多的肌肉量。

当女性不慎滑倒时，由于肌肉力量相对较弱，无法像男性那样迅速有效地收缩肌肉，为骨骼分担冲击力，骨骼承受的外力冲击就更大，骨折的风险也就随之增加。再比如，进行一些日常活动时，像长时间站立、行走，男性凭借较强的肌肉力量，能更好地维持身体的稳定性，减少骨骼因姿势不当或晃动而受到的损伤；女性则更容易感到疲劳，骨骼也更容易受到累积性的微小损伤，久而久之，骨折的隐患便悄然埋下。

对于女性而言，通过适当锻炼增强肌肉力量是预防骨折的重要举措。瑜伽就是一项非常适合女性的运动，它不仅能帮助女性提升身体柔韧性，还能有效锻炼肌肉力量。像战士一式、三角式等瑜伽体式，能够着重锻炼腿部、臀部以及核心肌群。以战士一式为例，在双腿分开、屈膝下蹲的过程中，大腿前侧的股四头肌、后侧的腘绳肌以及臀部的臀大肌等都得到了充分的拉伸与收缩锻炼，增强了这些肌肉对髋关节和膝关节的保护能力。长期坚持练习瑜伽，女性的肌肉力量会逐渐提升，骨骼的稳定性也会显著增强。

普拉提同样是女性增强肌肉力量的优质选择。它专注于核心肌群的训练，通过一系列精准控制的动作，如百拍、脊柱卷动等，激发深层肌肉的活力。百拍动作中，双腿抬起并快速小幅度上下摆动，腹部核心肌群需持续发力保持腿部稳定，这对腹直肌、腹横肌等核心肌肉的强化效果显著。持续进行普拉提锻炼，能够帮助女性塑造紧致的身材线条，同时为骨骼提供更有力的支撑，降低骨折风险。

需要注意的是，女性在开始运动锻炼时，要遵循循序渐进的原则，避免过度运动造成损伤。可以先从每周 2~3 次，每次 30 分钟左右的低强度运动开始，逐渐增加运动强度和时长。运动前务必做好热身活动，让肌肉、关节充分活动开，运动后也要进行拉伸放松，帮助缓解肌肉疲劳，减少运动损伤的发生。

（四）生活习惯：女性不经意间的"骨折加速器"

在追求美的道路上，部分女性过度节食减肥，导致身体营养摄入不足，尤其是钙、维生素 D 等对骨骼健康至关重要的营养素缺乏。钙是骨骼的建筑材料，维生素 D 则有助于钙的吸收，它们的缺乏就像盖房子少

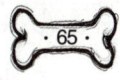

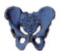

了砖石和水泥，使得骨骼变得脆弱不堪。

另外，相较于男性，女性通常运动量较少。运动对于骨骼而言，就像是一场健身锻炼，能够刺激骨骼生长，增强骨骼的强度。缺乏运动，骨骼就会像久未锻炼的人一样，变得软弱无力。

综合上述因素，女性由于骨密度较低、雌激素水平下降、肌肉力量较弱以及一些特定的生活习惯，使得她们在面对同样的外力时，骨折的风险显著高于男性。据权威医学杂志《美国医学会杂志》报道，女性骨质疏松症患者的骨折风险是男性的两倍。这一数据直观地展现了性别在骨折风险上的巨大差异，也提醒着广大女性朋友，要更加关注自身骨骼健康，采取科学合理的预防措施，为自己的骨骼穿上"防护衣"。

二、骨折康复，男女有别吗

当骨折这一意外降临，康复之路便成为了患者重归健康的关键旅程。在这条道路上，男女之间是否存在差异呢？答案是肯定的。从康复速度到心理状态，男女在骨折康复过程中展现出了诸多不同。

（一）康复速度：女性为何稍慢一步

在大多数情况下，女性骨折后的康复速度相较于男性会稍慢一些。这背后的原因主要与激素水平和肌肉力量有关。

从激素层面来看，女性绝经后雌激素水平大幅下降，如同撤掉了骨骼修复的加速引擎。雌激素原本能积极促进成骨细胞的活性，助力骨折部位新骨的快速生成，同时抑制破骨细胞的过度活跃，减少骨质流失。但绝经后雌激素不足，使得骨代谢平衡被打破，骨密度恢复如同蜗牛爬行，骨折愈合自然就慢了下来。就拿 60 岁的赵阿姨和 62 岁的钱大爷来说，两人都因意外摔倒导致小腿骨折，赵阿姨绝经已有 8 年，钱大爷身体还算硬朗，各项激素水平相对稳定。在康复过程中，赵阿姨骨折部位的疼痛缓解和骨痂形成明显比钱大爷滞后，复查 X 光片也显示赵阿姨的骨折愈合进度落后于钱大爷。

再者，肌肉力量因素也不容忽视。女性普遍肌肉力量较弱，在骨折后的康复训练初期，力量不足会限制她们进行有效的康复锻炼。比如进行简单的关节屈伸运动，女性可能因为肌肉力量不够，无法达到足够的活动幅度，进而影响关节功能的恢复和血液循环，最终拖慢整个康复进程。而男性凭借较强的肌肉力量，能够更快地适应康复训练强度，推动骨折部位的恢复。

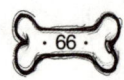

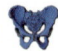

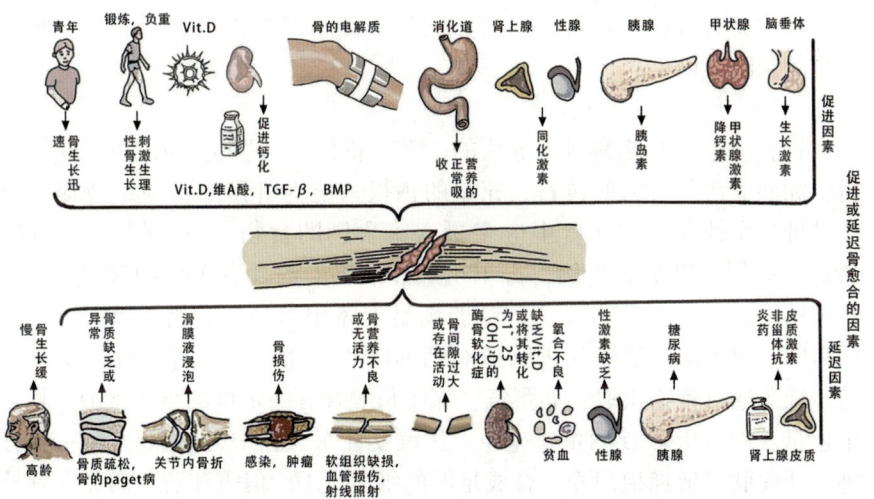

图 2.7　促进或延迟骨折愈合的因素

（二）心理因素：女性康复的隐形阻碍

女性在骨折后，心理上确实更容易产生一些波动，像焦虑、抑郁等负面情绪常常会找上门来。一方面，身体上突如其来的伤痛，活动受限，生活无法自理，这些都会让女性感到无助和沮丧。原本能轻松操持家务、照顾家人的她们，骨折后却事事需要他人帮忙，心理落差较大。另一方面，女性往往更加关注自身形象和身体变化，骨折后可能担心留下残疾，影响日后生活质量，进而陷入焦虑情绪。例如，45 岁的孙女士因手腕骨折，日常写字、梳妆等简单动作都难以完成，看着受伤的手腕，她时常愁眉不展，担心以后手功能恢复不好，做什么都提不起精神。

这些负面情绪对康复进程的影响不容小觑。焦虑、抑郁情绪会干扰人体的内分泌系统，使得身体内的应激激素分泌失衡，进一步影响骨骼修复所需营养物质的代谢与吸收。同时，心理状态不佳还会降低患者配合康复治疗的积极性，像拒绝按时进行康复训练、不按时服药等，这些行为都会阻碍骨折的愈合，延长康复周期。所以，在女性骨折后的康复过程中，给予充分的心理关怀与支持至关重要，家人、医护人员要多关注她们的情绪变化，及时疏导，帮助她们树立康复的信心。

三、如何针对性预防女性骨折？

了解了女性骨折风险高于男性的诸多原因后，女性朋友们一定很关

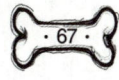

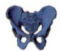

心如何才能有效预防骨折，为自己的骨骼健康保驾护航。以下是一些针对性的预防建议。

（一）营养补充：骨骼健康的基石

钙和维生素 D 堪称骨骼健康的"黄金搭档"。钙是骨骼的主要建筑材料，如同盖房子所需的砖石，充足的钙摄入能为骨骼生长与维持提供坚实基础。女性在日常饮食中应多摄入富含钙的食物，像牛奶、豆制品、鱼虾贝类等。以牛奶为例，每 100 毫升牛奶大约含有 100～120 毫克钙，每天饮用 300～500 毫升牛奶，就能满足人体相当一部分钙需求。维生素 D 则像一把钥匙，能够促进肠道对钙的吸收，让钙顺利进入骨骼安营扎寨。除了通过食物摄取，如蛋黄、深海鱼等含有一定量的维生素 D，晒太阳也是获取维生素 D 的重要途径。建议女性每天在户外晒太阳 20～30 分钟，让皮肤尽情拥抱阳光，合成足够的维生素 D。但需注意，避免在紫外线过强的时段长时间暴晒，以免晒伤皮肤。

蛋白质对于骨骼健康同样不可或缺，它是肌肉生长与修复的关键原料，而强壮的肌肉能够为骨骼提供有力支撑。女性应保证每餐摄入适量蛋白质，如瘦肉、鸡肉、豆类、坚果等都是优质的蛋白质来源。研究表明，每天增加 25 克蛋白质的摄入，可将髋关节骨折风险平均降低 14%，对于体重过轻女性，这种保护作用更为显著，每天多摄入 25 克蛋白质可使骨折风险降低 45%。

（二）运动锻炼：强健骨骼的"良药"

运动是预防骨折的"良药"。适度的有氧运动，如快走、慢跑、游泳等，能够增强心肺功能，促进血液循环，为骨骼输送更多营养物质，刺激骨骼生长，提升骨密度。以快走为例，每周坚持 5 次，每次 30～40 分钟，能让骨骼在有节奏的步伐中变得更加坚韧。游泳则是一项全身性的运动，水的浮力减轻了身体重量对关节的压力，同时锻炼到全身肌肉和骨骼，特别适合女性。

除了有氧运动，力量训练对于女性也至关重要。前面提到女性肌肉力量较弱，通过力量训练，如使用哑铃进行简单的手臂弯举、深蹲等练习，能够有针对性地增强肌肉力量，提升骨骼的应力承受能力。刚开始进行力量训练时，可以选择较轻的哑铃，每组动作重复 10～15 次，进行 2～3 组，每周训练 2～3 次，之后根据自身情况逐渐增加强度。需要注意的是，运动前一定要做好热身活动，让身体各部位充分活动开，避免运动损伤；运动后进行拉伸放松，帮助缓解肌肉疲劳。

（三）激素监测：绝经女性的关键防线

对于绝经前后的女性，密切监测雌激素水平尤为关键。定期到医院进行相关检查，了解雌激素的变化情况。当出现潮热、盗汗、情绪波动大、骨质疏松等绝经症状明显加重，且经医生评估后，必要时可在医生的专业指导下考虑激素替代疗法。但激素替代疗法并非适用于所有女性，需综合考量个体的健康状况，如是否有乳腺疾病、心血管疾病等家族病史，权衡利弊后谨慎选择。因为激素替代疗法虽然能在一定程度上缓解绝经带来的不适，补充雌激素保护骨骼，但也可能存在一些潜在风险，如增加患某些癌症的几率，所以必须在医生的严密监控下进行。

（四）生活习惯：健康骨骼的保障

戒烟限酒是保障骨骼健康的重要一环。烟草中的尼古丁以及酒精都会对骨骼健康造成损害，它们会干扰骨骼的正常代谢，加速骨质流失。长期吸烟的女性，骨密度往往低于不吸烟女性，骨折风险显著增加。过量饮酒同样如此，酒精会抑制成骨细胞的活性，影响新骨形成，同时刺激破骨细胞，导致骨质破坏。

保持良好的体态与姿势对骨骼健康也意义重大。无论是站立还是坐立，都要注意挺直腰背，避免弯腰驼背。长时间弯腰驼背会使脊柱承受不均匀的压力，久而久之，容易引发脊柱变形、压缩性骨折等问题。在日常生活中，要时刻提醒自己保持正确姿势，像使用电脑时，调整屏幕高度至眼睛平视水平，桌椅高度要合适，让双脚能平稳着地，膝盖保持自然弯曲，这些小细节都有助于呵护骨骼健康。

预防女性骨折需要从营养、运动、激素监测以及生活习惯等多方面入手，全方位打造骨骼的"防护盾"。女性朋友们要将骨骼健康牢记心间，从日常生活的点滴做起，用行动守护自己的骨骼健康，远离骨折风险。

第三章　影响女性骨健康的因素

女性骨骼的生长发育受到多种因素的综合影响，犹如一场精心编排的交响乐，每个因素都在其中扮演着独特而重要的角色。

第一节　遗传因素与女性骨健康

一、遗传因素：先天的基石

遗传是影响女性骨骼生长发育的重要因素之一，就像房屋的基石，奠定了骨骼发育的基本框架。研究表明，身高的遗传度约为 70%~80%，这意味着女性的身高很大程度上受到父母基因的影响。如果父母双方身高较高，那么女儿通常也会有较高的身高潜力；反之，如果父母身高较矮，女儿的身高可能也会受到一定限制。

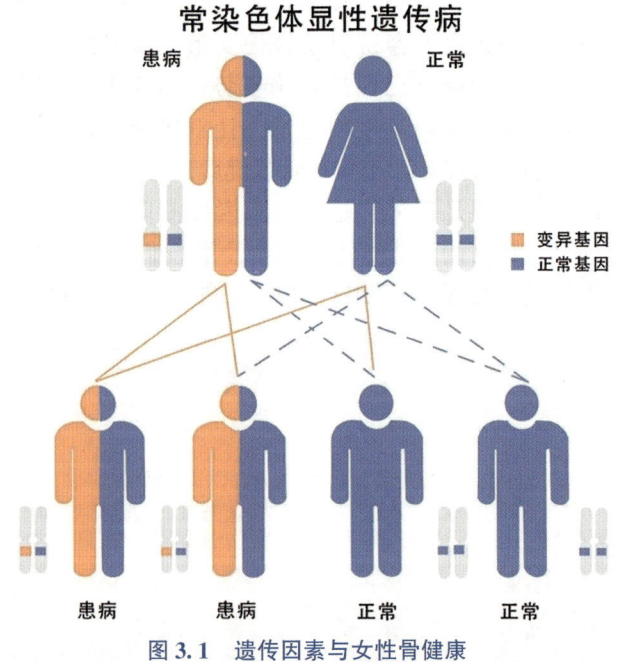

图 3.1　遗传因素与女性骨健康

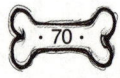

除了身高，骨骼的形态、结构等方面也会受到遗传因素的影响。例如，有些人天生骨骼较为粗壮，而有些人则相对纤细，这在一定程度上都与遗传基因有关。虽然遗传因素对骨骼发育有着重要的影响，但它并非决定一切的因素，后天的环境和生活方式同样起着关键作用。就像即使拥有良好的遗传基因，但如果后天缺乏营养、缺乏运动等，也可能无法充分发挥出身高的潜力。

二、骨质疏松症会遗传吗

骨质疏松症（OP）是一种以骨量低下、骨微结构破坏，导致骨脆性增加、易发生骨折为特征的全身性骨病。许多女性会担忧，这种疾病是否会遗传给下一代。答案是，骨质疏松症具有一定的遗传性。

遗传因素在骨质疏松症的发病中起着重要作用。研究表明，峰值骨量（PBM）的50%~80%由遗传因素决定。峰值骨量是指人在生命过程中达到的最高骨量，一般在30岁左右达到，之后随着年龄增长骨量逐渐下降。如果家族中有骨质疏松症患者，尤其是直系亲属，那么个体患骨质疏松症的风险会显著增加。例如，母亲患有髋部骨折（骨质疏松症的严重并发症之一），其女儿髋部骨折的风险可能会增加2~3倍。

骨质疏松症可能是一种多基因性疾病，多种基因参与骨量的获得和骨转换的调控。目前研究较多的与骨质疏松症相关的基因包括维生素D受体基因、I型胶原α1链基因、雌激素受体基因等。这些基因的多态性（即基因序列的差异）可能影响骨代谢过程，进而影响骨密度和骨折风险。例如，维生素D受体基因的某些多态性可能导致维生素D的代谢和功能异常，影响肠道对钙的吸收和骨钙的沉积，从而降低骨密度。

虽然遗传因素对骨质疏松症的发生有重要影响，但环境因素同样不可忽视。后天的生活方式，如饮食中钙和维生素D的摄入、运动量、是否吸烟和过量饮酒等，也会显著影响骨健康。即使遗传因素使个体具有较高的骨质疏松症风险，通过改善生活方式，仍有可能降低发病风险或延缓疾病进展。

三、家族史对女性骨健康的影响有多大

家族史是评估女性骨健康风险的重要因素。如果家族中有骨质疏松症患者，尤其是直系亲属，那么女性个体患骨质疏松症的风险会显著升高。研究表明，有骨质疏松症家族史的女性，其骨质疏松症的发生率几

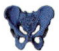

乎是没有家族史女性的两倍。在一些家族中，多个女性成员可能相继被诊断出骨质疏松症，这并非偶然，而是遗传因素在背后作祟。

例如，一项针对某家族的研究发现，祖母、母亲和女儿三代女性均患有骨质疏松症。祖母在 70 岁时因轻微摔倒导致髋部骨折，被确诊为严重的骨质疏松症；母亲在 55 岁绝经后，骨密度快速下降，60 岁时也被诊断为骨质疏松症；女儿在 40 岁时进行体检，发现骨密度低于同龄人平均水平，尽管还未达到骨质疏松症的诊断标准，但已经处于高风险状态。这充分显示出家族史对女性骨健康的强大影响。

家族史不仅影响骨质疏松症的发病风险，还可能与疾病的严重程度相关。有母系髋部骨折家族史的女性，其髋部骨折的发生率是无家族史者的 2 倍以上。因此，对于有家族史的女性来说，更应重视骨健康，定期进行骨密度检测，采取积极的预防措施，如合理饮食、适量运动、补充钙剂和维生素 D 等，以降低骨质疏松症的发病风险和骨折的可能性。

四、基因如何在骨密度变化中发挥作用

基因在骨密度变化中发挥着关键作用。双胞胎研究为我们了解基因对骨密度的影响提供了独特视角。同卵双胞胎基因完全相同，而异卵双胞胎基因相似度约为 50%。研究发现，同卵双胞胎的骨密度相似性显著高于异卵双胞胎，这表明基因在骨密度的决定中起着重要作用。据估计，遗传因素对骨密度的影响约占 50%~80%。

基因主要通过影响骨代谢相关的生理过程来调控骨密度。在骨形成过程中，如 RUNX2（核因子 Runx2）、BMPs（骨形态发生蛋白）等基因参与成骨细胞的分化和功能调节。RUNX2 基因编码的转录因子对于成骨细胞分化和骨基质合成至关重要；BMPs 家族则通过调节细胞增殖和分化，促进骨形成。如果这些基因发生异常，可能导致成骨细胞功能障碍，影响骨基质的合成和矿化，进而降低骨密度。

在骨吸收过程中，基因也参与破骨细胞的分化和活性调节。例如，RANKL（核因子 κB 受体活化因子配体）-RANK（核因子 κB 受体活化因子）-OPG（骨保护素）信号通路相关基因对破骨细胞的分化和活性起着关键调控作用。RANKL 与 RANK 结合，可促进破骨细胞的分化和活化，而 OPG 则可竞争性结合 RANKL，抑制破骨细胞的分化和活性。该信号通路相关基因的多态性可能影响 RANKL、RANK 和 OPG 的表达和功能，从而影响骨吸收和骨密度。

虽然基因在骨密度变化中起着重要作用，但环境因素同样不可忽视。饮食中钙和维生素 D 的摄入、运动量、激素水平等环境因素，会与基因相互作用，共同影响骨密度。例如，即使个体具有有利于高骨密度的基因，但如果长期钙摄入不足或缺乏运动，骨密度仍会受到负面影响。

五、哪些遗传基因与女性骨健康密切相关

在影响女性骨健康的众多遗传因素中，一些特定基因起着关键作用。

维生素 D 受体（*VDR*）基因是研究较多的与骨健康相关的基因之一。维生素 D 在钙吸收和骨代谢中起着重要作用。而 *VDR* 基因编码的蛋白质是维生素 D 发挥作用的关键受体。*VDR* 基因存在多种多态性，如 *FokI*、*BsmI*、*ApaI* 和 *TaqI* 等多态性，位点不同的 *VDR* 基因多态性可能影响 *VDR* 的表达和功能，进而影响维生素 D 的作用效果。例如，*FokI* 多态性的 ff 基因型个体，其 *VDR* 的起始密码子提前，导致翻译出的 *VDR* 蛋白较短，可能影响维生素 D 与受体的结合，从而降低肠道对钙的吸收效率，使骨密度下降。研究发现，携带某些 *VDR* 基因多态性（如 *BsmI* 多态性的 *bb* 基因型）的绝经后女性，骨密度明显低于其他基因型者。

Ⅰ型胶原α1链（*COL1A1*）基因也与女性骨健康密切相关。Ⅰ型胶原是骨基质的主要成分，*COL1A1* 基因编码Ⅰ型胶原α1链。*COL1A1* 基因的多态性（如 SP1 位点多态性）可能影响Ⅰ型胶原的合成和结构。如果 *COL1A1* 基因发生异常，导致Ⅰ型胶原合成减少或结构异常，会影响骨基质的质量和强度，降低骨密度，增加骨折风险。例如，携带 *COL1A1* 基因 SP1 位点 *ss* 基因型的女性，其骨密度相对较低，骨折风险较高。

雌激素受体（*ER*）基因同样在女性骨健康中扮演重要角色。雌激素对女性骨骼健康至关重要，它可以通过与 *ER* 结合，调节成骨细胞和破骨细胞的活性，维持骨代谢平衡。*ER* 基因存在 α 和 β 两种亚型，其多态性可能影响雌激素与受体的结合亲和力和信号传导。例如，*ERα* 基因的 *PvuII* 和 *XbaI* 多态性与绝经后女性骨密度相关，携带某些 *ERα* 基因多态性（如 *PvuII* 多态性的 PP 基因型和 *XbaI* 多态性的 XX 基因型）的女性，绝经后骨密度下降更为明显，骨质疏松症的发病风险更高。

六、遗传因素影响下，女性该如何维护骨健康

对于有遗传因素影响的女性来说，维护骨健康至关重要。以下是一

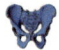

些有效的建议。

（一）定期检测骨密度

骨密度检测是评估骨健康状况的重要手段。有骨质疏松症家族史或携带相关遗传基因的女性，建议定期进行骨密度检测。一般来说，对于50 岁以上的女性，或者绝经后女性，每年进行一次骨密度检测是比较合适的；对于年轻女性，如果家族史风险较高，也可在 30 岁后开始定期检测，如每 2~3 年检测一次。通过定期检测，可以及时发现骨密度的变化，早期采取干预措施。

（二）调整生活方式

保持健康的生活方式对骨健康至关重要。在饮食方面，应保证充足的钙和维生素 D 摄入。钙是骨骼的主要成分，富含钙的食物包括牛奶、酸奶、奶酪、豆制品、鱼虾等。维生素 D 有助于钙的吸收，可通过多晒太阳（每天 15~30 分钟，暴露面部、手臂和腿部皮肤），以及食用富含维生素 D 的食物（如鱼肝油、蛋黄、香菇等）来补充。此外，适量的运动也不可或缺。运动可以增强骨骼强度，促进骨形成。建议每周进行至少150 分钟的中等强度有氧运动，如快走、慢跑、游泳等，同时结合力量训练，如举重、俯卧撑等，有助于增加肌肉量，进而提高骨骼的负荷能力。另外，要避免不良生活习惯，如吸烟和过量饮酒，这些习惯会对骨骼健康产生负面影响。

（三）关注特殊时期

女性在一些特殊时期，如青春期、孕期、哺乳期和更年期，对骨健康的关注尤为重要。青春期是骨骼发育的关键时期，应保证充足的营养摄入，特别是钙和维生素 D，同时鼓励多参加户外活动和体育锻炼，促进骨骼的生长和发育；孕期和哺乳期女性，由于胎儿生长发育对钙的需求增加，容易出现骨量流失，因此要特别注意钙的补充，必要时可在医生指导下服用钙剂和维生素 D 补充剂；更年期女性由于雌激素水平下降，骨量流失加速，骨质疏松症的发病风险显著增加，此时，除了保证充足的钙和维生素 D 摄入、适量运动外，还可在医生的评估和指导下，考虑激素替代治疗或其他抗骨质疏松药物治疗，以减缓骨量流失，降低骨质疏松症的发病风险。

（四）基因检测与咨询

对于有明确家族史或高度怀疑遗传因素影响的女性，可考虑进行基因检测。通过基因检测，可以明确是否携带与骨质疏松症相关的基因多

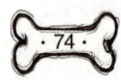

态性，更准确地评估骨健康风险。在检测后，应寻求专业医生或遗传咨询师的建议，他们可以根据检测结果，为个体制定个性化的骨健康管理方案，包括更精准的预防措施和治疗建议。

遗传因素虽然对女性骨健康有重要影响，但通过积极的干预措施，如定期检测骨密度、调整生活方式、关注特殊时期以及进行基因检测与咨询等，有遗传风险的女性仍可以有效维护骨健康，降低骨质疏松症的发病风险。

第二节 激素与女性骨健康

一、激素：身体的"指挥家"

在女性的身体里，激素就像一位神秘的隐形守护者，悄无声息却又至关重要地影响着骨骼健康。从青春期的茁壮成长，到孕期的特殊变化，再到更年期的转折，激素水平的每一次起伏，都在骨骼健康的画卷上留下了独特的笔触。那么，激素究竟是如何在幕后默默发挥作用的？又为何在女性的生命历程中，激素变化对骨骼健康有着如此深远的影响呢？接下来，就让我们揭开激素与女性骨骼健康之间的神秘面纱。

激素在女性骨骼生长发育过程中犹如一位精准的指挥家，协调着骨骼生长的各个环节。雌激素是女性体内重要的性激素之一，它对女性骨骼生长发育有着深远的影响。

在青春期，雌激素水平的上升促使骨盆骨骼生长和发育，使其逐渐变得宽大，为未来的孕育生命和分娩做好准备。同时，雌激素还能刺激成骨细胞的活性，促进骨形成，抑制破骨细胞的活性，减少骨吸收，从而维持骨骼的健康和强壮。

然而，雌激素对骨骼生长也有双面性。它虽然能促进骨骼生长，但也会促使长骨骨骺闭合。当骨骺闭合后，骨骼的纵向生长就会停止，身高也就基本定型。一般来说，女性在18岁左右骨骺线会闭合，这与雌激素水平的变化密切相关。如果在青春期雌激素分泌异常，如过早或过多分泌，可能会导致骨骺过早闭合，影响最终身高。

生长激素也是影响骨骼生长的关键激素，它由脑垂体前叶分泌，能直接作用于全身组织细胞，促进组织中蛋白质的合成，增加细胞的体积和数量，促进机体生长。在儿童和青少年时期，生长激素分泌旺盛，对

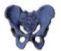

骨骼生长发育起到重要的推动作用。如果生长激素分泌不足，可能会导致身材矮小等问题。

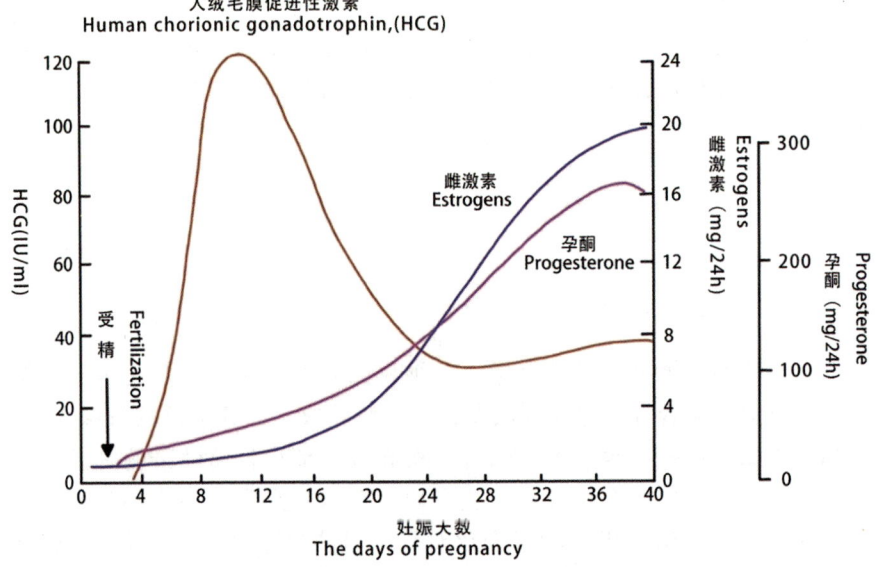

图 3.2　妊娠期人绒毛膜促性腺激素，雌激素和孕酮分泌的变化

二、雌激素：女性骨骼健康的"定海神针"

在女性的身体里，雌激素堪称骨骼健康的定海神针，它默默守护着骨骼的健康，对维持骨骼的正常结构和功能起着至关重要的作用。

（一）雌激素的神奇功效

雌激素是如何施展它的魔法，维持女性骨骼健康的呢？首先，它能抑制破骨细胞的活性。破骨细胞就像一群拆迁工人，负责分解和吸收旧的骨质。雌激素可以让这些拆迁工人的工作效率降低，减少骨质的过度流失。同时，雌激素还能促进成骨细胞的功能与活性，成骨细胞就像建筑工人，负责合成和形成新的骨质，这一拆一建之间，骨骼的新陈代谢才能保持平衡。此外，雌激素还能提高机体对钙的吸收能力，钙是构成骨骼的重要原料，充足的钙吸收有助于维持骨骼的强度和密度。简单来说，雌激素通过调节骨代谢的各个环节，让骨骼始终保持在一个健康、强壮的状态。

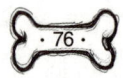

（二）绝经前后，雌激素如何"变脸"

女性的一生就像一场充满变化的旅程，绝经则是其中一个重要的转折点。在绝经前后，雌激素这位守护者像是突然变了脸，发生了急剧的变化。绝经前，女性体内的雌激素水平相对稳定，它有条不紊地发挥着维持骨骼健康的作用。然而，随着年龄的增长，卵巢功能逐渐衰退，女性进入绝经过渡期，此时卵巢对垂体促性腺激素的反应性降低，卵泡发育不健全，雌激素的分泌量开始明显减少。进入绝经期后，卵巢功能完全衰竭，几乎不再分泌雌激素，女性体内的雌激素水平进一步大幅下降。

雌激素水平的这种急剧下降，给骨骼健康带来了巨大的挑战。破骨细胞失去了雌激素的有效抑制，变得异常活跃，大量分解和吸收骨质，而成骨细胞由于缺乏雌激素的刺激，工作效率也大打折扣，新骨生成的速度跟不上旧骨被破坏的速度，骨质流失开始加速。有研究表明，女性在绝经后的 5 ~ 10 年内，骨量会迅速丢失，每年骨量丢失率可达 2% ~ 5%。长期如此，就会导致骨密度降低，骨骼变得脆弱，进而引发骨质疏松症。

（三）雌激素缺乏的警示信号

雌激素缺乏就像一个无声的健康杀手，悄悄地对女性的骨骼健康造成损害，而身体也会发出一些警示信号，提醒我们要关注骨健康。

腰背疼痛是雌激素缺乏导致骨健康问题最常见的症状之一。当雌激素水平下降，骨质流失加速，骨骼的结构和强度受到影响，脊椎骨等部位就容易出现疼痛，尤其是在长时间站立、行走或劳累后，疼痛可能会更加明显。

身高变矮也是一个不容忽视的信号。随着骨质疏松的发展，脊椎骨会逐渐被压缩变形，导致身高逐渐降低。很多女性在绝经后会发现自己不知不觉变矮了几厘米，这很可能就是骨质疏松在作祟。

骨折风险增加更是雌激素缺乏的严重后果。由于骨骼变得脆弱，轻微的外力，如咳嗽、打喷嚏、弯腰捡东西等，都可能导致骨折，常见的骨折部位包括髋部、腕部和脊椎。一旦发生骨折，不仅会给患者带来身体上的痛苦，还可能引发一系列并发症，严重影响生活质量。

除了上述典型症状外，雌激素缺乏还可能导致关节疼痛、肌肉无力、牙齿松动等问题，这些都与骨骼健康密切相关。如果女性在绝经前后出现这些症状，一定要及时就医，进行骨密度等相关检查，以便早期发现和干预。

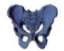

三、孕激素：与雌激素的"微妙平衡"

在女性骨骼健康的舞台上，孕激素同样扮演着重要角色，它与雌激素之间保持着微妙的平衡，共同守护着女性的骨骼健康。

（一）孕激素的独特作用

孕激素虽然不像雌激素那样在维持骨骼健康方面风头强劲，但它对维持骨代谢平衡也有着不可或缺的作用。研究发现，孕激素可以通过调节成骨细胞和破骨细胞的活性，来影响骨骼的代谢过程。它能够促进成骨细胞的增殖和分化，增强成骨细胞的活性，从而促进新骨的形成。同时，孕激素也可以抑制破骨细胞的活性，减少骨质的吸收，保持骨骼的强度和密度。此外，孕激素还可以调节钙、磷等矿物质在体内的代谢，为骨骼的正常生长和发育提供必要的物质基础。

（二）孕激素与雌激素的协同与制衡

在女性的月经周期中，雌激素和孕激素的水平会发生周期性的变化，它们相互协同、相互制衡，共同维持着身体的正常生理功能。在月经周期的前半段，即卵泡期，雌激素水平逐渐升高，它促使子宫内膜增生，为受孕做准备。同时，雌激素也对骨骼健康发挥着重要的保护作用。而在排卵后，进入黄体期，孕激素的分泌量逐渐增加，它与雌激素共同作用，使子宫内膜进一步增厚，变得更加松软，血管丰富，为受精卵着床提供良好的环境。在这个过程中，孕激素和雌激素在调节骨骼代谢方面也相互配合，共同维持着骨量的稳定。

在怀孕期间，雌激素和孕激素的协同作用更加明显。雌激素可以促进子宫和胎盘的发育，为胎儿的生长提供充足的营养和空间。而孕激素则起着维持妊娠的关键作用，它能够抑制子宫收缩，防止流产。同时，雌激素和孕激素还共同促进乳腺的发育，为产后哺乳做准备。在骨骼健康方面，怀孕期间雌激素和孕激素水平的升高，有助于维持母体的骨量，满足胎儿生长发育过程中对钙等矿物质的需求。

然而，当雌激素和孕激素的平衡被打破时，就可能对骨骼健康产生不利影响。例如，在一些病理情况下，如多囊卵巢综合征（PCOS）患者，由于内分泌失调，雄激素水平升高，雌激素和孕激素的比例失衡，可能导致排卵异常和月经紊乱。这种激素失衡会影响骨骼的正常代谢，增加骨质疏松的风险。此外，长期使用某些激素类药物，如避孕药等，如果使用不当，也可能打破雌激素和孕激素的平衡，对骨骼健康造成潜在威胁。

四、其他激素：不可忽视的"小角色"

除了雌激素和孕激素，还有一些激素虽然在维持骨骼健康方面不像前两者那样备受瞩目，但它们同样在默默地发挥着重要作用，是女性骨骼健康不可或缺的"小角色"。一旦这些激素的水平出现异常，也可能对骨骼健康产生不良影响。

（一）甲状旁腺激素：钙磷平衡的"调节者"

甲状旁腺激素（PTH）是由甲状旁腺分泌的一种重要激素，它就像一位精密的"调节者"，主要负责调节体内钙磷的代谢平衡。甲状旁腺激素的主要作用是升高血钙水平，降低血磷水平。当血钙浓度降低时，甲状旁腺激素会被释放到血液中，它作用于骨骼，刺激破骨细胞的活性，使破骨细胞加速分解骨质，将骨钙释放到血液中，从而升高血钙浓度。同时，甲状旁腺激素还能促进肾小管对钙的重吸收，减少钙的排泄，进一步维持血钙的稳定。此外，甲状旁腺激素还能抑制肾小管对磷的重吸收，使尿磷排出增加，降低血磷浓度。通过这些作用，甲状旁腺激素维持着体内钙磷代谢的平衡，为骨骼的正常生长和发育提供了必要的条件。

然而，当甲状旁腺激素分泌异常时，就会打破钙磷代谢的平衡，对女性的骨骼健康造成严重影响。如果甲状旁腺功能亢进，甲状旁腺激素分泌过多，会导致大量骨钙被释放到血液中，引起骨质疏松。这种情况下，骨骼中的钙不断流失，骨质变得疏松脆弱，骨折的风险也会大大增加。同时，高血钙还可能导致泌尿系统结石、肾功能损害等一系列并发症。相反，如果甲状旁腺功能减退，甲状旁腺激素分泌不足，血钙水平会降低，血磷水平升高，这也会影响骨骼的正常代谢，导致骨骼发育异常和骨量减少。

（二）糖皮质激素：一把"双刃剑"

糖皮质激素（GC）是由肾上腺皮质分泌的一类甾体激素，它在临床上应用广泛，具有强大的抗炎、抗过敏、免疫抑制等作用。在治疗一些疾病，如类风湿关节炎、系统性红斑狼疮、哮喘等时，糖皮质激素常常能发挥重要的治疗效果。然而，糖皮质激素就像一把双刃剑，在治疗疾病的同时，也可能对骨骼健康产生负面影响。长期大量使用糖皮质激素会抑制成骨细胞的活性，减少新骨的形成。同时，它还会促进破骨细胞的生成和活性，加速骨质的吸收。这一增一减之间，骨代谢平衡被打破，

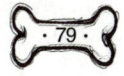

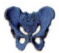

骨质流失加速，导致骨质疏松。此外，糖皮质激素还会影响钙的吸收和排泄，导致肠道对钙的吸收减少，尿钙排泄增加，进一步加重了骨质疏松的程度。长期使用糖皮质激素还可能导致肌肉萎缩，肌力下降，增加跌倒的风险，从而间接增加骨折的发生率。

研究表明，长期使用糖皮质激素的患者，尤其是绝经后妇女，骨质疏松和骨折的风险明显增加。因此，在使用糖皮质激素治疗疾病时，医生需要权衡利弊，尽量选择最小有效剂量和最短疗程。同时，患者也需要密切关注骨骼健康，定期进行骨密度检查，及时发现和处理骨质疏松问题。为了减少糖皮质激素对骨骼健康的影响，患者在治疗期间可以适当补充钙剂和维生素D，必要时还可以使用抗骨质疏松药物进行预防和治疗。

在女性的身体里，各种激素相互协作、相互制约，共同维持着骨骼的健康。雌激素和孕激素作为骨骼健康的主力军，发挥着关键作用，而甲状旁腺激素、糖皮质激素等其他激素也同样不可或缺。了解这些激素对骨骼健康的影响，有助于女性在日常生活中更好地关注和保护自己的骨骼健康。无论是通过健康的生活方式，还是合理的医疗干预，我们都可以在激素变化的各个阶段，为骨骼健康筑起坚固的防线。

五、激素变化引发的骨健康危机

（一）骨质疏松：女性的"沉默杀手"

骨质疏松，这个被称为女性"沉默杀手"的疾病，正悄然威胁着众多女性的健康。它的发病机制与激素变化密切相关。当雌激素水平下降，尤其是在绝经后，破骨细胞的活性失去了雌激素的有效抑制，变得异常活跃，大量分解和吸收骨质，而成骨细胞由于缺乏雌激素的刺激，生成新骨的速度跟不上破骨细胞破坏旧骨的速度，导致骨量不断丢失，骨密度逐渐降低。长期如此，骨骼就会变得像被蛀空的树干，外表看似正常，但内部结构已经被严重破坏，变得脆弱不堪。

骨质疏松的危害不容小觑，它不仅会导致骨骼疼痛，让女性在日常生活中饱受折磨，还会使身高逐渐变矮。随着病情的发展，脊椎骨会因为骨质疏松而逐渐被压缩变形，身高可能会因此降低几厘米甚至更多。更严重的是，骨质疏松大大增加了骨折的风险，即使是轻微的外力，如咳嗽、打喷嚏、弯腰捡东西等，都可能导致骨折的发生。据统计，我国50岁以上女性骨质疏松症患病率高达32.1%，65岁以上女性患病率更是超过50%。这些数据警示着我们，骨质疏松已成为女性健康的一大挑战。

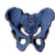

（二）骨折风险飙升：激素变化的"连锁反应"

激素变化引发的骨密度下降，就像推倒了多米诺骨牌，引发了一系列连锁反应，其中最严重的后果之一就是骨折风险的飙升。随着雌激素水平的降低，骨量不断流失，骨骼的强度和韧性逐渐减弱。在这种情况下，女性的骨骼变得异常脆弱，尤其是髋部、椎体等部位，更容易受到骨折的威胁。

髋部骨折是激素变化导致骨折风险增加的典型代表。绝经后女性由于雌激素缺乏，骨密度下降，髋部骨骼的抗压能力大幅降低，一旦不慎摔倒，髋部就很容易发生骨折。髋部骨折不仅会给患者带来巨大的痛苦，还可能引发一系列严重的并发症，如肺部感染、深静脉血栓、褥疮等，甚至危及生命。有研究表明，髋部骨折后的一年内，约25%的患者会因各种并发症死亡，50%的患者会遗留不同程度的残疾。

椎体骨折也是激素变化相关骨折的常见类型。椎体主要由松质骨组成，对激素变化更为敏感。当雌激素水平下降，椎体的骨小梁结构逐渐变稀疏，抗压能力减弱。椎体骨折可能会导致患者出现腰背部疼痛、身高变矮、驼背等症状，严重影响生活质量。而且，椎体骨折还可能引发脊柱畸形，进一步加重疼痛和功能障碍。

除了髋部和椎体，腕部、肱骨近端等部位的骨折风险也会随着激素变化而增加。这些骨折不仅会影响患者的肢体功能，还可能对心理造成创伤，给患者的生活带来诸多不便。

第三节　营养摄入对女性骨健康的影响

一、营养因素：成长的"燃料"

营养是骨骼生长发育的"燃料"，为骨骼的生长和维持提供了必要的物质基础。在众多营养物质中，蛋白质、维生素、矿物质等都起着不可或缺的作用。

蛋白质是构成骨骼细胞的重要物质，对于骨骼的生长和修复至关重要。就像建造房屋的砖块，是骨骼发育的基本材料。富含蛋白质的食物有牛奶、鸡蛋、鱼肉、豆类等，女性在生长发育过程中应保证充足的蛋白质摄入，以促进骨骼的健康生长。

维生素对于骨骼发育也有着重要影响。例如，维生素D就像一把钥

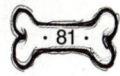

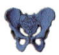

匙，能够促进肠道对钙的吸收，从而帮助骨骼更好地摄取钙元素。缺乏维生素 D 会导致钙吸收不良，影响骨骼的正常发育，可能引发佝偻病等疾病。富含维生素 D 的食物有鱼肝油、蛋黄、蘑菇等，同时，多晒太阳也能促进皮肤合成维生素 D。

矿物质中，钙是骨骼的主要成分，约占骨骼重量的 65%～70%，就像房屋的钢筋，赋予骨骼强度和硬度。女性在生长发育阶段，尤其是青春期，对钙的需求量较大。如果钙摄入不足，骨骼会变得脆弱，影响身高增长和骨骼健康。日常饮食中，牛奶、豆制品、虾皮等都是富含钙的食物。除了钙，磷、镁等矿物质也在骨骼的矿化过程中发挥着重要作用，它们相互协作，共同维持骨骼的正常结构和功能。

二、钙：骨骼大厦的"基石"

（一）钙对女性骨骼意味着什么

钙，就像是建造骨骼大厦的"基石"，是构成我们骨骼的主要成分。在人体中，大约 99% 的钙都存在于骨骼和牙齿中，它对维持骨骼的强度和密度起着关键作用。想象一下，骨骼就如同高楼大厦，如果没有足够的"基石"，这座大厦又怎能稳固呢？对于女性来说，从青春期骨骼快速生长发育，到成年后维持骨骼健康，再到更年期后预防骨质疏松，钙始终都扮演着不可或缺的角色。一旦身体缺乏钙，就会影响骨骼的正常发

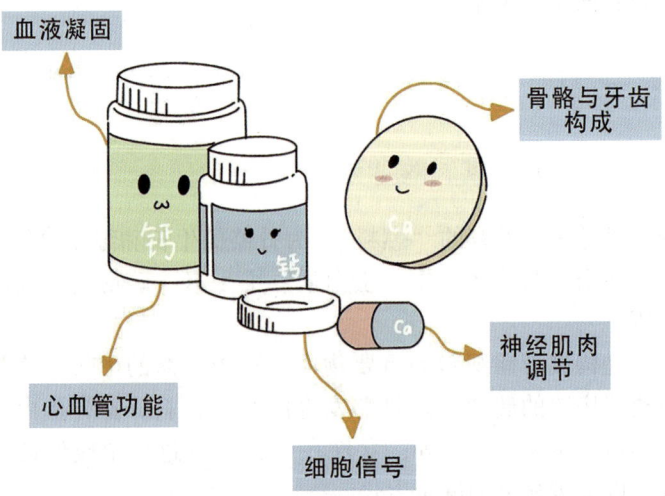

图 3.3　钙就像骨骼大厦的"基石"

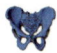

育和维持，导致骨骼变得脆弱，容易骨折。

（二）女性每天该补多少钙

中国营养学会推荐，18～49 岁人群钙的推荐摄入量（RNI）为每天 800 毫克，50 岁及以上人群为每天 1000 毫克。然而，现实却不容乐观。据相关调查显示，中国成年人群实际钙摄入量中位数仅为每天 328.3 毫克，远远低于推荐摄入量。这意味着，大部分人都存在钙摄入不足的问题，长期如此，骨骼健康必然会受到影响。

（三）哪些食物是补钙"高手"

在我们的日常生活中，有许多食物都是补钙的"高手"。乳制品首当其冲，每 100 毫升牛奶中大约含有 100～120 毫克的钙，酸奶、奶酪等奶制品的钙含量也相当可观，而且它们还富含维生素 D、乳糖等促进钙吸收的因子，可谓是补钙的优质选择。豆制品也是不错的钙来源，例如，每 100 克豆腐的钙含量约为 164 毫克，豆浆虽然钙含量相对较低，但胜在容易消化吸收。海产品中，虾、蟹、贝类等钙含量丰富，每 100 克虾皮的钙含量可高达 991 毫克。此外，坚果也是补钙的小能手，比如每 100 克榛子含有的钙量约为 815 毫克。

（四）只靠吃，能满足钙需求吗

对于现代女性来说，只靠日常饮食来满足钙需求，并非易事。一方面，很多女性为了追求苗条身材，饮食结构不合理，减少了奶制品、豆制品等富含钙的食物的摄入。另一方面，食物偏好也影响着钙的摄取，有些女性不喜欢吃海鲜、奶制品，使得钙的来源受限。而且，即使按照推荐量摄入富含钙的食物，由于烹饪方式、食物搭配等因素，也可能会影响钙的吸收。所以，仅靠吃，往往难以满足女性对钙的需求。

（五）钙剂怎么选

当饮食无法满足钙需求时，钙剂就成了很多女性的选择。市场上的钙剂种类繁多，让人眼花缭乱。常见的钙剂有碳酸钙（无机钙）和柠檬酸钙（有机钙）。碳酸钙含钙量高，大约为 40%，但其吸收需要胃酸的参与，对于胃酸分泌不足的人群，吸收效果可能不佳，还可能引起便秘、腹胀等不适。而柠檬酸钙属于有机钙，虽然含钙量相对较低，约为 21%，但它的溶解不依赖胃酸，对胃肠道的刺激较小，吸收度和生物利用度相对较高。有研究表明，在相同条件下，柠檬酸钙的吸收率比碳酸钙高出约 10%～20%，更适合胃酸缺乏、胃肠功能较弱的女性。

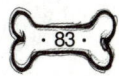

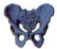

（六）补钙的最佳时机

补钙的最佳时机，其实就在我们的青壮年期，也就是 20～40 岁。这一时期，是人骨骼生长发育的顶峰时期，也是骨量积累的关键阶段。在这个时候补钙，能够提高峰值骨量，为晚年的骨骼健康打下坚实的基础。有研究指出，年龄小于 35 岁的人群，增加钙摄入可显著提高骨密度。所以，女性朋友们，为了晚年能拥有健康的骨骼，一定要趁早补钙，就像为晚年储蓄骨健康一样，越早越好。

三、维生素 D：钙吸收的"助力剂"

（一）维生素 D 和钙的"默契合作"

维生素 D 在钙的吸收和利用过程中，就像一个不可或缺的助力剂。它能促进肠道对钙的吸收，就像给肠道这个钙运输通道加了把劲，让更多的钙进入血液，为骨骼的生长和维持提供充足的原料。同时，维生素 D 还参与调节钙在骨骼中的沉积和释放，维持骨骼中钙的动态平衡。如果缺乏维生素 D，即使摄入了足够的钙，身体也难以有效吸收利用，就好比"孤雁难飞，孤掌难鸣"，再多的钙也无法被充分利用，最终还是会影响骨骼的健康。有研究表明，维生素 D 缺乏的人群，钙的吸收率仅为10%～15%，而在维生素 D 充足的情况下，钙的吸收率可提高至30%～40%，这充分说明了维生素 D 对钙吸收的重要性。

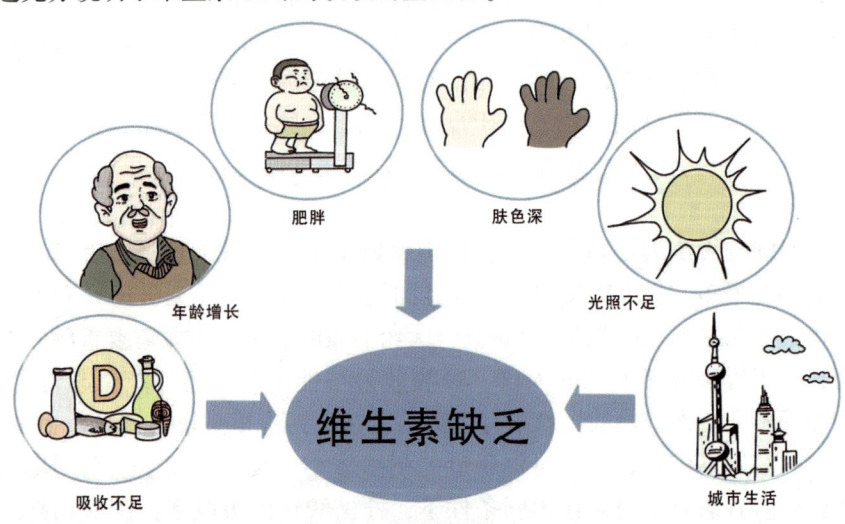

图 3.4　维生素缺乏的原因

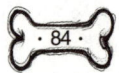

(二) 女性如何获取充足的维生素D

获取充足的维生素D，主要有三种途径：晒太阳、食物摄入和补充剂。晒太阳是最天然、最经济的方式，人体皮肤在紫外线的照射下，可以合成维生素D；食物摄入方面，虽然富含维生素D的食物并不多，但像富含脂肪的鱼类、蛋黄、奶制品、动物肝脏等，都是不错的来源。当通过晒太阳和食物摄入都无法满足身体对维生素D的需求时，补充剂就成了很好的选择。常见的维生素D补充剂有维生素D_2和维生素D_3，其中维生素D_3的生物活性更高，更有利于人体吸收利用。

(三) 晒太阳的学问

晒太阳合成维生素D的原理，其实并不复杂。当皮肤暴露在阳光下，太阳光中的紫外线B会照射到皮肤，皮肤中的7-脱氢胆固醇会转化为维生素D_3前体，然后经过一系列的生理过程，最终转化为具有生物活性的维生素D_3。那么，晒太阳的最佳时间是什么时候呢？一般来说，上午10点前和下午4点后是比较合适的时段，这时候的阳光相对柔和，紫外线强度适中，既能有效合成维生素D，又能减少晒伤的风险。每次晒太阳的时间，建议控制在15~30分钟，每周晒2~3次。当然，晒太阳时也要注意做好防晒措施，比如涂抹防晒霜、戴帽子、打遮阳伞等，避免长时间暴晒导致皮肤晒伤、老化，甚至增加患皮肤癌的风险。

(四) 食物中的维生素D来源

在我们的日常饮食中，虽然富含维生素D的食物相对较少，但还是有一些值得推荐的。三文鱼堪称维生素D的"大户"，每100克三文鱼中含有360~685国际单位的维生素D；金枪鱼也是不错的选择，每100克中含200~400国际单位的维生素D；蛋黄中也含有一定量的维生素D，每100克鸡蛋黄含有158国际单位。此外，经过紫外线照射后的蘑菇，维生素D含量会大幅提升，像一些白蘑菇，在紫外线照射后，每100克中维生素D含量可达100~400国际单位。奶制品如牛奶、酸奶等，虽然维生素D含量不算高，但日常摄入量较大，也是维生素D的重要来源之一，每100毫升牛奶中含有2~4国际单位的维生素D。

四、蛋白质：骨骼的"建筑材料"

(一) 蛋白质在骨骼健康中的角色

蛋白质，就像是建造骨骼这座大厦的建筑材料，是构成骨骼有机基质的重要成分。骨骼中的蛋白质主要是胶原蛋白，它赋予了骨头坚韧和

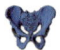

弹性，让骨头硬而不脆，经得起外力的冲击。打个比方，钙让骨骼变得坚硬，而蛋白质则像是钢筋，支撑起骨骼的结构，使骨骼具备良好的韧性和强度。蛋白质不仅参与骨骼的生长和发育，在骨骼的修复过程中也起着关键作用。当骨骼受到损伤时，身体需要蛋白质来合成新的骨组织，促进骨骼的愈合。如果缺乏蛋白质，骨骼的生长就会受到影响，骨量减少，骨骼的强度和质量下降，变得脆弱易折。

（二）蛋白质摄入与骨折风险

蛋白质的摄入与骨折风险之间，有着紧密的联系。英国利兹大学研究团队在英国妇女队列研究中发现，膳食蛋白质摄入量每天增加 25 克，可使髋部骨折风险降低 14%。值得注意的是，这种保护作用在体重较轻的女性中更为显著，这类女性每天多摄入 25 克蛋白质，髋部骨折风险可降低 45%。这一研究结果表明，充足的蛋白质摄入对于维持骨骼健康、降低骨折风险具有重要意义，尤其是对于体重较轻、骨骼相对脆弱的女性来说，更应该重视蛋白质的补充。

（三）优质蛋白质的来源

优质蛋白质的来源丰富多样，主要包括动物性蛋白和植物性蛋白。动物性蛋白如瘦肉、鱼类、蛋类、奶制品等，含有人体必需的各种氨基酸，且氨基酸组成与人体蛋白质组成模式接近，容易被人体吸收利用，营养价值高。例如，每 100 克牛肉中蛋白质含量约为 20 克，鸡蛋中蛋白质含量约为 13 克，牛奶每 100 毫升中蛋白质含量约为 3 克。植物性蛋白中，豆类是佼佼者，大豆的蛋白质含量高达 36%~40%，而且其氨基酸组成与动物性蛋白相近，在营养价值上可与动物性蛋白媲美，被誉为"植物肉"。坚果类如杏仁、核桃等，蛋白质含量也较为可观，每 100 克杏仁中蛋白质含量约为 21 克。全谷物如燕麦、糙米等，虽然蛋白质含量相对较低，但作为日常主食，也是蛋白质的重要来源之一。不同来源的蛋白质各有特点和优势，女性在日常饮食中，应合理搭配，保证摄入充足的优质蛋白质。

五、其他营养素的协同作用

（一）维生素 K：引导钙"归位"

维生素 K 在骨骼健康中扮演着独特且重要的角色，它就像是一个精准导航，能促进钙在骨骼中的沉积，引导钙正确归位到骨骼中，让钙在该发挥作用的地方发挥最大功效。同时，维生素 K 还能防止钙在血管等

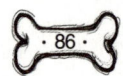

软组织中沉积，避免血管钙化等问题，保护心血管健康。在骨骼代谢过程中，维生素 K 参与了骨钙素的羧化过程，使骨钙素能够与钙结合，从而增强骨骼的强度和稳定性。缺乏维生素 K，即使钙摄入量充足，也可能导致钙无法有效沉积到骨骼中，影响骨骼健康。

富含维生素 K 的食物有很多，绿叶蔬菜堪称维生素 K 的宝库，像菠菜，每 100 克中维生素 K 的含量可高达 380 微克左右；羽衣甘蓝也是佼佼者，每 100 克含有的维生素 K 约为 547 微克；西兰花同样富含维生素 K，每 100 克中大约含有 161 微克；橄榄油、大豆油等油脂中也含有一定量的维生素 K，在日常烹饪中，合理使用这些油脂，也能为身体补充维生素 K。

（二）脂肪酸与骨骼健康

脂肪酸与骨密度之间，存在着紧密的关联。大量研究表明，总多不饱和脂肪酸（PUFA）摄入量，尤其是 ω-3 和 ω-6 PUFA，对改善骨密度、降低骨折风险有着积极作用。西班牙的一项针对绝经后妇女样本的研究中，研究人员通过定量骨超声（QUS）、外周定量计算机断层扫描（pQCT）和双能 X 射线吸收测定法（DXA），评估了不同 PUFA（ω-6 和 ω-3）、单不饱和脂肪酸（MUFA）和饱和脂肪酸（SFA）的血清水平与骨密度之间的关系。结果发现，更高的血浆 ω-3 PUFA 水平，是低骨量的保护因素。这意味着，摄入足够的 ω-3 PUFA，有助于维持绝经后妇女的骨密度，降低骨质疏松的风险。

ω-3 PUFA 主要包括 α-亚麻酸（ALA）、二十碳五烯酸（EPA）和二十二碳六烯酸（DHA）。富含 ω-3 PUFA 的食物有深海鱼类，如三文鱼、金枪鱼等，每 100 克三文鱼中大约含有 1.98 克的 ω-3 PUFA；坚果类如核桃，每 100 克中 ω-3 PUFA 的含量约为 9.1 克。而 ω-6 PUFA 常见于植物油中，如玉米油、葵花籽油等。在日常饮食中，合理搭配富含 ω-3 和 ω-6 PUFA 的食物，维持两者的适宜比例，对骨骼健康至关重要。

（三）抗氧化剂的保护作用

基于膳食总抗氧化能力（TAC）与绝经前和绝经后妇女骨量呈正相关、与骨质疏松症风险呈负相关的假设，韩国的研究人员对 2008—2011 年韩国国民健康和营养检查调查获得的数据进行了深入研究，该研究涵盖了总共 8230 名女性参与者，结果发现，在绝经后韩国女性中，膳食 TAC 与腰椎和股骨颈骨量呈正相关，与骨质疏松症风险呈负相关；在绝经前女性组中，膳食 TAC 与腰椎和总股骨的骨矿物质含量呈正相关。这

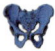

充分说明了富含抗氧化剂的食物，对骨骼健康有着重要的保护作用。

抗氧化剂能够中和体内的自由基，减少氧化应激对骨骼细胞的损伤，维持骨骼代谢的平衡。像水果中的蓝莓，含有花青素等抗氧化剂，且含量较高；蔬菜中的菠菜，不仅富含维生素K，还含有多种抗氧化剂；全谷物如燕麦、糙米等，含有丰富的膳食纤维和抗氧化剂，在提供饱腹感的同时，也能为骨骼健康保驾护航。在日常饮食中，多摄入这些富含抗氧化剂的食物，有助于降低骨质疏松的风险，维护骨骼健康。

第四节　生活方式与女性骨健康

一、熬夜追剧、刷手机，骨头也在"熬夜"吗

在忙碌的现代生活中，熬夜似乎已经成为许多现代女性的生活常态。结束了一天的工作和生活，夜晚的时光仿佛成了专属自己的"黄金时段"。不少女性会选择在这个时候尽情追剧、刷手机，享受短暂的放松。然而，您是否想过，当您沉浸在精彩剧情或社交媒体的信息流中时，您的骨头也在默默承受着熬夜带来的压力？

我们的身体内部存在着一个精密的生物钟，它就像一个无形的指挥家，调节着我们身体各个器官和系统的节律，其中就包括骨骼的新陈代谢。正常情况下，在夜间睡眠时，身体会进行一系列的生理调节，有助于维持骨骼的健康。然而，熬夜会打乱这个生物钟，就像把指挥家的节奏打乱了一样，身体的各项生理功能也会随之紊乱，进而影响到骨骼的健康。

熬夜对骨骼健康的影响，首先体现在对钙代谢的干扰上。钙是维持骨骼健康的关键元素，而熬夜会导致身体内分泌失调，影响甲状旁腺激素和维生素D的正常分泌和调节。甲状旁腺激素负责调节血钙水平，当它的分泌紊乱时，血钙的平衡就会被打破，可能导致钙从骨骼中流失增加，让骨骼变得"脆弱"。同时，熬夜还会影响维生素D的合成和吸收。维生素D对于钙的吸收和利用至关重要，缺乏维生素D，即使摄入了足够的钙，也无法被身体有效地吸收利用，就好比有了好种子却没有合适的土壤，钙无法在骨骼中"扎根"，骨骼健康自然难以保障。

《骨骼与矿物质研究杂志》曾发表过一项研究，该研究针对绝经后妇女展开。结果显示，睡眠时间少于5个小时的绝经后妇女，比睡眠时间

至少 7 个小时的妇女骨密度低 22%，髋部骨质疏松的可能性高 63%，脊柱的结果也与之相似。这一研究充分表明，长期熬夜、睡眠不足，会显著增加女性患骨质疏松症的风险。

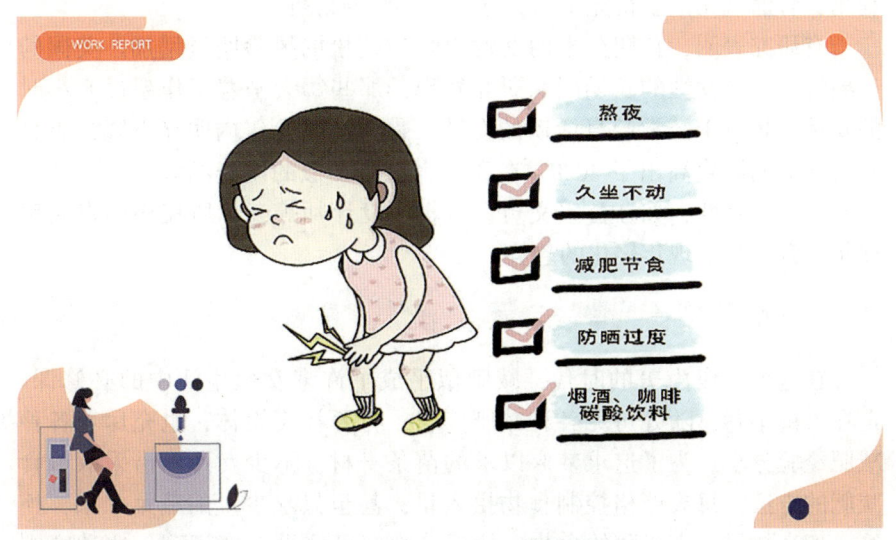

图 3.5　生活方式与女性骨健康

二、久坐不动，办公室"坐"出的骨危机

在现代化的办公环境中，许多女性一坐就是一整天。清晨，她们匆匆赶到办公室，开启电脑，便开始了漫长的坐班生活。除了偶尔起身接杯水、去趟洗手间，大部分时间都在办公桌前度过，沉浸在文件、数据和各种会议中。长时间坐在办公桌前，身体仿佛被定格，缺乏运动的刺激。然而，这种看似平常的生活方式，却在不知不觉中给骨骼健康埋下了隐患。

骨骼就像我们身体的承重墙，它的健康需要持续的运动刺激来维持。当我们久坐不动时，身体的肌肉活动减少，骨骼所承受的压力和张力也随之降低。这就好比一座长期没有车辆行驶的桥梁，缺乏必要的"锻炼"，骨骼的新陈代谢会变得缓慢，成骨细胞的活性降低，无法有效地制造新的骨组织，而破骨细胞则持续分解旧骨，导致骨量逐渐减少，骨密度降低。

久坐还会影响维生素 D 的合成。我们知道，阳光中的紫外线照射皮

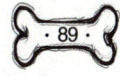

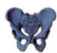

肤可以促使人体合成维生素 D，而久坐室内的女性，很少有机会接触阳光，维生素 D 的合成自然受到影响。维生素 D 对于钙的吸收和利用至关重要，缺乏维生素 D，即使我们摄入了足够的钙，也难以被身体充分吸收利用，骨骼就无法获得充足的养分，变得脆弱易折。

有研究表明，长期久坐的女性患骨质疏松的风险明显增加。美国的一项针对办公女性的长期跟踪研究发现，那些每天坐着工作超过 8 小时的女性，相较于经常起身活动的女性，骨密度在几年内明显下降，患骨质疏松症的风险高出了 40%。在我国，也有类似的调查结果显示，从事久坐工作的女性，如办公室文员、编辑、设计师等，骨质疏松的发病率逐年上升，且呈现年轻化的趋势。

三、减肥节食，瘦了身材，"酥"了骨头

在这个以瘦为美的时代，减肥似乎成了许多女性生活中的必修课。走在大街小巷，随处可见各种减肥广告；打开社交媒体，也充斥着各种减肥经验分享。为了追求梦寐以求的苗条身材，不少女性不惜采取节食减肥的方法，每天严格控制食物摄入量，甚至只吃少量的蔬菜水果，拒绝一切高热量、高脂肪的食物。然而，她们可能没有意识到，这种减肥方式在让身材变瘦的同时，也在悄悄侵蚀着骨骼的健康。

节食减肥，首先会导致营养摄入不足。我们的骨骼就像一座不断建设和维护的大厦，需要充足的营养物质来支撑。钙、磷、蛋白质、维生素 D、维生素 K 等，都是骨骼代谢所必需的营养成分。钙是骨骼的主要建筑材料，磷与钙协同作用，维持骨骼的强度；蛋白质是构成骨基质的重要原料，就像钢筋一样，赋予骨骼韧性；维生素 D 能促进肠道对钙的吸收，帮助钙运输到骨骼中；维生素 K 则参与钙的代谢，引导钙正确地沉积到骨骼中。当我们节食时，这些营养物质的摄入往往难以满足身体的需求，骨骼的"建设"就会受到影响，变得脆弱不堪。

节食减肥还会导致身体脂肪减少，而这与女性的雌激素水平密切相关。脂肪组织不仅仅是储存能量的仓库，它还能通过生化作用转化为雌激素。雌激素对于女性的骨骼健康至关重要，它可以促进肠道对钙的吸收，抑制破骨细胞的活性，减少骨量的流失。当身体脂肪减少时，雌激素的合成也会相应减少，就像给骨骼的保护罩破了一个洞，钙的吸收减少，破骨细胞的活性增强，骨骼中的钙不断被分解、流失，骨密度逐渐降低，骨质疏松的风险也就大大增加。

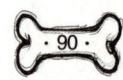

曾经有一位 28 岁的女性，身高 1.66 米，体重 60 公斤。在她看来，自己属于"胖人"，为了追求苗条身材，开始了节食加药物减肥的历程。在 8 个月的时间里，她成功甩掉了 10 公斤肉，但伴随而来的却是腰酸背痛。到医院检查后发现，她的骨密度相当于 50 岁的人，已经患上了骨质疏松症。这就是一个典型的因节食减肥而导致骨骼健康受损的案例，令人惋惜。

四、防晒过度，"捂"出来的骨质疏松

在追求白皙肌肤的道路上，现代女性可谓是使出了浑身解数。防晒，无疑是其中的关键一环。无论是烈日炎炎的盛夏，还是阳光看似温和的春秋，出门前涂抹厚厚的防晒霜、戴上宽边遮阳帽、撑起遮阳伞，甚至穿上防晒衣，把自己包裹得严严实实，已经成为许多女性的日常习惯。这种对防晒的极致追求，固然能有效阻挡紫外线对皮肤的伤害，让肌肤保持白皙嫩滑，但您是否想过，过度防晒可能会给骨骼健康带来意想不到的危机？

阳光中的紫外线，虽然是导致皮肤晒黑、晒伤、老化甚至引发皮肤癌的元凶，但它同时也是人体合成维生素 D 的关键因素。当皮肤暴露在阳光下，紫外线中的中波紫外线（UVB）会照射到皮肤，皮肤中的 7-脱氢胆固醇经过一系列复杂的光化学反应，将其转化为维生素 D_3。维生素 D_3 进入血液循环后，会在肝脏和肾脏中进一步代谢，转化为具有生物活性的 1，25-二羟维生素 D，也就是我们常说的骨化三醇。这种活性维生素 D 就像一把钥匙，能够开启肠道对钙的吸收通道，促进钙的吸收和利用，同时还能调节钙在骨骼中的沉积和释放，维持骨骼的正常结构和功能。

然而，当我们过度防晒，长时间避免皮肤接触阳光时，体内维生素 D 的合成便会受到严重影响。缺乏维生素 D，肠道对钙的吸收就会大打折扣，即使我们摄入了足够的钙，也无法被身体充分利用，大量的钙会随着尿液排出体外，导致血钙水平降低。为了维持血钙的平衡，甲状旁腺会分泌甲状旁腺激素，促使骨骼中的钙释放到血液中，这就如同拆东墙补西墙，久而久之，骨骼中的钙不断流失，骨量逐渐减少，骨密度降低，骨质疏松的风险也就随之而来。

中国营养学会发布的《防治骨质疏松知识要点》中明确提醒，充足的日照可促进维生素 D 的合成，对防治骨质疏松有益。建议平均每天至

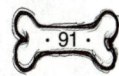

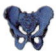

少接受 20 分钟日照，以促进维生素 D 的合成，利于钙的吸收。对于那些因工作或生活习惯导致日照不足的女性，如长期在室内工作、夜晚活动频繁的人群，适当服用维生素 D 补充剂是一个不错的选择，但这并不能完全替代阳光照射的作用。

晒太阳也是有讲究的。最佳的晒太阳时间是上午 10 点前和下午 4 点后，此时阳光中的紫外线相对较弱，既能避免晒伤皮肤，又能有效促进维生素 D 的合成。晒太阳时，应尽量让皮肤大面积暴露在阳光下，如手臂、腿部、背部等，但要注意避免阳光直射眼睛。每次晒太阳的时间可控制在 15~30 分钟，根据个人皮肤类型和天气情况适当调整。如果担心晒黑，也可以选择在树荫下、阳台上晒太阳，虽然紫外线强度会有所减弱，但仍能满足身体合成维生素 D 的需求。

五、烟酒、咖啡、碳酸饮料，骨健康的"甜蜜杀手"

在现代生活中，吸烟、过量饮酒、大量饮用咖啡和碳酸饮料等习惯，在女性群体中并不少见。有些女性在工作压力大时，会点燃一支烟，试图在烟雾中寻找片刻的放松；有些则热衷于在社交场合中与朋友举杯畅饮，享受酒精带来的微醺；还有些女性，咖啡和碳酸饮料是她们日常生活中不可或缺的饮品，认为它们能提神醒脑、带来愉悦。然而，这些看似平常的习惯，却可能正悄悄成为骨骼健康的"甜蜜杀手"。

吸烟对骨骼健康的危害不容小觑。香烟中含有尼古丁、焦油等多种有害物质，这些物质进入人体后，会像一群捣乱分子，干扰身体正常的生理功能，尤其是对钙的吸收和代谢产生负面影响。研究表明，吸烟会降低肠内钙的吸收，使身体难以摄取足够的钙来维持骨骼的正常生长和修复。同时，烟草中的尼古丁还会抑制成骨细胞的活性，成骨细胞就像是骨骼的建造者，当它们的活性受到抑制，新骨的形成就会减少；相反，尼古丁还会刺激破骨细胞的活性，破骨细胞是骨骼的破坏者，其活性增强会加速旧骨的分解和吸收。这样一增一减，骨骼中的钙不断流失，骨量逐渐减少，骨密度降低，骨质疏松的风险也就大大增加了。一项针对绝经后女性的研究发现，吸烟的绝经后女性比不吸烟的女性骨密度平均低 5%~10%，骨折的风险增加了 2~3 倍。

过量饮酒同样会给骨骼健康带来沉重打击。酒精会抑制骨细胞的正常代谢，就像给骨细胞的工作按下了暂停键。当人体摄入过量酒精时，它会抑制成骨细胞的活性，使新骨生成减少；同时，酒精还会妨碍钙、

镁等矿物质的吸收和利用，这些矿物质对于骨骼的健康至关重要，缺乏它们，骨骼就像失去了养分，会变得脆弱不堪。长期过量饮酒，还会导致体内性激素水平下降，尤其是雌激素，对于女性来说，雌激素是维持骨骼健康的重要激素，它的减少会进一步加速骨量的流失，增加骨质疏松的发生风险。有研究显示，每天饮酒量超过 30 克的女性，患骨质疏松症的风险是不饮酒女性的 1.5 倍。

咖啡，作为现代女性喜爱的饮品之一，适量饮用或许能带来一些益处，如提神醒脑、提高工作效率等。然而，当大量饮用时，却可能对骨骼健康产生负面影响。咖啡中含有咖啡因，这种物质具有一定的利尿作用，会加速钙离子从尿液中排出，导致钙流失增加。同时，咖啡因还会抑制肠道对钙的吸收，就像在肠道的钙吸收通道上设置了障碍，使身体难以充分摄取食物中的钙。长期大量摄入咖啡，无疑会增加骨质疏松的风险。长沙市第三医院曾接诊过一名年仅 31 岁的女性患者，她由于长期大量饮用咖啡，骨质状况严重下降，竟与七八十岁的老年人无异。经过检查发现，她的咖啡摄入量过大，生活习惯也不健康，如饮食习惯失衡、长时间久坐、缺乏锻炼和户外活动等，这些因素共同作用，导致了她过早地患上了骨质疏松症。

碳酸饮料，也是许多女性的心头好。无论是清爽的可乐，还是酸甜的果汁汽水，都深受大家喜爱。然而，这些碳酸饮料中大多含有磷酸，过量摄入磷酸会影响钙、磷的正常代谢。钙和磷是维持骨骼健康的重要元素，它们之间需要保持一定的比例平衡，才能确保骨骼的正常生长和发育。当大量饮用碳酸饮料，摄入过多的磷酸时，会打破这种平衡，导致钙的吸收减少，磷的排出增加，使骨骼中的钙不断流失，骨密度降低。长期饮用碳酸饮料，还可能导致身体酸性增加，为了维持酸碱平衡，身体会从骨骼中释放钙来中和酸性，这无疑又加重了骨骼的负担，进一步损害了骨骼健康。有研究表明，每天饮用碳酸饮料超过 355 毫升的女性，与不饮用碳酸饮料的女性相比，骨密度明显降低，骨折的风险增加了 30%。

第五节　慢性疾病和药物对女性骨健康的影响

随着全球人口老龄化的加剧，慢性疾病的发病率也呈现出不断上升的趋势。慢性疾病，通常定义为长期存在且进展缓慢的疾病，如高血压、

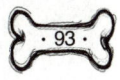

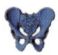

糖尿病、类风湿性关节炎等，您可曾想过，这些看似与骨骼毫无关联的慢性疾病，竟会在悄无声息中对女性的骨健康发起攻击？在我们的身体里，骨骼就像一座坚固的大厦，而慢性疾病却如同隐藏的蛀虫，逐渐侵蚀着这座大厦的根基。而这些究竟是如何影响女性骨健康的呢？让我们一起深入探寻其中的奥秘。

一、糖尿病：骨健康的"甜蜜杀手"

在现代社会，糖尿病已成为一种常见的慢性疾病，且在女性群体中的发病率不容小觑。据相关数据显示，全球糖尿病患者数量持续上升，其中女性患者占据了相当大的比例。糖尿病为何会被称为骨健康的"甜蜜杀手"呢？这背后有着复杂的生理机制。

糖尿病主要分为 1 型糖尿病和 2 型糖尿病，这两种类型对骨骼健康均有影响。一方面，高血糖是糖尿病的典型特征，它会导致葡萄糖排泄增加，因渗透性利尿致使钙排泄增加，进而可能导致骨矿物质密度降低。葡萄糖过多还会导致晚期糖基化终末产物积累，改变骨骼的材料特性。活性氧会导致骨细胞和成骨细胞功能障碍，进而导致骨转换偏低，还可能改变骨骼的几何形状和结构。另一方面，胰岛素对于骨骼的生长发育具有重要意义，胰岛素缺乏会致使成骨细胞的数目减少，活性也随之降低，影响骨的形成与转化，还会引发维生素 D 的缺乏，而维生素 D 在人体对于钙的吸收和利用过程中扮演着举足轻重的角色。

女性糖尿病患者相比于男性面临着更高的骨折风险，特别是绝经后的 2 型糖尿病女性，由于雌激素水平下降，骨吸收活动增强，再加上糖尿病本身的影响，使得她们成为骨折的高危人群。

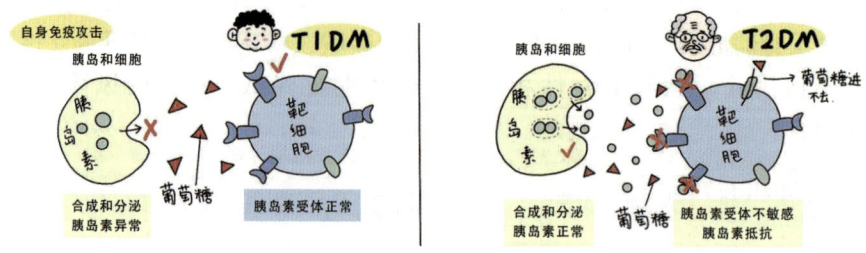

图 3.6　糖尿病的两种发病机制

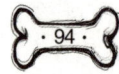

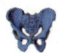

二、甲状腺疾病：内分泌紊乱下的骨隐患

甲状腺疾病也是影响女性骨健康的重要因素之一。甲状腺作为人体重要的内分泌器官，一旦出现问题，就会引发内分泌紊乱，进而对骨骼健康产生影响。甲状腺疾病主要包括甲状腺功能亢进（甲亢）和甲状腺功能减退（甲减）。当甲状腺激素分泌异常时，会导致血液中的钙离子水平发生变化，加速骨量流失，从而引发骨质疏松。以甲亢为例，甲状腺激素升高会引起骨骼的成骨细胞和破骨细胞的异常活跃，加速旧骨的吸收及新骨形成，但总体上骨吸收大于骨形成，使骨丢失严重，发生骨质疏松。如果长期甲亢未得到有效的治疗，还可伴有性腺功能的减退，性激素分泌减少，进一步加重骨质疏松的发生。

生活中，有许多女性甲状腺疾病患者在不知不觉中就出现了骨量减少的情况。比如，张女士在被诊断为甲亢后，一直没有重视骨骼健康，几年后出现了腰背疼痛、身高变矮等症状，检查发现骨密度明显降低，已经发展为骨质疏松。这警示我们，患有甲状腺疾病的女性，一定要定期关注骨健康，及时进行骨密度检查，采取相应的预防和治疗措施。

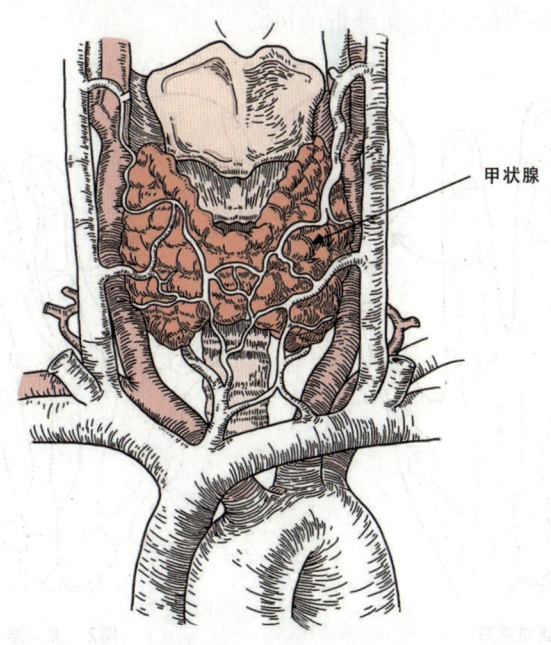

甲状腺

图 3.7　甲状腺

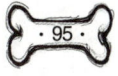

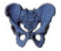

三、类风湿关节炎：关节之外的骨损害

类风湿关节炎是一种常见的自身免疫性疾病，好发于女性，尤其是20~45岁的女性。很多人认为类风湿关节炎仅仅影响关节，会导致关节疼痛、肿胀、畸形等，却不知道它对骨骼健康也有着严重的损害。类风湿关节炎患者体内的免疫系统会错误地攻击自身关节组织，同时也会引发全身性的炎症反应。这种炎症会导致骨量流失，增加骨质疏松的风险。炎症细胞释放的细胞因子，如肿瘤坏死因子-α（TNF-α）、白细胞介素-1（IL-1）等，会刺激破骨细胞的活性，促进骨吸收，同时抑制成骨细胞的功能，减少骨形成。长期的炎症还会影响关节周围的血液循环，导致骨骼营养供应不足，进一步加重骨损伤。

李女士在30岁时被诊断为类风湿关节炎，由于病情控制不佳，关节疼痛反复发作。随着时间的推移，她不仅关节功能严重受损，还出现了多处骨质疏松性骨折。这让她的生活质量急剧下降，承受了巨大的痛苦。因此，对于类风湿关节炎患者来说，除了积极治疗关节症状外，还应重视骨健康的管理，通过合理的药物治疗、补充钙剂和维生素D、适当的运动等方式，降低骨质疏松和骨折的风险。

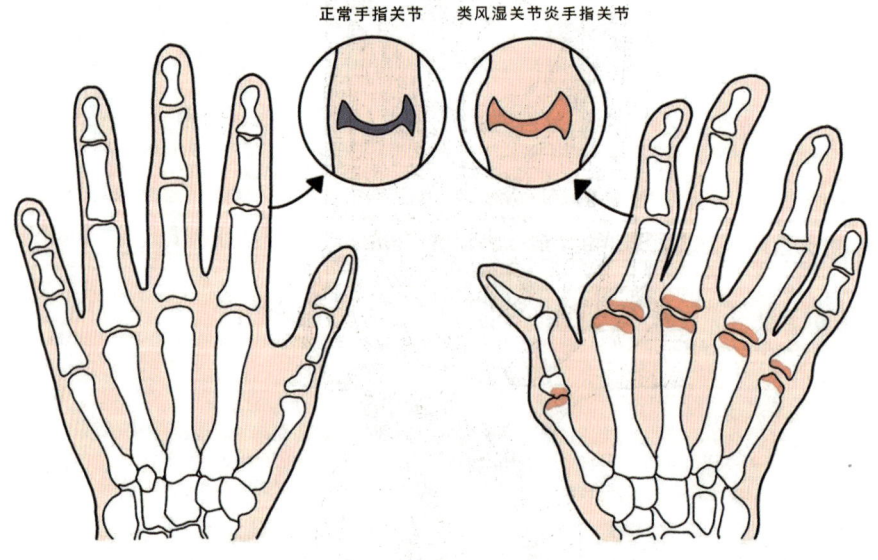

图1：正常手掌　　　　　　　　图2：类风湿关节炎手掌

图 3.8　正常手掌与类风湿性关节炎手掌

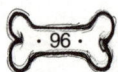

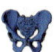

四、日常药物，竟也是骨健康的"破坏者"

在日常生活中，我们生病时会服用各种药物来治疗疾病，却很少有人会想到，这些药物在治疗疾病的同时，可能会对骨健康产生不良影响。很多女性在长期服用某些药物后，不知不觉中骨量就开始减少，骨质疏松的风险也逐渐增加。这并非危言耸听，药源性骨健康问题正日益受到医学界的关注。接下来，让我们一起探索那些常见药物对女性骨健康的潜在威胁。

（一）糖皮质激素：常见却危险的骨健康威胁

糖皮质激素是临床上应用非常广泛的一类药物，像地塞米松、泼尼松、甲泼尼龙等，都属于糖皮质激素。它们具有强大的抗炎、抗过敏和免疫抑制作用，常用于治疗类风湿关节炎、系统性红斑狼疮、哮喘等多种疾病。然而，长期使用糖皮质激素，却是导致骨质疏松的常见原因之一。据统计，长期使用糖皮质激素的患者中，有 30%～50% 会发生骨质疏松。

糖皮质激素为何会对骨健康造成如此大的威胁呢？这主要是因为它会影响体内的钙稳态，抑制小肠对钙磷的吸收，增加尿钙排泄，导致继发性甲状旁腺功能亢进和体内钙缺乏；抑制新骨的合成，影响骨再生和破坏的平衡；减少体内性激素的合成，导致骨质疏松；影响肌肉，使肌肉萎缩、疲劳，增加跌倒的可能性，从而增加骨折的发生几率。例如，赵女士因患有类风湿关节炎，长期服用泼尼松进行治疗。几年后，她经常感到腰背疼痛，去医院检查发现骨密度明显降低，已经患上了骨质疏松。

如果因为病情需要必须长期使用糖皮质激素，一定要采取措施保护骨健康。在开始治疗前，应测定骨密度，以便及时发现骨量变化；补充适量的钙剂和维生素 D，增加钙的摄入和吸收；根据病情，尽可能使用最低的治疗剂量；定期监测骨密度，以及血钙、磷等指标，必要时在医生的指导下使用抗骨质疏松药物。

（二）质子泵抑制剂：护胃药背后的骨风险

质子泵抑制剂是治疗胃及十二指肠溃疡、反流性食管炎等疾病的常用药物，常见的有奥美拉唑、埃索美拉唑、雷贝拉唑等。很多女性在出现胃部不适时，都会服用这类药物来缓解症状。然而，长期使用质子泵抑制剂，却可能增加骨质疏松性骨折的风险。

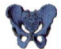

质子泵抑制剂为何会增加骨折风险呢？这主要是因为它会抑制胃酸的分泌，导致钙离子吸收减少，代偿性引起甲状旁腺功能亢进，导致破骨细胞骨吸收速度加快；同时，它还可抑制破骨细胞作用，从而抑制骨的重吸收。随着成骨细胞继续发挥作用，骨转化减少，旧骨不能被取代，骨质量退化。比如，王女士因患有胃溃疡，长期服用奥美拉唑。最近她不小心摔倒，竟然发生了髋部骨折，检查后发现她的骨密度已经明显降低，这与她长期服用质子泵抑制剂不无关系。

那么，使用质子泵抑制剂时，如何预防骨健康问题呢？首先，要严格掌握用药指征，避免不必要的长期使用；其次，在用药期间，可适当补充钙剂和维生素 D，增加户外活动，多晒太阳；对于长期使用质子泵抑制剂的患者，尤其是绝经后女性，应定期监测骨密度，必要时采取抗骨质疏松治疗。

（三）芳香化酶抑制剂：乳腺癌治疗中的骨难题

芳香化酶抑制剂是治疗绝经后乳腺癌的重要药物，如阿那曲唑、来曲唑、依美西坦等。它们通过抑制芳香化酶的活性，减少雌激素的合成，从而达到抑制肿瘤生长的目的。然而，这类药物在治疗乳腺癌的同时，也会对女性的骨密度和骨健康产生不良影响。由于雌激素对于维持女性骨健康至关重要，芳香化酶抑制剂降低雌激素水平，会加速患者的骨丢失，降低骨密度，增加骨折风险。

李女士在绝经后被诊断为乳腺癌，接受了芳香化酶抑制剂治疗。治疗一段时间后，她感觉自己的骨头变得很脆弱，容易腰酸背痛。去医院检查发现，她的骨密度已经明显降低。为了应对芳香化酶抑制剂的骨副作用，在治疗乳腺癌开始之前，需要测定基线的骨密度值；对于中度骨质减少（T 值低于或等于-2）的女性，应用双膦酸盐类或狄诺塞麦可以减少骨质流失；同时，所有女性都应注意钙和维生素 D 的补充，保持健康的生活方式，如适当运动、戒烟限酒等。

五、应对策略：守护女性骨健康

慢性疾病和药物对女性骨健康的影响不容小觑，但我们并非束手无策。通过科学的应对策略，我们能够有效守护女性的骨健康，降低骨质疏松和骨折的风险。早筛查、定期监测、综合干预，这些措施将为女性的骨骼健康保驾护航。让我们一起行动起来，从现在开始，关注骨健康，为自己的未来奠定坚实的基础。

（一）早筛查，早发现

对于患有慢性疾病，如糖尿病、甲状腺疾病、类风湿关节炎等，以及长期使用糖皮质激素、质子泵抑制剂、芳香化酶抑制剂等可能影响骨健康药物的女性，早筛查显得尤为重要。早期筛查可以帮助我们及时发现潜在的骨健康问题，采取有效的干预措施，避免病情进一步恶化。一般建议，女性在 30~40 岁时可进行一次基础骨密度检查，作为日后对比的参考。对于有慢性疾病或药物使用史的女性，应在医生的指导下，适当提前筛查时间。例如，绝经后女性如果患有糖尿病或正在使用芳香化酶抑制剂治疗乳腺癌，应在绝经后尽快进行骨密度检查。筛查方法主要包括双能 X 线吸收测定法，它是目前诊断骨质疏松症的金标准，能够准确测量骨密度；还有定量超声检测，虽然其准确性相对较低，但具有无辐射、操作简便等优点，可作为初步筛查工具。

（二）定期监测骨密度

定期监测骨密度是了解骨骼健康状况的重要手段。通过监测骨密度的变化，我们可以及时调整治疗方案和预防措施，确保骨骼健康。对于骨健康风险较低的女性，建议每 2~3 年进行一次骨密度检查；而对于患有慢性疾病或长期使用影响骨健康药物的女性，监测频率应适当增加。比如，长期使用糖皮质激素的患者，每 6~12 个月就应进行一次骨密度检查；绝经后患有甲状腺疾病的女性，每年进行一次骨密度检查较为合适。如果在监测过程中发现骨密度下降明显，应及时咨询医生，采取相应的治疗措施，如调整药物剂量、增加抗骨质疏松药物治疗等。

（三）综合干预措施

除了早筛查和定期监测外，综合干预措施对于保护女性骨健康也至关重要。在生活方式方面，要保持均衡的饮食，摄入足够的钙和维生素 D。钙是骨骼的主要组成成分，成年人每天应摄入 1000~1200 毫克的钙，可通过食用牛奶、豆制品、绿叶蔬菜等富含钙的食物来满足需求；维生素 D 有助于钙的吸收，可通过晒太阳或补充维生素 D 制剂来获取。同时，适量的运动也不可或缺，如散步、慢跑、瑜伽等，每周至少进行 150 分钟的中等强度运动，有助于增强骨骼强度，提高肌肉力量，减少跌倒风险。

在药物治疗方面，对于已经出现骨量减少或骨质疏松的女性，应在医生的指导下，合理使用抗骨质疏松药物。常见的抗骨质疏松药物包括双膦酸盐类，如阿仑膦酸钠、唑来膦酸钠等，它们可以抑制破骨细胞的活性，减少骨吸收；还有降钙素类，如鲑鱼降钙素，能缓解骨痛，降低

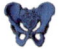

骨折风险；以及甲状旁腺激素类似物，如特立帕肽，可促进骨形成。需要注意的是，药物治疗应严格遵循医嘱，不可自行增减剂量或停药，以免影响治疗效果或出现不良反应。

总之，慢性疾病和药物对女性骨健康的影响是多方面的，但只要我们提高认识，采取科学有效的应对策略，就能够最大程度地保护女性的骨健康，让每一位女性都能拥有健康的骨骼，享受美好的生活。

第六节　妇科疾病对骨健康的影响

生活中常见的妇科疾病，如多囊卵巢综合征、子宫内膜异位症等，不仅会影响生育、带来身体不适，它们还可能在不知不觉中对咱们的骨骼健康"动手动脚"。女性的骨骼健康，除了受日常饮食、运动习惯影响，还和雌激素水平紧密相连。雌激素就像是骨骼的守护者，它能促进成骨细胞的活动，让钙盐乖乖沉积在骨骼上，维持骨骼的强度与密度。一旦妇科方面出了问题，雌激素水平失衡，那骨骼健康就可能亮起红灯。这两者究竟是怎么相互影响的呢？下面就来详细说一说。

一、卵巢早衰与骨质疏松

（一）卵巢早衰是什么

卵巢早衰（POF），简单来说，就是卵巢在不该"退休"的年纪提前"下岗"了。正常情况下，女性的卵巢会持续工作到 40 岁之后，才慢慢进入绝经状态。可如果在 40 岁之前，卵巢就停止了正常功能，出现了闭经的情况，同时伴随着雌激素水平降低、促性腺激素水平升高，那就是卵巢早衰了。这就好比一辆还比较新的汽车，发动机却突然出了严重故障，无法正常运行。

卵巢早衰的发生，就像是给女性的身体投下了一颗健康炸弹。它不仅会影响女性的生育能力，让许多女性的妈妈梦变得遥不可及，还会导致一系列身体和心理的变化。雌激素水平的下降，会引发潮热多汗、面部潮红、性欲低下等症状，让女性的生活质量大打折扣，仿佛提前进入了更年期。

（二）为何引发骨质疏松

雌激素在维持骨骼健康方面，可是有着举足轻重的地位，堪称骨骼的"守护天使"。它就像一个勤劳的协调员，在身体里默默发挥着多种作

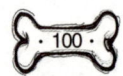

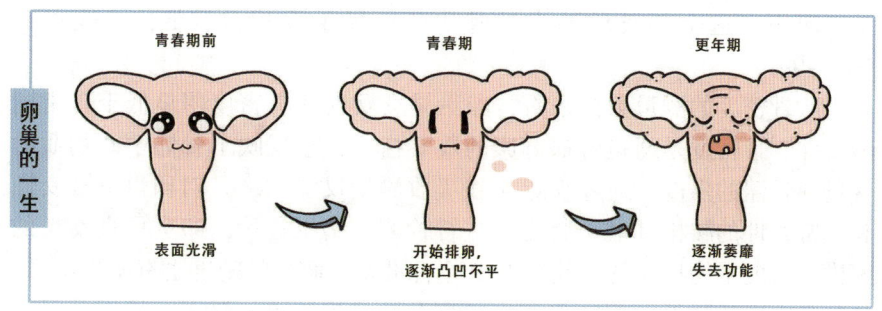

图 3.9　卵巢的一生

用，以保持骨骼的强壮和健康。

雌激素能够增加肠道对钙的吸收，就像给骨骼的钙库不断补充物资。钙是骨骼的重要组成部分，充足的钙摄入对于维持骨密度至关重要。雌激素就像一把钥匙，打开了肠道吸收钙的通道，让更多的钙进入身体，为骨骼的生长和修复提供充足的原料。同时，雌激素还能调节成骨细胞和破骨细胞的活性。成骨细胞负责建造新的骨骼，而破骨细胞则负责分解和吸收旧的骨骼，它们就像建筑工人和拆迁工人，共同维持着骨骼的新陈代谢平衡。雌激素能够促进成骨细胞的活性，让它们更积极地工作，建造更多的新骨骼；同时，它还能抑制破骨细胞的活性，减少旧骨骼的过度分解。这样一来，骨骼的形成和吸收就处于一个相对稳定的状态，骨密度得以维持。

然而，当卵巢早衰发生时，雌激素水平就像坐滑梯一样急剧下降。这时候，肠道对钙的吸收能力也跟着下降，使"钙库"的补充减少了。同时，成骨细胞的活性受到抑制，新骨骼的建造速度放缓；而破骨细胞的活性却不受控制地增强，旧骨骼被过度分解和吸收。就好比一个城市里，建筑工人罢工了，拆迁工人却疯狂工作，结果城市的建筑越来越少，变得千疮百孔。在骨骼中，这种失衡会导致骨量不断丢失，骨质逐渐变得疏松，就像被蛀空的树干，失去了原有的强度和韧性，骨质疏松症也就随之而来。

大量的医学研究和临床数据都为卵巢早衰与骨质疏松之间的紧密联系提供了有力的证据。有研究表明，卵巢早衰女性中，骨质疏松症的发生率明显高于正常女性。在一项针对卵巢早衰患者的长期随访研究中发现，约有 30%~50% 的卵巢早衰女性在确诊后的 5~10 年内，会出现不同程度的骨质疏松。这一数据与正常同龄女性相比，有着显著的差异。正

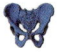

常情况下，这个年龄段的女性骨质疏松发生率相对较低，可能仅在5%~10%。

从骨密度的测量数据来看，卵巢早衰女性的骨密度明显低于正常同龄女性。骨密度是衡量骨骼健康的重要指标，它反映了骨骼中矿物质的含量和骨骼的强度。通过双能 X 线吸收测量仪（DXA）对卵巢早衰女性和正常女性的腰椎和髋部骨密度进行检测，结果显示，卵巢早衰女性的腰椎骨密度平均比正常女性低 1~2 个标准差，髋部骨密度也有明显降低。这种骨密度的降低，意味着卵巢早衰女性的骨骼更加脆弱，骨折的风险大大增加。

曾经有一位年轻的女性，在 30 岁的时候就出现了月经不规律的症状。一开始，她并没有太在意，以为只是工作压力大、生活不规律导致的。然而，随着时间的推移，月经越来越少，甚至几个月都不来一次。同时，她还经常感到潮热、盗汗，情绪也变得越来越不稳定。直到有一天，她在搬重物的时候，突然感到腰部一阵剧痛，无法动弹。家人急忙将她送到医院，经过检查，发现她竟然是腰椎骨折了。对于一个年轻力壮的女性来说，仅仅是搬重物就导致骨折，这显然不太正常。医生进一步为她进行了详细的检查，包括激素水平检测和骨密度检查，最终确诊她为卵巢早衰导致的骨质疏松症。

她得知这个结果后，感到非常震惊和无助。她怎么也没想到，自己年纪轻轻，身体却出现了这么严重的问题。在医生的耐心解释下，她才明白，原来卵巢早衰会导致雌激素水平下降，进而影响骨骼健康，引发骨质疏松。而自己之前出现的月经不规律、潮热等症状，都是卵巢早衰的信号，只是自己没有重视。从那以后，她开始积极配合医生的治疗，通过补充雌激素、钙剂和维生素 D，以及进行适当的运动，来改善自己的骨健康状况。经过一段时间的努力，她的骨密度逐渐提高，身体状况也慢慢好转。

二、宫颈癌与骨健康危机

（一）宫颈癌早期与骨健康

宫颈癌作为女性生殖系统中较为常见的恶性肿瘤，在早期阶段，通常不会直接对骨健康产生明显的影响。此时，肿瘤局限于宫颈部位，就像一颗刚刚种下的小种子，还没有能力向外扩张，对身体其他部位，尤其是骨骼的影响微乎其微。患者可能仅会出现一些诸如阴道不规则出血、

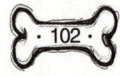

白带异常等症状，而这些症状与骨健康似乎没有直接关联。在这个时期，骨骼依然能够正常地履行它的职责，为身体提供稳定的支撑，保障身体的正常活动。

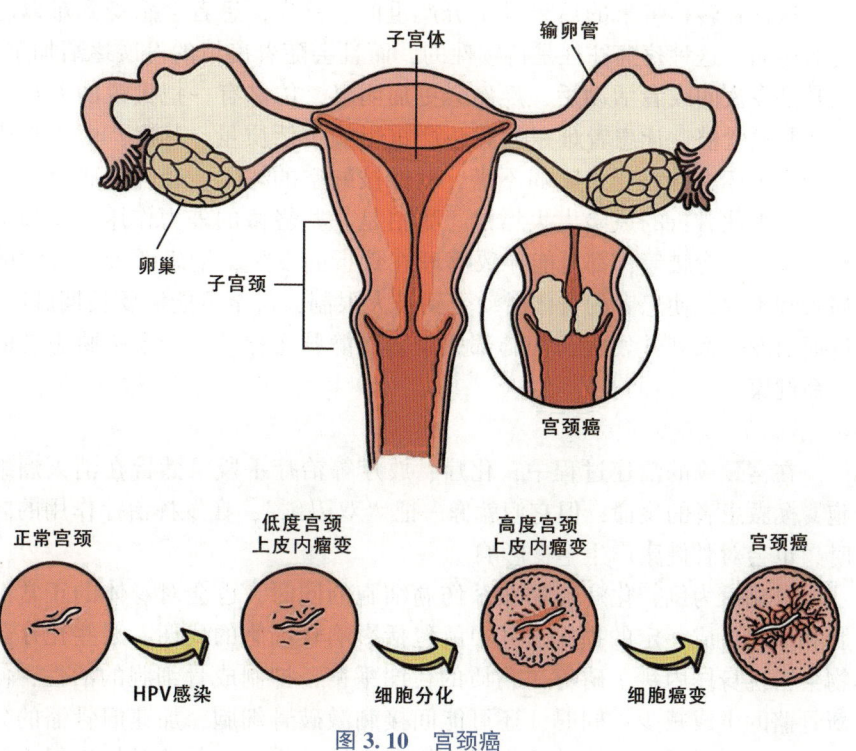

图 3.10　宫颈癌

（二）骨转移的威胁

然而，当宫颈癌发展到晚期，情况就变得严峻起来。癌细胞就像一群失控的侵略者，开始突破宫颈的局限，向身体其他部位扩散，其中骨转移就是一个严重的后果。

宫颈癌晚期发生骨转移的机制较为复杂，主要通过血行转移的途径。癌细胞会进入血液循环系统，随着血液的流动，漂泊到骨骼的各个部位，尤其是骨盆、腰椎、胸椎、肋骨等部位，这些地方血液供应丰富，就像繁华的大城市，为癌细胞的生长提供了充足的养分和适宜的环境，所以癌细胞更容易在这些地方扎根落户。

一旦癌细胞转移到骨骼，就会对骨质造成严重的破坏。它们会刺激破骨细胞的活性，让破骨细胞疯狂地分解和吸收骨骼组织，就像一群疯

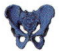

狂的拆迁队，不断地拆除骨骼这座大厦，导致骨质逐渐被侵蚀，骨密度急剧下降。同时，癌细胞自身也会在骨骼中不断增殖，形成一个个肿瘤病灶，进一步破坏骨骼的结构和功能。

这种骨转移带来的后果是十分严重的。首先，患者会感受到难以忍受的疼痛，这种疼痛往往是持续性的，而且会随着病情的发展逐渐加重，尤其是在夜间或者活动后，疼痛会更加明显，仿佛有一把尖锐的刀在不断地刺痛骨骼，让患者难以入睡，严重影响生活质量。其次，由于骨质被严重破坏，骨骼变得脆弱不堪，就像被蛀空的树干，轻轻一碰就可能折断，因此骨折的风险大大增加。哪怕是一些轻微的外力作用，比如咳嗽、翻身、弯腰等，都可能导致病理性骨折的发生，给患者带来极大的痛苦和不便，使患者的身体活动受到极大限制，甚至可能需要长期卧床，进而引发一系列并发症，如肺部感染、深静脉血栓等，严重威胁患者的生命健康。

（三）治疗相关影响

在宫颈癌的治疗过程中，化疗、放疗等治疗手段虽然旨在消灭癌细胞，拯救患者的生命，但它们就像一把"双刃剑"，在发挥治疗作用的同时，也会对骨健康产生不良影响。

以化疗为例，化疗药物在杀伤癌细胞的同时，也会对身体的正常细胞和组织造成一定的损害，其中就包括影响骨细胞的代谢。某些化疗药物会干扰身体内钙、磷等矿物质的代谢平衡，抑制成骨细胞的活性，使新骨骼的生成减少；同时，还可能间接刺激破骨细胞，加速旧骨骼的分解，导致骨量丢失，使骨质变得疏松。这种骨质疏松的情况如果得不到及时的干预和治疗，随着时间的推移，会逐渐加重，增加患者骨折的风险。

放疗也可能对骨健康产生负面影响。当放疗的照射区域涉及骨盆、脊柱等骨骼部位时，放射线在杀死癌细胞的同时，也会对骨骼组织造成一定的损伤，破坏骨骼的细胞结构和生理功能，影响骨骼的正常代谢和修复能力，从而导致局部骨质密度下降，增加骨折的可能性。

曾经有一位50岁的王女士，被确诊为宫颈癌。在发现病情时，已经处于中晚期。经过一系列的化疗和放疗后，病情暂时得到了控制。然而，一段时间后，王女士开始感到腰部和骨盆部位隐隐作痛，一开始她以为是治疗后的正常反应，没有太在意。但随着时间的推移，疼痛越来越剧烈，甚至连走路都变得困难。

家人急忙带她到医院进行检查，经过一系列的影像学检查，包括X线、CT和骨扫描，结果显示，癌细胞已经转移到了腰椎和骨盆的骨骼上，并且由于骨转移导致了严重的骨质疏松，部分骨骼已经出现了微小的骨折。医生告诉王女士，她的骨健康状况已经非常糟糕，需要立即采取措施进行治疗，否则骨折的风险会进一步增加，甚至可能导致瘫痪。

王女士听到这个消息后，感到无比的绝望和懊悔。她后悔自己没有在早期发现宫颈癌，也后悔在治疗过程中没有重视骨健康的保护。从那以后，王女士开始积极配合医生进行针对骨转移和骨质疏松的治疗，包括使用抗骨转移药物、补充钙剂和维生素D、进行物理治疗等。虽然治疗过程充满了艰辛，但为了能够重新站起来，过上正常的生活，王女士始终没有放弃。

三、妇科炎症与骨骼的"微妙联系"

（一）炎症如何"波及"骨骼

在女性的身体里，盆腔就像是一个小社会，里面住着许多重要的生殖器官，如子宫、卵巢、输卵管等。当盆腔炎（PID）这个不速之客来临，就会打破这个小社会的平静。盆腔炎是一种常见的妇科炎症，主要是指女性盆腔生殖器官及其周围的结缔组织、盆腔腹膜发生的炎症。盆腔炎多由下生殖道感染（如阴道炎、宫颈炎）上行蔓延所致，也可因宫腔操作（如人流、上节育环）、经期卫生不良等直接引发。

一旦盆腔发生炎症，炎症刺激就如同点燃了一串鞭炮。盆腔内的组织会出现充血、水肿，就像被吹胀的气球。这些炎症物质会刺激盆腔内的神经，尤其是与腰椎相连的神经。因为盆腔和腰椎在解剖结构上紧密相邻，神经分布相互交织，所以炎症的刺激很容易通过神经传导，波及腰椎部位。就好比邻居家着火了，火势很容易蔓延到自己家。

炎症还可能通过上行感染的方式影响骨骼。当炎症没有得到及时有效的控制，细菌等病原体就会顺着生殖道向上蔓延，到达盆腔的骨骼，如骶骨、耻骨等，直接对骨骼组织发起"攻击"，引发局部的炎症反应，破坏骨骼的正常结构和功能。

（二）妇科炎症对骨骼危害的具体表现有哪些

当妇科炎症影响到骨骼时，女性朋友们首先感受到的就是疼痛。这种疼痛通常出现在腰骶部，就像有一块大石头压在那里，让人感到沉重

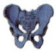

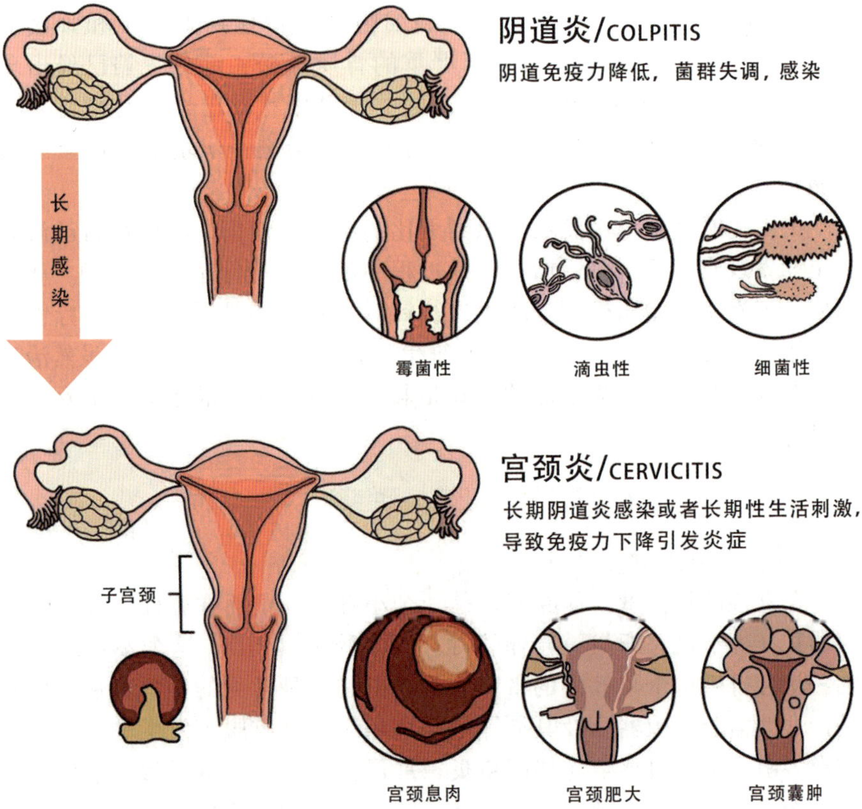

阴道炎/COLPITIS

阴道免疫力降低，菌群失调，感染

长期感染

霉菌性　　　　滴虫性　　　　细菌性

宫颈炎/CERVICITIS

长期阴道炎感染或者长期性生活刺激，导致免疫力下降引发炎症

子宫颈

宫颈息肉　　　宫颈肥大　　　宫颈囊肿

图 3.11　常见妇科炎症

和酸痛。疼痛的程度因人而异，有的女性可能只是偶尔感到轻微的不适，而有的女性则可能会被疼痛折磨得坐立不安，甚至在晚上睡觉的时候也会被疼醒。这种疼痛不仅会影响女性的日常生活，比如走路、弯腰、久坐等日常行为，都会加重疼痛，让女性无法正常工作和学习，还会对心理造成一定的压力，导致焦虑、烦躁等不良情绪的产生。

　　除了疼痛，炎症还可能导致骨骼周围的肌肉紧张，进一步限制身体的活动。比如，有些女性在患上盆腔炎后，会发现自己的腰部活动变得不灵活，转身、弯腰都变得困难重重，就像身体被上了枷锁一样。长期的活动受限还可能导致肌肉萎缩，进一步削弱身体的力量和稳定性，形成一个恶性循环。

　　根据相关的医学研究数据显示，在患有盆腔炎的女性中，约有 60%~

80%的人会出现不同程度的腰骶部疼痛等骨骼相关症状。这一比例相当高，说明妇科炎症对骨骼的影响是较为普遍的。在一项针对1000名盆腔炎患者的调查中，有700名患者表示在患病期间出现了腰骶部疼痛，其中有200名患者的疼痛症状较为严重，已经对日常生活造成了明显的干扰。这些数据都充分表明，妇科炎症与骨骼健康之间存在着密切的联系，不容忽视。

四、其他妇科疾病的潜在影响

（一）子宫内膜异位症

子宫内膜异位症（EMs）就像是子宫内膜这个调皮鬼不安分地跑到了子宫腔以外的地方安营扎寨，比如卵巢、盆腔腹膜、子宫骶骨韧带等部位。这些异位的内膜组织，就像一群不受控制的捣乱分子，随着月经周期的变化，也会发生周期性的出血。

然而，这些出血却无法像正常月经那样排出体外，只能在局部积聚。

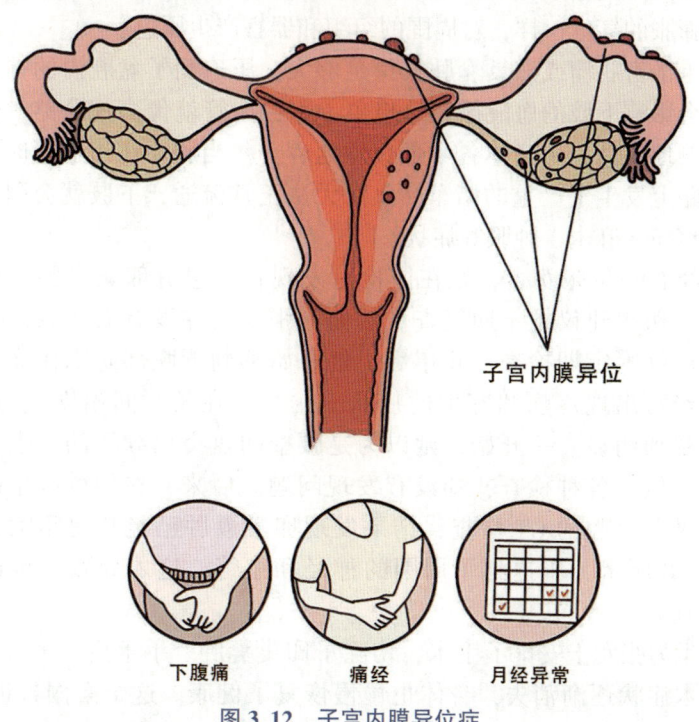

子宫内膜异位

下腹痛　　　痛经　　　月经异常

图3.12　子宫内膜异位症

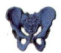

这就好比一个房间里不停地漏水，却没有排水的管道，水越积越多，就会引发一系列问题。积聚的血液会刺激周围的组织，引发炎症反应，就像伤口感染一样，周围的组织会出现红肿、疼痛。而且，这些异位的内膜组织还会分泌一些化学物质，进一步刺激神经末梢，导致疼痛加剧。

这种疼痛往往是盆腔疼痛的主要原因，而且疼痛的程度和特点因人而异。有些女性可能只是在月经期间感到轻微的疼痛，而有些女性则可能会经历剧烈的疼痛，甚至影响到日常生活和工作。疼痛的部位也不固定，可能是下腹部、腰骶部，也可能会放射到会阴、肛门、大腿等部位。除了疼痛，子宫内膜异位症还可能导致不孕、月经不调等问题，严重影响女性的身心健康和生活质量。

（二）子宫肌瘤、卵巢囊肿等

子宫肌瘤和卵巢囊肿是女性生殖系统中常见的良性肿瘤。一般情况下，较小的子宫肌瘤和卵巢囊肿可能不会对身体产生明显的影响，就像身体里的"小透明"，悄无声息地存在着。然而，当这些肿瘤逐渐增大，就会像膨胀的气球一样，对周围的组织和器官产生压迫。

如果子宫肌瘤或卵巢囊肿长得足够大，压迫到了盆腔内的神经和血管，就会影响下肢的血液循环。想象一下，血管就像高速公路，血液在里面顺畅地流动，为身体各个部位输送养分。当肿瘤压迫血管时，就像高速公路上发生了严重的堵车，血液无法正常流通，下肢就会因为缺血而出现疼痛、麻木、肿胀等症状。

曾经有一位张女士，她在体检时发现自己患有卵巢囊肿。由于囊肿较小，医生建议她定期复查。然而，张女士并没有太在意，没有按照医生的嘱咐定期检查。几年后，她开始感到下腹部隐隐作痛，而且左腿也经常出现疼痛和麻木的症状，尤其是在长时间站立或行走后，症状会更加明显。一开始，她以为是腰椎间盘突出导致的，去骨科看了医生，做了各种检查，却没有发现问题。后来，在妇科医生的建议下，她做了盆腔的 CT 检查，结果发现卵巢囊肿已经长得很大，直径超过了 10 厘米，压迫到了周围的神经和血管，这才导致了她的腿疼和麻木症状。

医生为张女士安排了手术，切除了卵巢囊肿。手术后，张女士的腿疼和麻木症状逐渐消失，身体也慢慢恢复了健康。这个案例告诉我们，即使是良性的妇科肿瘤，也不能掉以轻心，如果发现肿瘤有增大的趋势，

或者出现了身体不适的症状，一定要及时就医，采取相应的治疗措施，以免对身体造成更大的伤害。

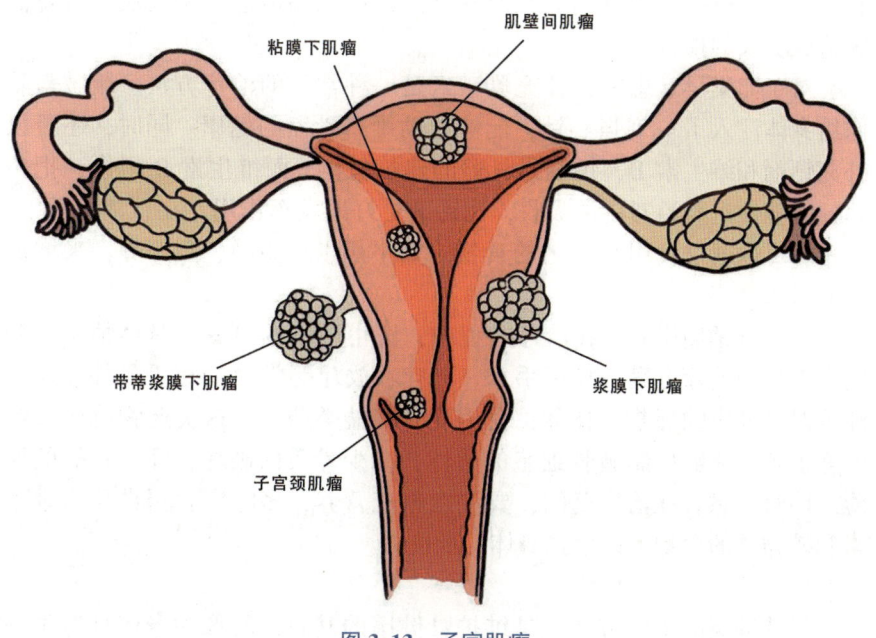

粘膜下肌瘤

肌壁间肌瘤

带蒂浆膜下肌瘤

浆膜下肌瘤

子宫颈肌瘤

图 3.13　子宫肌瘤

五、如何应对与预防

（一）定期体检

定期进行妇科检查，就像给身体安排一场全面安检，是早期发现妇科疾病的关键。一般建议，有性生活的女性每年至少进行一次全面的妇科检查，包括妇科常规检查、宫颈涂片检查、HPV 检测、B 超检查等。这些检查能够及时发现宫颈病变、子宫肌瘤、卵巢囊肿等妇科疾病的蛛丝马迹，为早期治疗争取宝贵的时间。

骨密度检测也是不可或缺的，它能让我们清晰地了解骨骼的健康状况。尤其是对于绝经后的女性、有骨质疏松家族史的女性，以及长期服用某些可能影响骨健康药物的女性，定期进行骨密度检测更是至关重要。通过检测，我们可以及时发现骨量的变化，采取相应的措施进行干预，防止骨质疏松的进一步发展。比如，绝经后的女性可以每隔 1~2 年进行一次骨密度检测，以便及时发现问题并调整治疗方案。

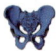

（二）积极治疗妇科疾病

一旦确诊患有妇科疾病，就像发现了身体里的敌人，必须及时采取有效的治疗措施，将其消灭在萌芽状态，避免病情进一步发展，对骨健康造成更大的损害。

对于卵巢早衰患者，补充雌激素是一种常见的治疗方法。雌激素就像给身体注入了一剂强心针，能够帮助维持骨骼的健康。同时，还可以补充钙剂和维生素 D，钙剂是骨骼的建筑材料，而维生素 D 则像一把钥匙，能够促进肠道对钙的吸收，让钙剂更好地发挥作用。在日常生活中，患者还可以通过食用富含钙的食物，如牛奶、豆制品、鱼虾等，来增加钙的摄入。

对于宫颈癌患者，在治疗过程中，医生会根据患者的具体情况，制定个性化的治疗方案。除了手术、化疗、放疗等常规治疗手段外，还会注重对骨健康的保护。比如，使用双膦酸盐类药物，这类药物就像骨骼的守护者，能够抑制破骨细胞的活性，减少骨质的破坏，降低骨折的风险。同时，患者在治疗期间，要注意补充营养，多吃富含蛋白质、维生素和矿物质的食物，以增强身体的抵抗力。

（三）生活方式干预

保持健康的生活方式，是维护骨健康的基石，就像为身体打造了一道坚固的防线。

均衡饮食是关键，要确保摄入足够的钙、维生素 D、蛋白质等营养素。钙是骨骼的主要成分，多吃富含钙的食物，如牛奶、酸奶、奶酪、豆制品、绿叶蔬菜等，能够为骨骼提供充足的建筑材料。维生素 D 则有助于促进钙的吸收和利用，我们可以通过晒太阳、食用富含维生素 D 的食物，如鱼肝油、蛋黄、鱼类等，来满足身体对维生素 D 的需求。蛋白质也是骨骼健康不可或缺的营养素，它能够帮助维持骨骼的结构和强度，瘦肉、鱼类、蛋类、豆类等都是优质蛋白质的良好来源。

适量运动也非常重要，它就像给骨骼做按摩，能够刺激骨骼生长，增加骨密度。可以选择适合自己的运动方式，如散步、慢跑、游泳、瑜伽、太极拳等。运动时要注意循序渐进，避免过度运动造成损伤。一般建议每周进行至少 150 分钟的中等强度有氧运动，如快走，速度一般在每分钟 100~120 步左右；同时，每周还可以进行 2~3 次力量训练，如使用哑铃进行简单的手臂力量练习，或者进行深蹲、平板支撑等训练，以增强肌肉力量，保护骨骼。

充足的日照同样不可忽视，阳光中的紫外线能够促进皮肤合成维生素 D。每天在户外活动 30 分钟左右，让阳光直接照射皮肤，就可以满足身体对维生素 D 的大部分需求。但要注意避免在阳光强烈的时段暴晒，以免晒伤皮肤。

第四章　女性骨健康的诊断

女性的骨健康是一个关乎生活质量和长寿的重要议题。随着女性年龄的增长，骨骼开始逐渐流失钙质，导致骨质疏松的风险增加。骨质疏松是一种使骨骼变得脆弱易碎的疾病，容易导致骨折，特别是在腕部、髋部和脊椎。因此，及早诊断和预防女性骨健康问题是至关重要的。本文将介绍一些常见的女性骨健康问题的诊断方法，以帮助女性保持骨骼健康。

第一节　骨密度检查：骨骼健康的"晴雨表"

在女性骨健康的评估体系中，骨密度检查占据着举足轻重的地位，堪称骨骼健康的"晴雨表"。随着年龄的增长，特别是绝经后，女性的骨质流失速度加快，骨质疏松的风险显著增加。而骨密度检查能够精准地捕捉到骨骼健康的变化，为早期预防和治疗提供关键依据。接下来，让我们深入了解骨密度检查的方方面面。

一、什么是骨密度检查

骨密度全称骨骼矿物质密度（BMD），它反映了骨骼的健康状况，是衡量骨骼强度和质量的关键指标。简单来说，骨密度是指单位体积骨骼组织中所含的矿物质量。骨骼作为身体的支柱，不仅为日常活动提供支撑与保护，还参与了矿物质的储存与代谢。通过专业仪器精准测定骨骼中的矿物质含量，我们就能评估骨骼的健康程度，预测骨折风险。

二、骨密度检查的原理

目前，双能 X 线吸收法（DXA）是骨密度检查的主力军，堪称诊断骨质疏松的"金标准"。它的原理就像是给身体拍了一张特殊的 X 光片。DXA 仪器会发射出两种不同能量的低剂量 X 射线，这些射线如同敏锐的探测器，穿透身体的骨骼与软组织。由于骨骼和软组织对不同能量 X 射

线的吸收程度存在差异，仪器便能依据这种差异，精准计算出骨骼的密度。在临床实践中，DXA检查通常聚焦于腰椎和髋部，这是因为它们犹如身体的承重墙，是骨折风险极高的区域。

DXA报告中的T值和Z值更是关键密码。T值反映个体骨密度与健康年轻人群平均骨密度的差异，就像是与年轻健康人群的骨密度竞赛成绩；Z值则比较的是与同年龄段人群的差异，如同和同龄人比较的排名。按照世界卫生组织（WHO）的标准，当T值≤-2.5时，就敲响了骨质疏松症的"警钟"。

三、为什么女性需要骨密度检查

女性在绝经后，身体内的雌激素水平犹如退潮般大幅下降，这使得骨质流失仿佛被按下了加速键。骨骼中的钙质等矿物质大量流失，骨密度急剧下降，骨骼变得愈发脆弱。而骨密度检查就像是一位骨骼侦探，能够敏锐地察觉到这些细微变化，在骨质疏松症还处于萌芽状态时，便发出预警。

通过骨密度检查，我们可以早期发现潜在风险，及时采取措施，如调整饮食结构，增加富含钙、维生素D的食物摄入，适度增加户外活动，在医生的专业指导下合理补充钙剂等营养补充剂，从而有效地延缓骨骼流失的速度，降低骨折的风险。

骨密度检查还为医生提供了一把精准的"标尺"，用以衡量骨质疏松的程度。医生会依据T值和Z值，精准判断骨质疏松的严重程度，为患者量身定制个性化的治疗方案。对于轻度骨量减少的患者，可能侧重于生活方式的调整和营养补充；而对于骨质疏松症较为严重的患者，除了上述措施外，还可能会根据具体情况，建议使用抗骨质疏松药物，并制定专属的运动锻炼计划。

此外，骨密度检查结果还是预测骨折风险的可靠风向标。骨密度的高低与骨折风险紧密相连，通过骨密度检查，医生能够依据专业的评估模型，预估个体在未来一段时间内发生骨折的可能性，从而提前采取一系列有针对性的措施，降低骨折发生的概率。

四、女性如何准备骨密度检查

在准备进行骨密度检查之前，向专业医生咨询是至关重要的第一步。医生会依据您的年龄、性别、家族病史以及生活习惯等诸多因素，

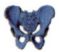

综合评估您进行骨密度检查的必要性，并告知您检查的具体流程和注意事项。

为了确保骨密度检查结果能够精准地反映骨骼的真实状况，在检查前的 24 小时内，受检者需要避免服用含有钙或铝的药物，如钙片、含铝的胃药等，同时，在检查前一天，富含钙的食物也需适量控制，如奶制品、豆制品等。

检查当天，建议您选择轻便舒适、棉质宽松的衣物，避免穿着带有金属配件的衣物，如皮带、带有金属纽扣的衬衫、金属拉链的裤子，以及各类珠宝首饰等，这些金属物品会干扰仪器发出的信号，进而影响检查结果的准确性。

五、如何解读骨密度检查结果

骨密度检查的指标主要包括 T 值和 Z 值。T 值是骨密度检查中的关键密码之一，它反映的是个体骨密度与健康年轻人群平均骨密度的差异。一般情况下，当 T 值大于-1 时，意味着骨密度处于正常范围；若 T 值在 -1 到-2.5 之间，提示骨量减少；一旦 T 值小于-2.5，则可能患上了骨质疏松症。

Z 值主要用于比较个人骨密度与同年龄段人群的差异。当 Z 值大于-2 时，说明其骨密度在同龄人中处于正常范围；若 Z 值小于或等于-2，这表明其骨密度低于同龄人，骨骼可能面临一些潜在问题，需要进一步排查原因。

六、不同年龄段女性骨密度检查建议

对于 65 岁以上的女性，由于骨质流失速度加快，骨骼变得脆弱易碎，建议每两年进行一次骨密度检查，以便及时察觉骨骼密度的变化，尽早发现潜在的问题。

处于 50~64 岁年龄段的女性，若存在早绝经、长期使用糖皮质激素药物等风险因素，应将骨密度检查纳入定期体检项目中，密切关注骨骼健康。

年轻女性若家族中有遗传性骨骼问题，或因某些疾病需要长期服用影响骨代谢的药物，应及早进行骨密度检查，在骨质流失还处于萌芽阶段时，就采取针对性的干预措施，预防骨质疏松症的发生。

第二节　血液检查：揭示骨骼健康的 "隐形密码"

在关注女性骨健康的过程中，血液检查就像是一组"隐形密码"，能够揭示骨骼健康的潜在问题。它不仅可以帮助我们评估骨骼的代谢情况，还能预测骨折的风险，为女性骨健康的诊断和治疗提供重要依据。接下来，让我们一同探索血液检查在女性骨健康中的奥秘。

一、血液检查为何对女性骨健康至关重要

女性的骨骼相较于男性，具有独特的生理特点。一般来说，女性骨骼较为纤细，骨密度相对较低。尤其是在绝经后，由于雌激素水平大幅下降，骨质流失速度加快，骨骼变得更加脆弱，患骨质疏松症的风险显著增加。

血液检查对于女性骨健康而言，就如同房屋的"安检员"。它能够在早期发现骨骼代谢的细微变化，提前察觉潜在问题。很多时候，骨质疏松在初期可能没有明显症状，等出现疼痛、骨折时，病情往往已经发展到一定程度。而通过血液检查，检测钙、磷、碱性磷酸酶、甲状旁腺激

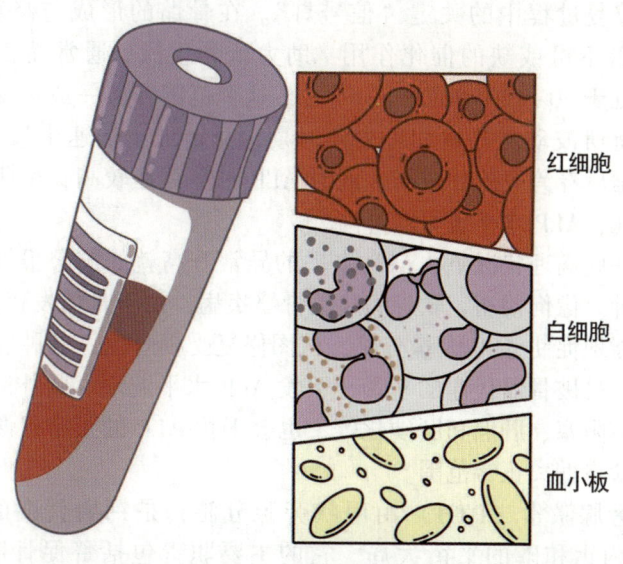

红细胞

白细胞

血小板

图 4.1　血液检查

素、骨特异性碱性磷酸酶、25-羟维生素 D 等关键指标，医生可以提前了解骨骼的健康状况，判断是否存在骨量减少、骨质疏松的风险，从而尽早采取预防措施，如调整饮食、补充钙剂和维生素 D、适当运动等，为女性骨骼健康保驾护航。

二、关键血液指标有哪些

钙与磷堪称骨骼的两大基石，对骨骼健康起着举足轻重的作用。钙不仅是骨骼和牙齿的主要构成成分，还深度参与神经传导、肌肉收缩以及血液凝固等重要生理过程。正常情况下，血钙浓度应维持在 8.5～10.5 毫克/分升，一旦钙浓度过低，身体就可能出现肌肉痉挛、心律失常等症状，长期缺钙更是骨质疏松的重要诱因。反之，钙浓度过高也可能导致肾结石、消化问题以及心血管问题。

磷作为身体中第二丰富的矿物质，与钙协同合作，共同守护骨骼和牙齿的健康。它在能量代谢和细胞膜的构建中也扮演关键角色。正常血磷浓度在 2.5～4.5 毫克/分升之间，磷浓度过低时，骨骼健康首当其冲受到影响，可能出现肌肉无力、疼痛等症状；磷浓度过高，则可能与慢性肾脏疾病相关联，也可能导致软组织钙化。

碱性磷酸酶（ALP）广泛分布于肝脏、骨骼、肠道和肾脏等组织，它是骨骼修复过程中的关键"信号灯"。在骨骼的形成与修复进程中，ALP 发挥着不可或缺的催化作用，助力新骨生成。通常而言，成人的 ALP 水平处于 30～120 单位/升。不过，这个范围并非一成不变，会因年龄和性别有所波动。儿童和青少年时期，身体处于快速生长发育阶段，骨骼如同雨后春笋般茁壮成长，此时 ALP 水平往往较高；孕期女性由于胎盘的存在，ALP 水平也可能升高。

但在一些病理状况下，ALP 水平的异常升高就如同警报拉响，为我们敲响警钟。像佝偻病、软骨病这类骨骼疾病，由于骨骼发育出现问题，身体会本能地促使 ALP 大量分泌，试图修复受损骨骼；骨肿瘤或骨质疏松症同样会打破骨骼代谢的平衡，引发 ALP 水平波动。此外，肝胆疾病如肝外胆道阻塞、肝癌和肝硬化等，也会干扰 ALP 的正常代谢，使其在血液中的含量偏离正常范围。

甲状旁腺激素（PTH）由甲状旁腺分泌，是钙磷代谢的指挥官，掌控着体内钙和磷的平衡大局。它的主要职责包括督促骨骼释放钙、增加肾脏对钙的重吸收、激活维生素 D，进而提高肠道对钙的吸收效

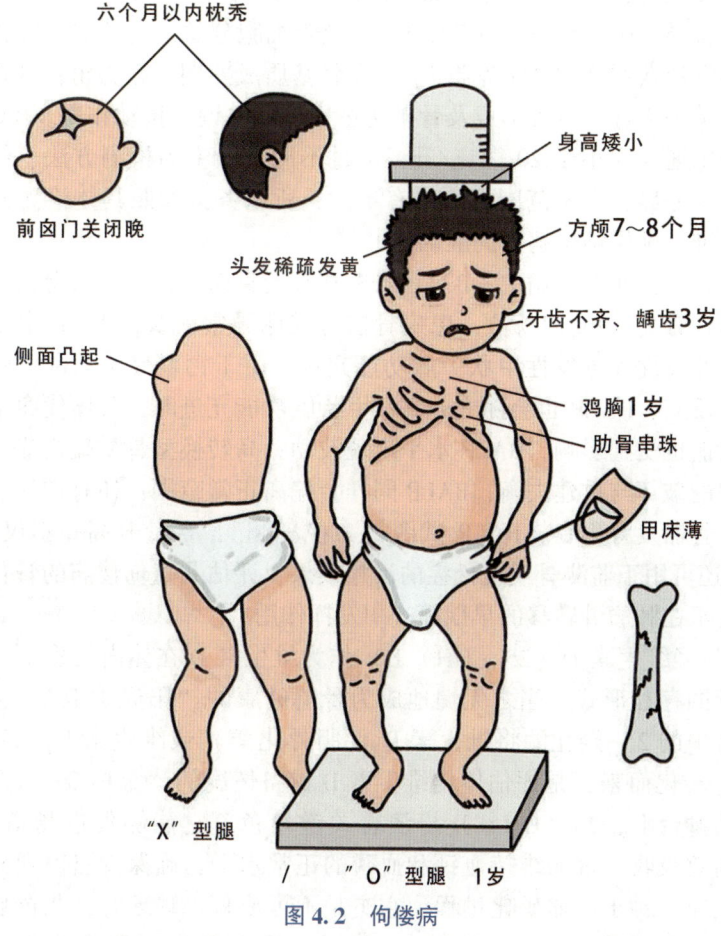

图 4.2　佝偻病

率。在正常生理状态下，PTH 的分泌与血钙浓度紧密挂钩，血钙水平一旦降低，PTH 就会迅速增加分泌量，其正常范围通常为 10～65 皮克/毫升。

　　当 PTH 水平出现异常，身体就会陷入钙磷代谢的紊乱状态。原发性甲状旁腺功能亢进症，多由甲状旁腺腺瘤引发，导致 PTH 分泌失控，大量的 PTH 促使血钙水平升高，可能引发一系列症状，如骨骼疼痛、骨折风险增加，还可能出现泌尿系统结石，通常需要手术切除腺瘤来恢复正常代谢。相反，甲状旁腺功能减退时，PTH 分泌不足，血钙水平随之下降，患者可能频繁遭受肌肉痉挛的困扰，甚至出现意识错乱等精神症状，此时需要及时补充钙剂和维生素 D，以纠正钙磷代谢紊乱。

骨特异性碱性磷酸酶（BALP）由成骨细胞分泌，是精准追踪骨骼形成与修复活跃程度的"追踪器"。它在骨基质成熟期崭露头角，是骨形成中期的关键指标，对骨形成及骨矿化进程起着关键的推动作用。BALP 的正常范围通常为小于 20 微克/升，不过不同实验室因检测方法、仪器精度等因素差异，参考范围可能略有不同，所以务必参照具体检测机构提供的标准，确保结果解读的准确性。

在多种代谢性骨病中，BALP 水平常常挺身而出，发出预警信号。例如变形性骨炎（PageT 病），患病骨骼骨代谢异常活跃，BALP 水平显著升高；原发性和继发性甲状旁腺功能亢进，由于钙磷代谢紊乱，刺激骨骼过度反应，BALP 也会随之升高；甲状腺功能亢进时，身体代谢全面提速，骨骼也受到影响，BALP 水平出现波动；高转换型骨质疏松症，意味着骨骼的破坏与重建失衡，BALP 同样会偏离正常范围；还有佝偻病和软骨病，骨骼发育不良，BALP 试图"力挽狂澜"，含量升高。不仅如此，BALP 还可用于监测骨质疏松症的治疗效果，评估儿童佝偻病的骨代谢状态，甚至在肿瘤骨转移的早期筛查中发挥作用。

25-羟维生素 D（25（OH）D）作为维生素 D 在体内最稳定、研究最广泛的存在形式，当之无愧地成为骨骼健康的"阳光护卫"。它主要由肝脏中的 25-羟化酶将维生素 D_3（胆骨化醇）或维生素 D_2（麦角骨化醇）转化而来，是评估体内维生素 D 储备情况的"金标准"。在钙磷代谢的舞台上，25（OH）D 扮演着关键角色，它能够促进肠道对钙、磷的高效吸收，进而维持血钙和血磷的正常水平，确保骨骼得到充足的营养供应。对于骨骼矿化过程，它更是不可或缺，缺乏时，儿童易患佝偻病，成人则可能患上骨软化症。此外，维生素 D 对肌肉功能也有积极影响，能够增强肌肉力量，提高身体平衡能力，有效预防跌倒和骨折。

血清 25（OH）D 水平是评估个体维生素 D 状态的最佳指标，目前常用的检测方法有酶联免疫吸附测定（ELISA）、化学发光法和高效液相色谱法（HPLC）。根据美国医学研究所的定义，25（OH）D 水平小于 20 纳克/毫升为缺乏，21~29 纳克/毫升为不足，30~100 纳克/毫升为充足。

三、如何正确进行女性骨健康血液检查

在进行女性骨健康血液检查之前，咨询医生是重中之重。医生会根

据您的个人情况，如年龄、是否绝经、既往病史、目前用药情况等，综合判断您是否需要进行血液检查，以及具体需要检测哪些项目。

大多数血液检查要求至少 8 小时的禁食，一般建议在检查前一天晚上 8 点后就不再进食，只可适量饮水。这是因为进食后，食物中的成分可能会被吸收进入血液，干扰钙、磷、血糖、血脂等诸多指标的测定结果。

一些药物可能会影响血液检查结果，比如某些钙剂、维生素 D 制剂、激素类药物等。如果您正在服用这些药物，一定要提前告知医生，医生会根据具体情况建议您是否需要停药以及停药的时长，以保证检查结果的可靠性。

当您做好准备来到医院，医护人员会先核对您的个人信息，确保无误后，选择合适的采血部位，通常是肘部静脉。采血时，您可能会感觉像被轻轻扎了一下，不必过于紧张，尽量放松身体，避免因肌肉紧绷导致采血困难。采集到的血液样本会被妥善放置在特定的试管中，然后及时送往检验科。

一般来说，常规血液检查结果当天或次日就能出来，但一些特殊项目，如涉及基因检测、复杂的骨代谢标志物检测等，可能需要数天甚至更长时间。在等待结果期间，保持平和的心态，结果出来后，一定要找专业医生进行解读。

四、血液检查结果怎么看

当您拿到血液检查报告时，面对密密麻麻的数字和指标，可能会感到一头雾水。医生会综合考虑您的年龄、性别、症状、病史等多方面因素，对各项指标进行全面分析。比如，一位绝经后的女性，出现腰背部疼痛，检查发现血钙略低、PTH 升高、BALP 升高，结合她的年龄和症状，医生可能会高度怀疑骨质疏松症，进一步建议骨密度检查以确诊，并制定相应的治疗方案。

如果您对结果有任何疑问，一定要及时与医生沟通。要知道，单一指标的异常并不一定意味着确诊某种疾病，指标之间相互关联、相互影响，医生需要结合整体情况进行"诊断拼图"。所以，不要自行"百度看病"，以免徒增焦虑，相信专业医生的判断，他们会帮助您准确了解骨骼健康状况。

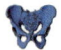

第三节　临床症状评估：身体发出的
骨健康"警报"

　　除了专业的骨密度检查和血液检查外，临床症状评估也是了解女性骨健康状况的重要途径。身体就像一个精密的仪器，当骨骼出现问题时，会通过各种症状向我们发出警报。通过对这些症状的仔细观察和评估，我们能够及时发现潜在的骨健康问题，为早期诊断和治疗提供有力依据。接下来，让我们一起深入了解临床症状评估在女性骨健康诊断中的关键作用。

一、骨疼痛评估

　　骨疼痛是骨骼问题最常见的症状之一，它常常出现在一些特定的部位，如脊柱、髋关节、膝关节等。这些部位都是身体的承重关节，一旦出现疼痛，往往提示着骨骼健康可能出现了问题。比如，很多老年人常受骨质疏松性骨折的困扰，常见于胸腰椎、髋部、桡骨远端这些地方。如果感觉这些部位持续疼痛、不适，尤其是在活动或者承重后加剧，一定要及时就医，进一步排查骨骼问题。

　　骨疼痛的性质也能为我们提供重要的诊断线索。一般来说，骨疼痛大多表现为钝痛或持续性疼痛，这与间歇性的胀痛有着明显的区别。肿瘤性骨转移引发的疼痛，常常是持续性的，而且痛感比较强烈，夜晚还可能加重，严重影响睡眠；而骨质疏松引起的疼痛，大多和活动相关，比如久坐、久站后突然起身，腰背部会出现疼痛，活动一会儿可能有所缓解。所以，当察觉到骨疼痛时，仔细分辨疼痛性质，就诊时准确告知医生，能帮助医生更快更准地找出病因。

　　为了准确评估骨疼痛程度，临床上常用视觉模拟评分量表（VAS）或数字评定量表（NRS）。VAS 就像一把疼痛标尺，是一条直线，一端标着"不痛"，另一端是"最痛"，根据自己的感受在这条线上做个标记，医生测量标记处到"不痛"端的距离，得出的数值就是疼痛程度评分；NRS 则更简单直接，从 0 至 10 这些数字里挑一个，代表当下的疼痛程度，0 代表无痛，10 代表疼得难以忍受的最剧烈疼痛。通过这些方法，能把主观的疼痛感受转化为客观的数据，方便医生精准判断病情，制定合适的治疗方案。

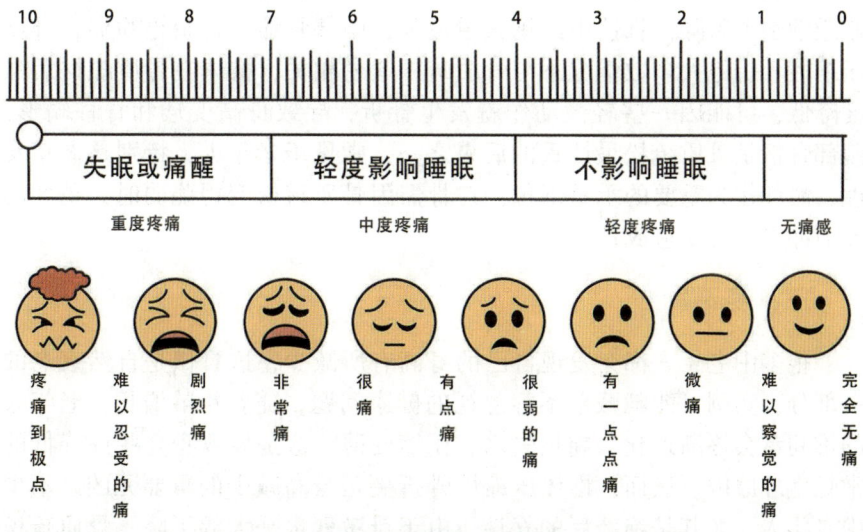

图 4.3　视觉模拟评分量表

二、骨折

骨折是一种较为严重的骨骼问题，其常见原因包括直接暴力、间接暴力、疲劳性骨折和病理性骨折。直接暴力是指身体受到猛烈撞击，如遭遇交通事故，骨骼在瞬间承受巨大外力而直接断裂；间接暴力则是力量通过传导导致骨骼薄弱部位骨折，比如运动时不小心滑倒，手掌撑地，力量通过手臂传导，可能造成桡骨远端骨折。长期反复轻微损伤会引发疲劳性骨折，像长跑运动员经年累月高强度训练，脚部骨骼反复受力，容易出现疲劳骨折；而病理性骨折是由于本身患有骨质疏松、骨肿瘤等疾病，骨骼强度大打折扣，日常活动中哪怕只是轻轻扭一下、咳嗽几声，都可能引发骨折。

对于女性来说，绝经后由于雌激素水平大幅下降，骨质流失加速，骨骼变得脆弱，腕部、脊椎、髋部这些部位尤其容易骨折。很多绝经后的女性不经意间摔倒，用手撑地，就可能导致桡骨远端骨折；脊椎压缩性骨折也很常见，可能只是弯腰搬个重物，椎体就不堪重负发生骨折，不仅疼得厉害，还可能让身高变矮、脊柱变形；髋部骨折更是"伤筋动骨"，一旦发生，恢复起来慢，还容易引发各种并发症，严重影响生活质

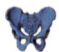

量。不同部位的骨折往往反映了不同的骨骼问题。腕部骨折可能是骨质疏松的表现，中老年女性，尤其是绝经后出现腕部骨折，很可能是因为雌激素水平骤降，骨骼中的钙大量流失，腕部骨骼变得疏松脆弱；脊椎压缩性骨折绝大多数情况下与骨质疏松紧密相关，椎体在骨质疏松后强度降低，可能因一些轻微动作就发生骨折，导致身高变矮和脊柱畸形；髋部骨折是骨质疏松最严重的后果之一，常见于老年人，特别是老年女性，髋部作为重要的承重部位，在骨骼因骨质疏松变得脆弱时，稍大的外力冲击就容易造成骨折。

三、身高减少

很多中老年人都会发现自己的身高有所减少，这看似是自然衰老的一部分，实则可能隐藏着不容忽视的健康问题。随着年龄增长，老年人的椎间盘会逐渐退化，髓核失水、压缩变薄，这是导致身高些许降低的常见生理原因。然而，椎体压缩性骨折更是身高减少的重要元凶。不少中老年人，尤其是绝经后的女性，由于雌激素水平大幅下降，骨质疏松问题加剧，骨骼强度大打折扣，椎体在不经意间，如弯腰、咳嗽、轻微碰撞，甚至日常活动中，就可能发生压缩性骨折。一旦椎体骨折，身高自然就会变矮，还常常伴随着剧烈疼痛、脊柱畸形，如驼背越来越严重，活动也受限，生活质量明显下降。

通过身高变化评估骨健康，可以关注以下关键指标。如果身高减少超过 3 厘米，很可能与椎体骨折有关，即使没有明显疼痛，也不能掉以轻心，最好尽快去医院，通过 X 光、骨密度等检查，查看椎体是否出现问题。还要留意脊柱形态，让老人站直、坐正，从侧面观察脊柱是否有异常的前凸或侧弯。正常的脊柱从侧面看有自然的生理弯曲，但如果出现过度的弯曲变形，很可能是椎体骨折、骨质疏松导致脊柱力学结构改变，进而影响身高和身体平衡。另外，关注身体平衡能力的改变也很重要。姿势异常往往是身体发出的预警信号，比如走路不稳、容易往一侧偏，站立时需要频繁调整重心，这些都可能暗示脊柱或下肢骨骼有问题，增加了摔倒和骨折的风险。

四、运动功能障碍

运动功能障碍是指由于骨骼、肌肉或神经系统出现问题，导致在进行自主运动时，动作执行不顺畅，表现为走路不稳、手脚无力、动作不

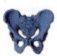

协调、不灵活，甚至关节活动范围受限等。它与骨骼健康紧密相连。一方面，骨骼本身的问题，如骨折，在愈合过程中，由于长时间固定，周围的肌肉会萎缩，关节也会变得僵硬，直接影响肢体的运动功能；骨质疏松会使骨骼变得脆弱，承重能力下降，身体为了避免受伤，会不自觉地调整运动模式，久而久之，正常的运动功能也会受到干扰。另一方面，运动功能障碍反过来也会对骨骼健康产生负面影响。活动受限会让骨骼缺少应有的力学刺激，骨质流失加快，进一步加重骨骼问题，形成一个恶性循环。

评估运动功能障碍主要从行走困难和活动范围受限两方面入手。在行走困难的评估中，观察走路时的状态，如步伐大小是否均匀、节奏稳不稳定、有没有拖地或者跛行的现象；测量行走速度，在平坦的地面上，以正常的步幅行走一定距离，如6米，看看耗时多久，与同龄人正常速度对比，就能初步判断行走能力有无异常。步态分析也很关键，留意走路时身体重心的转移是否流畅，膝盖、髋关节的屈伸动作是否协调，这些细节能反映出骨骼、肌肉以及神经系统在运动中的协同情况。

在活动范围受限的评估中，需要用到专业工具，如量角器，测量各个关节的活动度，如肩关节能前屈、后伸、外展到什么程度，膝关节的屈伸角度是否正常。同时，肌肉力量测试也必不可少，通过做一些对抗阻力的动作，如手臂弯曲时，医生施加一定阻力，感受肌肉收缩的力量，判断肌肉力量有没有减退。综合这些方面的评估结果，就能全面了解运动功能障碍的程度，从而制定个性化的治疗方案，帮助恢复良好的运动能力。

第四节　家族史评估：遗传因素对骨健康的影响

家族史评估在女性骨健康诊断中占据着关键地位，它就像一把钥匙，能够帮助我们打开了解自身骨健康潜在风险的大门。许多研究表明，遗传因素在骨质疏松症等骨健康问题的发生发展中起着重要作用。如果家族中有成员患有相关骨病，那么其他女性成员患同样疾病的风险往往会增加。通过对家族史的深入评估，我们可以提前知晓潜在风险，采取针对性的预防和治疗措施，从而更好地守护女性的骨健康。接下来，让我们一起深入探讨家族史评估的相关内容。

一、家族史评估为何对女性骨健康至关重要

家族史是评估女性骨健康的重要线索，它能为我们揭示潜在的遗传风险。如果家族中有成员在更年期后患有骨质疏松症，那么其他女性成员患骨质疏松的风险也会相应增加。这是因为遗传因素在骨质疏松症的发病中起到了一定的作用，某些基因突变可能会使个体更容易受到骨质疏松症的影响。特别是当家族中有早发性骨质疏松症或骨折的病史时，遗传因素的可能性更大。早发性骨质疏松症往往与特定的遗传突变相关，这些突变可能会影响骨骼的生长、发育和代谢，导致骨骼过早地变得脆弱。

此外，一些与骨健康相关的其他因素也可能在家族中遗传。例如，卵巢功能不全或提前绝经在家族中出现，可能意味着遗传因素导致了女性体内激素失衡，从而增加了骨质疏松症的风险。卵巢功能不全或提前绝经会使女性体内雌激素水平过早下降，而雌激素对维持骨骼健康至关重要，雌激素水平的降低会加速骨质流失，使骨骼变得脆弱。

乳腺癌治疗中使用雌激素拮抗剂，也可能与家族中的骨健康问题相关。某些雌激素拮抗剂在治疗乳腺癌的同时，会抑制体内雌激素的作用，导致骨密度减少，增加骨质疏松症的风险。如果家族中有乳腺癌患者接受了雌激素拮抗剂治疗，其他女性成员也需要关注自己的骨健康状况，因为她们可能具有类似的遗传背景，对雌激素拮抗剂的反应也可能相似。

风湿性关节炎等自身免疫疾病也与骨质疏松症的风险增加有关。这些疾病会持续攻击关节组织，导致炎症反应，进而影响骨健康。如果家族中有成员患有风湿性关节炎或其他自身免疫疾病，其他女性成员患骨质疏松症的风险也会相应提高，因为遗传因素可能使她们更容易患上这些自身免疫疾病，同时也增加了患骨质疏松症的风险。

二、哪些家族情况要重点关注

家族中更年期后女性骨质疏松症的情况是我们需要重点关注的。更年期后的女性，由于体内雌激素水平下降，骨质流失加速，本身就处于骨质疏松症的高发期。如果家族中已有成员在更年期后患上骨质疏松症，那么其他女性成员患遗传性骨质疏松症的风险就会显著增加。这可能是由于家族中存在某些遗传因素，使得她们的骨骼对雌激素水平下降更为敏感，或者影响了骨骼的代谢过程，导致骨质更容易流失。

更年期前骨质疏松症或骨折的情况同样不容忽视。早发性骨质疏松症或骨折往往与遗传因素密切相关，可能是由于某些基因突变影响了骨骼的正常发育和功能。了解家族中是否有这种情况，就如同为自己的骨健康提前敲响警钟，让我们能够尽早察觉潜在风险。例如，一些遗传性疾病，如成骨不全症，会导致骨骼发育异常，使患者在年轻时就容易出现骨质疏松症和骨折。如果家族中有成员患有这类疾病，其他女性成员就需要更加关注自己的骨骼健康，定期进行检查。

　　卵巢功能不全或提前绝经在家族中的出现，也与女性骨健康密切相关。卵巢功能不全或提前绝经会导致女性体内雌激素水平过早降低，而雌激素对骨骼具有保护作用，雌激素水平的下降会使骨骼失去重要的保护，从而增加骨质疏松症的风险。如果家族中有这种情况，女性成员应提前知晓自己的骨骼可能面临的危机，及时采取措施，如补充钙剂、维生素 D，进行适当的运动等，以增强骨骼的强度。

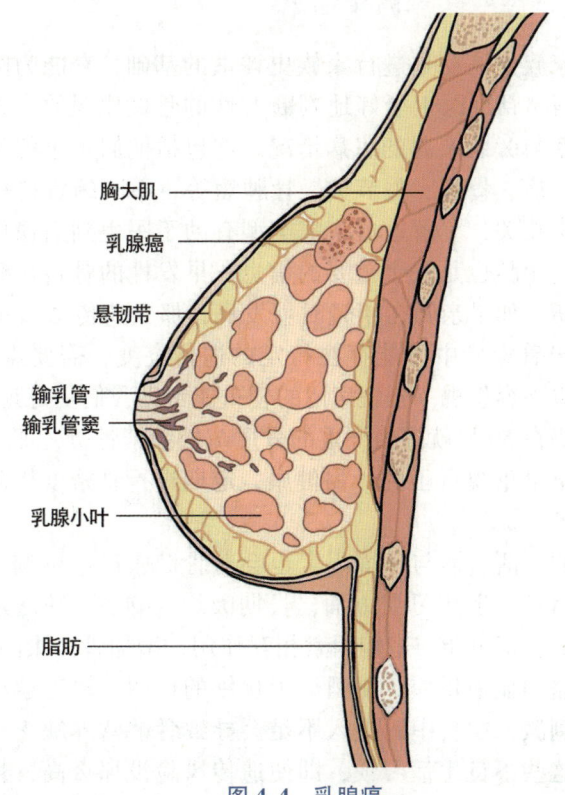

胸大肌

乳腺癌

悬韧带

输乳管
输乳管窦

乳腺小叶

脂肪

图 4.4　乳腺癌

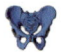

乳腺癌并接受雌激素拮抗剂治疗的家族成员情况也需要重点关注。某些雌激素拮抗剂在治疗乳腺癌时，会抑制雌激素的作用，从而导致骨密度减少，增加骨质疏松症的发生风险。了解家族中是否有这种情况，就像是为自己的骨骼健康增加了一道防线。如果家族中有成员经历过这种治疗，其他女性成员在面临类似情况时，就可以提前采取预防措施，如在医生的指导下合理使用抗骨质疏松药物，加强骨骼的保护。

风湿性关节炎或其他自身免疫疾病在家族中的存在，也会对女性骨健康产生影响。这些疾病会引发炎症反应，破坏关节组织，进而影响骨骼的健康。如果家族中有成员患有这些疾病，其他女性成员应提高警惕，密切关注自己的骨骼健康状况。因为遗传因素可能使她们更容易患上这些自身免疫疾病，同时也增加了患骨质疏松症的风险。一旦发现骨骼有异常变化，应及时就医，进行进一步的检查和治疗。

三、如何精准收集家族史信息

精准收集家族史信息是进行家族史评估的基础，它能为医生提供全面、准确的资料，帮助医生更好地判断女性的骨健康风险。首先，我们要详细询问直系与旁系亲属的患病情况。这包括他们患过的骨科疾病类型，如骨质疏松症、骨折、关节炎、骨肿瘤等。不同的骨科疾病可能与不同的遗传因素相关，了解这些疾病类型有助于医生判断遗传风险的类型和程度。发病年龄也是一个重要的信息，早发性的骨科疾病往往与遗传因素更为密切。如果亲属在年轻时就发病，那么遗传"警报"可能就得拉响，这意味着家族中可能存在特定的遗传突变，需要进一步关注。症状严重程度也不容忽视，了解病情的轻重能帮助我们更好地预估风险。例如，如果奶奶在50岁就因为严重的骨质疏松频繁骨折，那么作为孙女的您，就需要早早重视自己的骨骼健康，定期进行骨密度检测，采取预防措施。

家族成员的生活习惯与环境因素也会对骨健康产生影响，因此我们需要了解这些信息。生活习惯方面，长期吸烟、酗酒、缺乏运动、饮食中钙摄入不足等，都可能与遗传因素相互作用，增加骨健康问题的风险。吸烟会影响骨骼的血液供应，酗酒会干扰钙的代谢，缺乏运动则会使骨骼缺乏足够的刺激，饮食中钙摄入不足会导致骨骼营养缺乏。如果家族中大多人都有这些不良生活习惯，即使遗传风险没那么高，骨头也可能早早出现问题。环境因素同样不容小觑，长期生活在高污染地区、从事

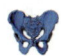

重体力劳动、经常接触辐射等，这些不良环境因素碰上遗传易感性，就像干柴烈火，会大大增加患骨科疾病的风险。所以，我们要全方位了解家族成员的生活习惯和环境因素，以便精准评估骨健康风险。

为了更系统、科学地收集家族史信息，我们可以运用标准化问卷与家族树状图。标准化问卷就像一个详细的健康侦探表，它把要问的关键信息都列得清清楚楚，能引导我们全面收集家族史，避免遗漏重要细节，从而提高信息的准确性。家族树状图则像一棵家族健康的"大树谱"，它把家族成员关系、健康状况一目了然地展现出来，能帮助医生快速发现潜在遗传模式。通过家族树状图，医生可以清晰地看到家族中不同成员之间的遗传关系，以及疾病在家族中的传播路径，从而更准确地评估遗传风险，制定个性化的预防和治疗方案。

四、家族史评估后如何应对

家族史评估后，我们需要根据评估结果采取相应的应对措施。如果家族史评估呈阳性，也就是家族里有那些让骨质疏松风险增加的情况，那么我们就需要全方位戒备。在饮食方面，要保证充足的钙和维生素 D 摄入。钙是骨骼的主要成分，维生素 D 则能促进钙的吸收，牛奶、豆制品、鱼虾、蛋黄等食物富含钙和维生素 D，我们应常吃这些食物。每天晒晒太阳也很重要，阳光中的紫外线能帮助身体合成维生素 D，为骨头"加加油"。运动也是必不可少的，选择一些像散步、慢跑、跳舞、打太极拳之类的负重运动，每周至少 150 分钟，这些运动可以刺激骨骼生长，让骨头更结实。同时，我们要戒烟限酒，吸烟和酗酒会加速骨质流失，对骨骼健康危害极大。

定期骨密度检测也是非常重要的。对于家族史阳性，尤其是有早发性骨质疏松症或骨折家族史的女性，建议年轻时就开启"骨骼监测计划"，30 岁左右先做一次基础检测，之后每 1~2 年查一次，密切关注骨密度变化。这样可以及时发现骨密度的下降趋势，采取相应的治疗措施，预防骨质疏松症的发生。如果家族史阴性，女性 35 岁后、男性 40 岁后做首次检测，结果正常的话，每 2~3 年复查就行。进入更年期的女性，无论家族史如何，由于雌激素水平波动大，骨骼处于脆弱期，建议每 1~2 年查一次，以便及时发现问题，守护骨骼健康。

与医生协同制定治疗方案也是关键的一步。医生会根据家族史"量体裁衣"制定方案。如果家族有骨质疏松症病史，在药物选择上可能更

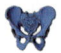

倾向于强效抗骨质疏松药物，如双膦酸盐类、降钙素类等，这些药物可以提前遏制骨质流失，增强骨骼的强度。如果有风湿性关节炎家族史，在治疗关节炎症的同时，医生会强化骨骼营养支持，预防骨破坏。在手术方面，如果家族成员骨折愈合困难，医生在手术时就会优化固定方式，促进愈合。康复训练也会结合家族运动习惯、体能特点，制定个性化康复计划，帮助患者更快恢复骨骼功能。家族史就像治疗的"指南针"，指引着精准医疗方向，帮助患者重回骨骼健康之路。

第五节　其他影像学检查

在女性骨健康的诊断旅程中，骨密度检查虽为关键一环，但并非唯一的"侦察兵"。为了全方位、深层次地洞悉骨骼健康状况，还有一系列影像学检查方法协同作战，它们从不同视角、以独特方式，为我们呈现骨骼的内在秘密，助力精准诊断与有效治疗。接下来，让我们逐一探索这些影像学检查的奥秘。

一、除了骨密度检查，还有哪些影像学检查对女性骨健康诊断有帮助

骨密度检查主要聚焦于骨骼的密度信息，然而，要全面了解女性骨健康状况，还需借助 X 射线、磁共振成像（MRI）、计算机断层扫描（CT）、核素显像、超声检查等多种影像学检查。这些检查方法各有所长，能从不同角度提供骨骼结构、软组织、骨髓等多方面信息，帮助医生准确判断病情，制定个性化的治疗方案。

二、X 射线检查能发现哪些女性骨健康问题

X 射线检查就像为骨骼拍摄的"基础照片"，能清晰勾勒出骨骼的轮廓与大致结构。在骨折诊断方面，X 射线表现出色，无论是意外摔倒引发的四肢骨折，还是老年人常见的椎体压缩性骨折，都能被它精准定位。通过 X 射线，医生能清楚看到骨折部位是裂开、错位还是粉碎性骨折，从而为后续治疗方案的制定提供关键依据。比如，有些女性在运动中崴脚怀疑足部骨折时，X 射线能迅速给出明确答案。

在骨质疏松诊断中，尽管 X 射线不能像骨密度检查那样精确测量骨质密度数值，但当骨质疏松发展到一定程度，骨骼密度明显下降，其在 X

射线片子上会呈现出椎体变形，如椎体楔形变，原本方正的椎体变得像楔子一样，骨小梁也会变得稀疏、模糊，这便提示可能存在骨质疏松问题。

对于关节炎的诊断，X 射线同样价值非凡。在骨关节炎患者中，X 射线能清晰显示关节软骨磨损、骨质增生等情况，表现为关节间隙变窄，关节边缘长出骨刺。类风湿关节炎患者的关节，在 X 射线下除了间隙改变，还可能出现关节周围软组织肿胀的影像，帮助医生判断病情轻重，调整用药方案。

此外，X 射线在排查骨肿瘤、骨感染方面也发挥着重要作用。若是骨骼上长了肿瘤，良性的骨囊肿在片子上呈现出边界相对清晰的低密度区，类似一个小空洞；恶性的骨肉瘤则表现为骨质破坏，边界不清，好像骨头被啃咬过，同时还可能伴有骨膜反应，像骨头周围长出一层光晕。骨感染时，如骨髓炎，能看到骨质破坏区域以及周围的炎性渗出表现，为后续抗感染等治疗指引方向。不过，X 射线检查也存在一定局限性，它对软组织的分辨能力相对较弱，对于肌肉、韧带、肌腱等细微损伤或早期病变，可能难以清晰显示，此时就需要结合其他影像学检查来综合判断。

三、磁共振成像在女性骨健康评估中有什么独特作用

磁共振成像（MRI）的原理犹如一场微观世界的奇妙音乐会。人体组织内富含氢原子核，当人体置身于强大磁场中，这些氢原子核就如同一个个听话的小磁针，按照磁场方向整齐排列。随后，发射特定的射频脉冲，氢原子核吸收能量开始共振，并发出独特信号，这些信号被探测器捕捉后，经计算机处理转化为清晰图像。与 X 射线、CT 靠射线穿透成像不同，MRI 无辐射，对身体更为友好。

在女性骨健康评估中，MRI 优势显著。若女性有关节问题，如膝关节疼痛怀疑是关节炎，MRI 能将关节软骨、滑膜、韧带等软组织的情况展现得一清二楚。它能敏锐发现早期软骨磨损，哪怕只是轻微变薄，在 MRI 图像上也会有信号改变；还能清晰显示滑膜是否增厚、水肿，若是类风湿关节炎，滑膜会像发面馒头一样肿起来，MRI 能精准捕捉到这一变化。韧带损伤也难以逃过 MRI 的"火眼金睛"，前交叉韧带断裂，MRI 图像上原本连续的韧带影像会中断，帮助医生准确判断损伤程度，进而决定是采取保守治疗还是手术修复。

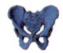

对于脊柱健康，MRI 更是大显身手。它可以多方位成像，矢状位、冠状位、横轴位，全方位展示脊柱结构。要是女性出现腰背痛怀疑是椎间盘突出，MRI 能清晰呈现椎间盘退变程度，髓核是否脱水、变形，纤维环是否破裂，突出的椎间盘是否压迫脊髓、神经根，让医生精准把握疼痛根源，制定精准治疗方案，比如是否需要手术减压。而且，MRI 对早期脊柱肿瘤、感染等病变敏感性极高，能在骨头刚开始出现细微病变时就发现异常信号，比 X 射线、CT 更早察觉危险信号，为后续诊断、治疗争取宝贵时间，堪称守护女性脊柱健康的"忠诚卫士"。不过，MRI 也存在一些小缺点，它检查时间相对较长，一般需要 20 分钟到 1 个小时，对于有幽闭恐惧症的患者，在封闭的检查舱里待着会很难受，而且体内有金属植入物，如心脏起搏器、金属假牙等，还不能做 MRI 检查，这些情况都需要提前和医生沟通。

四、计算机断层扫描对女性骨健康诊断有何优势

计算机断层扫描（CT）的原理就像是把身体"切成"一片片薄片来进行细致观察。X 射线管围绕身体旋转，从不同角度发射 X 射线，探测器接收穿透身体后的射线信息，再通过计算机复杂的运算，重构出身体内部详细的横断面图像，让医生能够一层一层地看清骨骼结构。

在女性骨健康诊断中，CT 有着诸多独特优势。在骨密度评估方面，尤其是脊柱和髋部这两个关键部位，CT 能够提供比普通 X 射线更精准的骨密度信息。它能清晰分辨出骨皮质和骨小梁的细微密度差异，呈现出三维的骨密度分布，这对于早期发现骨质疏松、判断骨质疏松的严重程度特别有价值。就好比看一座房子的木质结构，普通 X 射线只能看到房子的大致轮廓，CT 却能看清每一根木头的纹理、疏密程度，判断其是否"腐朽"，精准预测骨折风险。

当女性遭遇骨折时，CT 能快速判断骨折的类型，是简单的横断骨折，还是螺旋形、粉碎性骨折；还能精确评估骨折的程度，骨折端移位了多少、有没有累及周围的关节面等，为后续选择保守治疗用石膏固定，还是手术切开复位内固定提供关键依据。在手术规划方面，CT 的三维重建功能更是大放异彩，医生可以像拿着立体地图一样，提前规划好手术路径，避开重要的血管、神经，精准地置入钢板、螺钉等内固定物，大大提高手术的安全性和精准度。

对于骨肿瘤患者，CT 能够清晰显示肿瘤在骨骼内的位置，是长在骨

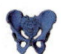

干、骨骺，还是关节附近；测量出肿瘤的大小，精确到毫米；观察肿瘤的形态特征，是圆形、椭圆形，还是不规则形，边界是清晰还是模糊，有没有侵犯周围的软组织、血管、神经等结构，帮助医生判断肿瘤的良恶性，制定个性化的治疗方案，比如手术切除范围、是否需要术前辅助化疗等。

不过，CT 检查也并非十全十美，它使用的是 X 射线，有一定辐射剂量，虽然单次检查辐射风险相对较低，但短期内频繁检查可能会对身体有潜在影响，所以医生一般会权衡利弊，谨慎选择 CT 检查的时机和频率，确保在精准诊断的同时，将辐射危害降到最低。

五、核素显像适用于哪些女性骨健康状况

核素显像就像是给骨骼安装了一个"追踪器"，它的原理是利用放射性核素标记的药物进入人体后，聚集在骨骼代谢活跃的部位，然后通过特殊的探测器捕捉核素发射出的射线，形成骨骼影像。

骨扫描是核素显像常用的一种方法，它能较早地发现骨骼病变，尤其是在检测骨转移方面堪称高手。对于患有乳腺癌、肺癌等恶性肿瘤的女性，定期进行骨扫描，可以比普通 X 射线更早察觉癌细胞是否逃窜到骨骼扎根。要是癌细胞转移到骨骼，在骨扫描图像上，转移部位就会像小热点一样显示放射性浓聚，让医生及时调整治疗方案，比如改变化疗药物剂量、增加靶向治疗等，为患者争取更多生机。骨扫描还能用于排查骨感染，像骨髓炎，炎症区域代谢旺盛，核素聚集，在图像上清晰呈现，辅助医生判断感染范围、程度，精准使用抗生素治疗。

还有单光子发射计算机断层扫描（SPECT），它结合了核素显像和断层扫描技术，能提供更立体、详细的骨骼信息。在评估骨肿瘤时，它不仅能精准定位肿瘤在骨骼内的三维位置，还能反映肿瘤周边骨质代谢变化，辅助医生判断肿瘤是良性还是恶性。良性骨肿瘤周边骨质代谢相对稳定，核素分布较均匀；恶性肿瘤周围骨质常被破坏、代谢紊乱，核素浓聚、缺损不均，检查结果可以帮助医生制定手术切除范围、选择放疗还是化疗等治疗策略。

不过，核素显像使用了放射性物质，虽然辐射剂量在安全可控范围，但检查后要适当多喝水，加快放射性核素排出体外，减少身体内辐射残留。而且，检查后的 24~48 小时内，要尽量避免与孕妇、婴幼儿密切接触，防止辐射影响他人。女性在备孕、怀孕或哺乳期，一定要提前告知

医生，医生会综合评估，选择更合适的检查方法，保障母婴健康。

六、超声检查在女性骨健康诊断中有哪些优势与局限

超声检查的原理就像是用声波手电筒照亮身体内部。超声探头发出高频声波，这些声波遇到不同组织会有不同的反射、折射情况，探头接收反射回来的声波，再转化成电信号，经过计算机处理，就形成了我们看到的超声图像。

它在女性骨健康诊断中有不少优势。在骨密度测定方面，超声检查堪称"无创先锋"。常用的量化超声速度（QUS）和量化超声骨密度（QUBD），QUS通过测量超声波穿过骨骼的速度来反映骨密度，就好比声音在不同密度的介质里传播速度不一样，密度高的骨骼让超声波跑得更快；QUBD则对比超声波进出骨骼时振幅的变化，骨质减少时振幅会变小。而且它操作十分便捷，不用像双能X射线吸收法（DEXA）那样，需要专门去特定设备间、摆好固定姿势，超声设备小巧，在社区医院、体检中心，甚至一些保健场所都能轻松上阵，当场出结果，特别适合初步筛查，像绝经后女性、老年人等骨质疏松高危人群定期体检时，可以使用超声快速了解骨密度大致情况。

要是女性不小心扭到关节，怀疑韧带或肌腱损伤，超声就变身微观侦探。它能清晰呈现韧带、肌腱的形态、结构，要是断裂了，图像上原本连续的条索状结构会断开；损伤后局部肿胀、出血，超声图像也能通过回声变化显示出来，帮助医生判断损伤程度，制定治疗方案，选择保守治疗打石膏固定，或者手术缝合。

对于关节炎评估，超声也有一手。关节周围软组织有炎症、水肿时，超声图像里会出现回声异常，还能看到滑膜增厚，像类风湿关节炎早期滑膜充血、水肿增厚，超声能比X射线更早察觉。而且彩色多普勒超声技术，能像给关节"装了信号灯"，通过观察血流信号，判断炎症活跃程度，为调整抗炎药物剂量提供依据。

不过，超声检查也有局限性。它对骨骼内部细微结构，像骨小梁的精细变化，分辨率比不上CT、MRI；测量骨密度时，精准度也稍逊一筹，要是超声初步筛查发现骨密度可能有问题，往往还得靠DEXA等更精准的方法"盖棺定论"。另外，超声图像质量很受操作者手法、经验影响，不同医生操作，结果可能有细微差异。所以，超声在女性骨健康诊断里，常作为辅助"队友"，和其他影像学检查携手，为守护女性骨骼健康

出力。

七、如何根据自身情况选择合适的影像学检查

选择合适的影像学检查需要综合考虑多个因素。年龄是一个重要的参考因素，年轻女性要是运动后关节疼、怀疑韧带拉伤，超声检查就很合适，无创又便捷，能快速看清韧带情况；如果是中老年女性，尤其是绝经后女性，本身骨质疏松风险高，要是腰背痛，除了骨密度检查，可能还需要 MRI 检查看看脊柱有没有椎体压缩骨折、椎间盘突出，或者用 X 射线排查下有没有椎体变形等骨质疏松迹象。

症状表现也不容忽视，如果是外伤后怀疑骨折，一般先进行 X 射线检查，能快速确定骨折大致部位和类型，要是骨折复杂，像关节内骨折，可能就需要进一步做 CT 检查，三维重建看清骨折细节，方便医生手术；要是关节反复疼痛、肿胀，晨起僵硬，怀疑类风湿关节炎，那 MRI 检查能清晰呈现关节滑膜、软骨等软组织病变，辅助诊断。

病史同样关键，要是既往有肿瘤病史，如乳腺癌、肺癌等，定期做核素显像（如骨扫描）排查骨转移就特别重要；长期服用糖皮质激素者，容易发生骨质疏松，除了监测骨密度，还应使用 X 射线或 CT 检查脊柱、髋部，提前发现细微骨折隐患。

家族史也不能被忽视，家族里有多人患骨质疏松、骨折的，自己到了一定年龄，就更加需要关注骨健康，除了常规骨密度筛查，根据身体症状，适时选择 MRI、CT 等精准检查，监测骨骼细微变化。

总之，选择检查不能盲目，要把这些因素综合起来，和医生充分沟通，医生会权衡利弊，制定最适合您的检查套餐，毕竟不同影像学检查各有所长，相互补充，才能精准守护您的骨骼健康。

中篇
女性骨骼呵护

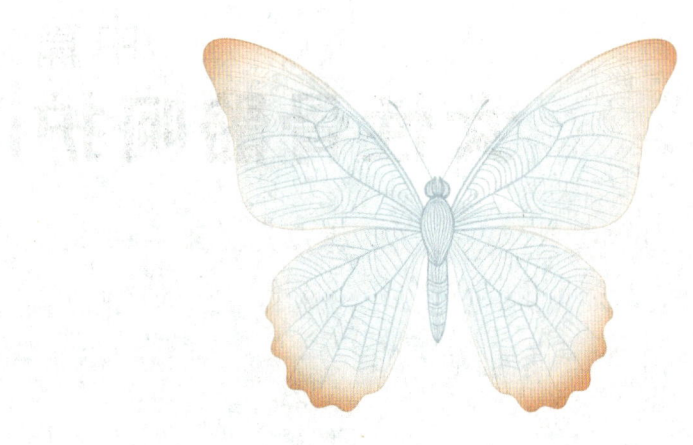

第五章　幼年期及青少年期女性骨健康

第一节　幼年期女性常见的骨科疾病

一、学龄前女性儿童骨折

(一) 为什么孩子容易骨折

在孩子的世界里，每一天都充满了探险和发现。但对于 3~6 岁的小女孩来说，这个时期也是骨科问题相对高发的阶段。3~6 岁的女性儿童，骨骼系统正处于快速发育和成长的关键时期，如同正在苗壮成长的小树苗，相较于成年人，她们的骨骼更加柔软且脆弱，对于外部力量的影响更为敏感，就像小树苗更容易被风雨吹弯一样，所以这个阶段的小女孩容易发生骨折。

造成学龄前女性儿童骨折的原因主要有以下两个方面：首先，意外事故是常见原因之一。这个年龄段的孩子通常对世界充满好奇，喜欢参加各种活动，如运动、玩耍等。然而，由于她们的平衡能力和协调性还不够成熟，就像刚刚学会走路的小鹿，容易在活动中发生意外摔倒的情况，从而导致骨折。比如在学校、游乐场玩耍时互相打闹、追逐，难免

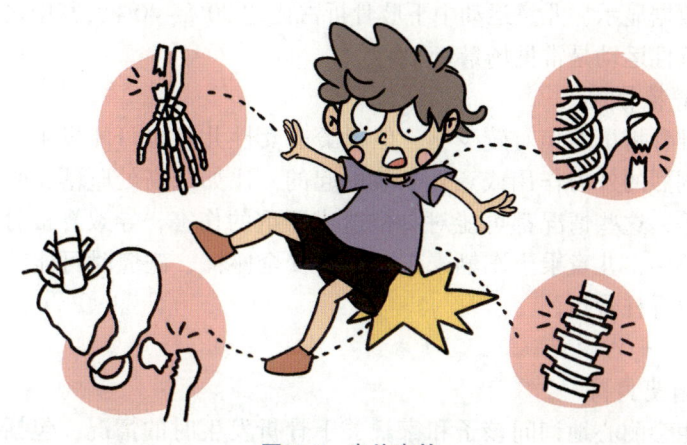

图 5.1　意外事故

会有摔伤，如果摔倒时姿势不当，很容易出现前臂或肘关节周围骨折，甚至有的小朋友在小区里散步摔倒就可能出现骨折。从滑梯上摔下、在蹦床上摔倒，也是导致骨折的常见场景。其次，运动损伤也是重要因素。小女孩们可能参与各种体育活动，如跳跃、奔跑、攀爬等，而这些活动中的一些不慎行为，比如跳跃时落地姿势不正确、奔跑时突然摔倒等，都可能会导致骨骼受伤。骑自行车、滑滑板、滑旱冰等运动，在运动中防护措施不当会导致摔跌骨折。

（二）骨折有哪些类型

学龄前女性儿童的骨折类型多种多样，常见的包括上肢骨折、下肢骨折和脊椎骨折。

1. 上肢骨折

上肢骨折是最常见的学龄前女性儿童骨折类型，尤其是手腕骨折。这通常是因为在摔倒时，出于本能，孩子会用手支撑身体，从而导致手腕骨折。就好像一个人在滑倒时，会下意识地伸手去撑地，这时手腕就承受了身体的大部分重量，很容易受伤。像儿童在玩耍时不慎摔倒，下意识用手撑地，就可能导致手腕部的桡骨远端骨折。在进行轮滑、滑板等运动时摔倒，也容易造成上肢骨折。

2. 下肢骨折

下肢骨折包括脚踝骨折、腿部骨折等。这些骨折通常是由于跌倒、运动损伤或其他外力作用引起的。比如孩子在奔跑时不小心被绊倒，或者在进行一些激烈的运动时，腿部受到了强烈的撞击，都可能导致下肢骨折。数据显示，儿童运动中下肢骨折占比达 30%～40%，其中足球、篮球等对抗性运动是常见场景。

3. 脊椎骨折

脊椎骨折虽然相对较少见，但学龄前女性儿童也可能发生。这通常是由于剧烈的外力作用或意外事故引起的，比如从高处坠落、受到严重的撞击等，这些情况都可能对脊椎造成严重的伤害，导致脊椎骨折。在交通事故中，儿童乘坐车辆未正确使用安全座椅，碰撞时可能因强大冲击力导致脊柱骨折。

（三）如何诊断孩子是否骨折

1. 病史询问

医生会耐心地询问孩子和家长关于骨折发生时的情况，包括受伤方式、疼痛程度等。这就像是侦探破案一样，通过了解事情的经过，来寻

找线索。比如医生会问孩子是怎么摔倒的，摔倒后哪个部位最疼，疼痛是一直持续还是间断性的等等。如果孩子是在运动中受伤，医生还会询问运动的项目、受伤时的动作等细节。

2. 体格检查

医生会仔细检查受伤部位，观察是否有肿胀、疼痛和异常变形等征象，轻轻检查受伤部位，询问是否有压痛，同时观察受伤部位的皮肤颜色、是否有肿胀等情况。如果骨折比较严重，受伤部位可能会出现明显的变形，比如手臂或腿部看起来弯曲不正常。医生还会检查受伤部位的活动度，看是否存在活动受限的情况。

3. 影像学检查

为了明确诊断，医生可能会告知患儿家长需要进行 X 射线、CT 扫描或核磁共振成像（MRI）等影像学检查，来确定骨折的类型和程度。X 射线就像是给骨骼拍照片，可以清晰地看到骨骼是否断裂以及断裂的位置和程度，对于大多数骨折，X 射线检查是首选的影像学方法，能发现明显的骨折线和移位情况。CT 扫描则可以提供更详细的骨骼信息，对于一些复杂的骨折，如关节内骨折、脊柱骨折等，CT 扫描能够帮助医生更好地了解骨折的情况，通过三维重建技术，还能更直观地展示骨折部位的立体形态。MRI 则主要用于观察骨骼周围的软组织是否受损，因为有时候骨折可能会伴随着肌肉、韧带等软组织的损伤，在判断是否存在隐匿性骨折、骨髓水肿等方面也有重要作用。

（四）骨折了怎么治疗

学龄前女性儿童骨折的治疗方法取决于骨折的类型和严重程度。一般而言，治疗包括保守治疗和手术治疗。

对于简单的骨折，如非移位性骨折，医生可能采用保守治疗方法，如石膏固定、可拆卸支架、外固定器等，以促进骨折的愈合。石膏固定就像是给受伤的骨骼穿上了一层坚固的铠甲，能够固定骨折部位，防止骨折端移动，让骨骼在正确的位置上慢慢愈合。一般需要固定 4~6 周，1~2 周复查一次，6~8 周后，骨痂可以生成，经过复查愈合可以的情况下，将石膏拆掉。可拆卸支架则更加灵活，方便孩子在日常生活中的活动，同时也能起到固定骨折部位的作用。外固定器则是通过在体外固定骨折部位，来促进骨折的愈合，对于一些不稳定的骨折，可采用持续性牵引的保守治疗方法，帮助骨折端复位，减少畸形愈合的发生。

对于复杂的骨折，如移位性骨折或有神经血管损伤的骨折，可能需要手术干预来恢复骨骼的正常形态和功能。手术治疗通常会采用内固定的方法，比如使用钢板、螺钉、髓内钉等将骨折端固定在一起，让骨骼能够重新连接并恢复正常的形态。如切开复位钢板内固定术，可恢复骨折的对合关系，同时采用钢板固定骨折，促进骨折愈合。对于一些关节内骨折，还可能需要进行关节镜下的微创手术，以减少对关节的损伤。手术治疗需要医生具备高超的技术和丰富的经验，以确保手术的成功和孩子的安全。

在骨折治疗过程中，康复训练起着重要的作用。通过物理疗法、运动疗法和康复训练，可以促进受伤部位的康复和功能恢复。物理疗法包括热敷、按摩、超声波治疗等，可以促进血液循环，缓解疼痛和肿胀。运动疗法则是通过一些特定的运动，帮助孩子恢复受伤部位的肌肉力量和关节活动度，如在骨折后期，指导孩子进行关节的屈伸、旋转等运动，逐渐增加运动的强度和范围。康复训练需要根据孩子的具体情况制定个性化的方案，并且要在医生的指导下进行，以确保训练的安全和有效性。

除了上述治疗方法，家长还应注意孩子的饮食营养，确保孩子摄入足够的钙、维生素 D 和蛋白质等营养物质，以促进骨骼健康发育。钙是骨骼的主要成分，维生素 D 可以帮助钙的吸收，蛋白质则是身体修复和生长所必需的营养物质。家长可以给孩子多吃一些富含钙的食物，如牛奶、豆制品、鱼虾等，同时让孩子多晒太阳，促进维生素 D 的合成。骨折创伤患者还应选择优质蛋白质来源，如瘦肉、鱼、蛋等。

（五）怎样预防孩子骨折

为了减少学龄前女性儿童骨折的发生，家长可以从以下几个方面着手。

1. 提供安全环境

为孩子提供安全的生活和游戏环境，例如清理地面上的障碍物、安装护栏和扶手等，以减少意外事故的发生。就像为孩子打造一个安全的城堡，让他们在里面快乐地玩耍，不用担心受到伤害。比如在楼梯口安装安全门，防止孩子滚落；在窗户上安装防护栏，避免孩子从高处坠落。家里的家具边角可以用柔软的防护垫包裹，减少孩子碰撞时的伤害。

2. 适当监督

家长和监护人应该在儿童活动时给予适当监督，并教育孩子遵守安全规则和注意自我保护。家长要时刻关注孩子的活动，提醒他们注意安

全，比如告诉孩子不要在马路上奔跑、不要攀爬高处等。在孩子骑自行车、玩滑板等运动时，家长要陪伴在旁，教导孩子正确的运动方法和安全知识。

3. 关注骨质健康

提供均衡的饮食，包括充足的钙、维生素 D 和蛋白质等营养物质，以促进良好的骨质健康发育。让孩子养成良好的饮食习惯，不挑食、不偏食，多吃蔬菜水果，保证身体摄入足够的营养。可以多给孩子食用牛奶、豆制品、鱼虾、蛋类等富含钙的食物，同时让孩子适当晒太阳，促进皮肤合成维生素 D，帮助钙的吸收。每天保证孩子摄入 300~500 毫升牛奶，多吃绿叶蔬菜、坚果等食物，补充维生素 K、镁等对骨骼健康有益的营养素。

4. 体育训练

让孩子参加体育活动和运动培训，以提高其平衡能力、协调性和骨骼稳定性。比如让孩子参加一些适合他们年龄的运动项目，如跳绳、踢毽子、游泳等，不仅可以增强体质，还可以提高孩子的运动能力和自我保护能力。建议孩子每周进行至少 3 次、每次 30 分钟以上的有氧运动，如慢跑、跳绳等，也可以进行一些力量训练，如仰卧起坐、俯卧撑等，但要注意控制强度和时间，避免过度疲劳。

二、扁平足

(一) 为什么女童更容易扁平足

扁平足，也称为平足症，是一种常见的足部畸形，尤其在学龄前儿童中高发。它是指足弓降低或消失，导致足底与地面接触面积增大的情况。女性儿童由于生理特点、遗传因素和日常活动方式的不同，相较于同龄男性儿童更易患扁平足。扁平足可能导致足部疼痛和疲劳，长期下来还可能引起足部变形、膝盖问题、骨盆倾斜、脊柱侧弯，甚至影响颈椎和腰椎健康。此外，扁平足儿童在运动时的表现可能受限，且更易发生运动损伤。

学龄前女性儿童扁平足的病因多种多样，主要包括以下几个方面：家族遗传是一个重要的因素，就像家族中的隐形密码，如果孩子的父母或近亲中有扁平足的人，那么孩子更容易患上这一问题。复旦大学运动医学研究所调查了上海市 10 所中小学校 3226 名学龄期儿童的足部相关数据，数据显示，扁平足具有一定遗传性，如果父母是扁平足，孩子遗传

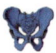

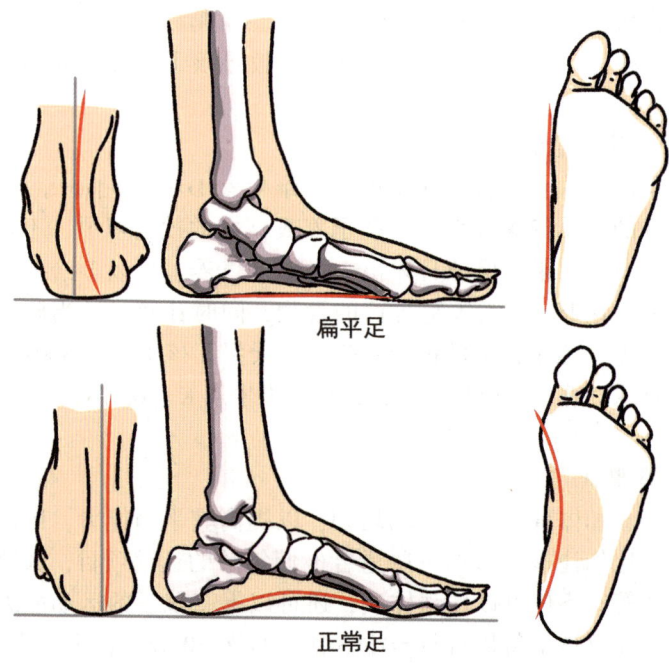

扁平足

正常足

图 5.2　扁平足与正常足

几率约为 20%~40%。在学龄前阶段，儿童的肌肉和韧带还在发育过程中，相对较为松弛，就像没有拉紧的橡皮筋，难以有效地支撑足弓，使得足弓容易塌陷。先天性的骨骼结构问题，如跗骨联合、足舟骨发育不全等，可能影响足弓的正常形成，就像是搭建房屋时，地基没有打好，房子自然就不稳固。长时间保持不正确的坐姿，如"W"坐姿，或站姿，以及过早地长时间站立、行走，都可能对足弓的发育产生不良影响，就像一棵小树苗，总是被外力扭曲，自然无法茁壮成长。

(二)　扁平足有哪些表现

学龄前女性儿童扁平足的常见症状包括足部疼痛、疲劳、行走困难和脚部肿胀。孩子可能会感到足底内侧、足弓处或脚跟部位疼痛，尤其在长时间行走、站立或运动后，疼痛加剧，就像走了很长很长的路，脚底被磨破了一样疼。例如孩子在参加幼儿园的户外活动，长时间跑步、玩耍后，就会喊脚疼。由于足弓不能有效缓冲身体重量，行走时需要更多的力气，孩子容易感到脚部和腿部疲劳，就像背着重重的书包走了很久，累得走不动了。在日常走路时，孩子可能走一会儿就想坐下休息，

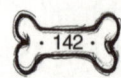

抱怨脚累。扁平足会影响步态的稳定性，孩子可能走路不稳，容易摔倒，跑步时也会显得较为吃力，速度和耐力都不如同龄人，就像在不平的路上跑步，总是容易摔倒，跑不快也跑不远。有的孩子在跑步时姿势异常，步伐较小且不连贯，容易左右摇晃。一天活动结束后，脚部可能出现肿胀，按压足底或足弓时，孩子会感觉不适，就像脚被吹了气一样，肿肿的，一碰就疼。晚上洗脚时，家长可能会发现孩子的脚明显比平时肿，轻轻按压足弓处，孩子会躲避并喊疼。

（三）如何判断孩子是否为扁平足

对于学龄前女性儿童扁平足的诊断，医生通常会进行病史询问、体格检查和影像学检查。

1. 病史询问

了解孩子的症状出现的时间、频率，是否有家族遗传史，以及日常的活动量、姿势习惯等。例如，询问家长孩子是否经常抱怨脚疼，平时喜欢以什么样的姿势坐着或玩耍。如果孩子经常出现足部疼痛，尤其是在长时间行走或运动后，且家族中有扁平足患者，那么患扁平足的可能性就会增加。

2. 体格检查

让孩子站立和行走，观察足部的形态，看足弓是否明显塌陷，脚跟是否外翻，以及从后面观察小腿是否有异常的弯曲。医生还会用手触摸足部，感受足弓的弹性和肌肉力量，检查是否有压痛部位。比如在孩子站立时，从侧面观察足弓的高度，正常情况下足弓有一定的弧度，如果足弓明显变低或消失，就可能是扁平足。从后面观察，若脚跟向外倾斜，小腿也有向外弯曲的迹象，也提示可能存在扁平足。

3. 影像学检查

一般会采用 X 射线来观察足部骨骼的结构，了解足弓的角度、骨骼的发育情况，负重正位片可以显示跟骨、距骨、舟骨的畸形情况，负重侧位片及非负重斜位片可判断扁平足的严重程度，主要测量距骨跖屈角、距舟背距角；必要时，还可能进行 MRI 检查，以查看足部的软组织、韧带等是否存在异常，从而帮助医生明确诊断和评估扁平足的严重程度，当怀疑扁平足是软组织损伤或肌腱损伤引起时，可以通过 MRI 检查加以鉴别。

（四）扁平足该如何治疗

对于轻度扁平足，通常采取保守治疗措施，目的是减轻症状、改善

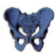

足部功能，促进足弓的正常发育。例如，穿戴合适的鞋垫，鞋垫要有良好的足弓支撑，能够均匀分散脚底压力，减轻足弓负担，就像给足弓撑起了一把保护伞。在选择鞋垫时，要根据孩子的脚型和扁平足的程度进行定制，一般需要持续使用 3~6 个月，症状才会有所改善。或使用足弓支撑器，尤其是在孩子运动时，为足弓提供额外的支撑力，让足弓在运动时也能保持稳定。同时，配合物理疗法，如按摩、热敷等，促进足部血液循环，缓解肌肉疲劳，就像给足部做了一次舒适的 SPA。按摩时，可以用手指轻轻按摩足底和足弓处，每次 10~15 分钟，每天 2~3 次；热敷可以用温水泡脚，每次 15~20 分钟，每天 1~2 次。家长还可以引导孩子进行一些简单的足部锻炼，如用脚趾抓毛巾、踩网球等，增强足部肌肉力量，让足部肌肉变得更强壮。用脚趾抓毛巾，每次抓 10~15 下，每天进行 3~4 组；踩网球时，让孩子将网球放在脚底，来回滚动，每次 10~15 分钟，每天 1~2 次。

对于严重的扁平足，如果保守治疗效果不佳，且扁平足已经严重影响孩子的行走、运动能力，甚至导致其他关节问题时，可能需要考虑手术治疗，如足弓重建手术等。手术方式有多种，如趾长屈肌肌腱转移术，将趾长屈肌肌腱固定于舟骨、内侧楔骨上；跟骨内移截骨术，将跟骨后 1/3 截骨，截骨处位于腓骨肌肌腱后约 1 厘米，截骨平面与足底呈 45 度，并与跟骨垂直，将截下的跟骨结节部内移 1 厘米，并用螺钉固定；足外侧柱延长术、足三关节融合术等。但手术治疗通常是在孩子年龄稍大一些，骨骼发育相对成熟后进行，并且需要严格评估手术的必要性和风险。因为手术存在一定风险，包括麻醉风险，可能出现过敏、呼吸抑制等；手术过程中可能损伤周围软组织，影响术后恢复；术后还可能出现重建失败、运动功能障碍、伤口不愈合等并发症。

（五）怎样预防孩子得扁平足

为了预防学龄前女性儿童扁平足的发生，家长可以采取以下措施。

1. 选择合适鞋子

为孩子选择鞋底有良好支撑和足弓支撑的鞋子，避免穿过于柔软、平底或高跟鞋。在孩子成长过程中，根据脚的大小及时更换鞋子，确保鞋子合脚，不挤压脚部。就像给孩子的脚穿上了合适的盔甲，保护足弓的发育。鞋子的材质要柔软透气，如天然皮革或棉质，避免过硬的材质摩擦足部。鞋子的尺码要合适，过大或过小都不利于足弓的发育，一般来说，孩子的脚趾在鞋内应有一定的活动空间，大约 1 厘米左右。

2. 参加体育活动

让孩子参加如游泳、跑步、球类运动等体育活动，这些运动可以锻炼足部肌肉，增强其力量和稳定性，有助于足弓的发育。但要注意避免过度运动，防止足部疲劳。就像给小树苗适当浇水施肥，让它苗壮成长，但又不能过度，以免伤害到它。建议孩子每周进行 3~5 次体育活动，每次活动时间在 30~60 分钟之间。

3. 养成正确姿势

引导孩子养成正确的站立和行走姿势，避免习惯性踮脚尖、足部内翻或长时间采用"W"坐姿。家长在日常生活中要多留意孩子的姿势，及时纠正不良习惯。就像时刻关注小树苗的生长方向，及时扶正，让它苗壮成长。站立时，双脚应均匀受力，膝盖伸直，脚尖向前；行走时，步伐要平稳，不要过于急促或拖沓。

4. 注意营养均衡

在生长发育期间要注意营养的补充，适当多吃钙质和蛋白质含量比较丰富的食物，如牛奶、豆制品、鱼虾、蛋类等，不要吃热量过高的食品，以免身体肥胖，身体的体重增加会加重足弓的负荷。每天保证孩子摄入足够的钙，推荐儿童每天钙摄入量为 800~1200 毫克，同时补充维生素 D，促进钙的吸收。

5. 定期足部检查

家长应为孩子每 4~6 个月定期做一次足部检查，了解儿童足部情况，及时预防和处理儿童足部问题。通过专业的检查，如足印分析、足弓高度测量等，可以早期发现扁平足的迹象，采取相应的预防措施。

三、O 型腿和 X 型腿

（一）导致 O 型腿和 X 型腿的原因是什么

O 型腿和 X 型腿是学龄前女性儿童常见的骨骼畸形问题，指的是下肢出现异常弯曲的情况。O 型腿是指两足并拢而膝距离较远，形成"O"字形；X 型腿则是指两膝内扣而足距离较远，形成"X"字形。虽然这些畸形在某些程度上是正常生长发育过程中的一部分，但如果畸形过于明显或持续时间很长，可能会对孩子的行走、运动和身体健康造成负面影响。

髋关节相关因素是导致 O 型腿和 X 型腿的重要原因之一。髋关节内旋或外旋异常，会改变下肢力线，进而引发腿部骨骼形态改变。比如，

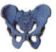

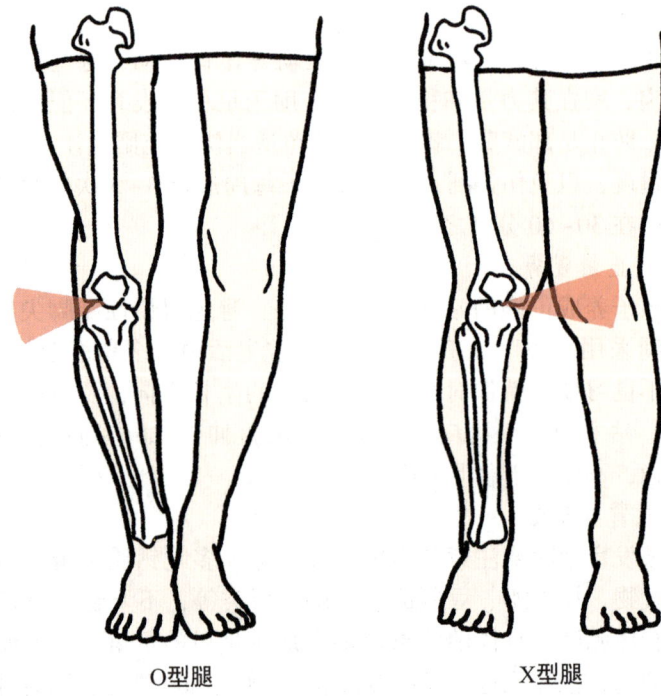

O型腿   X型腿

图5.3　O 型腿和 X 型腿

有些孩子习惯长时间保持"W"坐姿，会使得髋关节过度内旋，增加 O 型腿出现的几率；相反，若髋关节外旋过度，则易导致 X 型腿。这就好比房子的地基如果歪了，上面的建筑也会跟着倾斜。

膝关节因素也不容忽视。膝关节内展或外展异常也是重要原因。在生长发育过程中，若膝关节周围的韧带、肌肉力量不均衡，一侧过紧或过松，就会使膝关节受力不均，促使胫骨、股骨朝着异常方向生长，形成 O 型腿或 X 型腿。像经常参加某些单侧发力的运动，如长期单脚跳绳，可能影响膝关节两侧的力量平衡。这就如同拉车的两匹马，如果力气不一样大，车就会走偏。

足部因素同样会对腿型产生影响。足外翻或足内翻会从脚部开始影响下肢力线传导。足外翻时，足部外侧受力多，向上传导的力量促使小腿向外旋转，易引发 O 型腿；足内翻则相反，易造成 X 型腿。扁平足的孩子，由于足弓支撑不足，也可能间接影响下肢力线，增加患 O 型腿或 X 型腿的风险。这就像是房子的底层结构不稳定，会影响到整个建筑的

稳定性。

遗传因素也在其中起到作用。若家族中有长辈存在明显的 O 型腿或 X 型腿，孩子遗传此类骨骼畸形的可能性会增大。遗传可能通过影响骨骼结构、肌肉发育特点等多方面，使孩子在生长过程中更容易出现下肢弯曲异常。就像家族中的某种特征会代代相传一样。

其他因素还包括营养不良，尤其是钙、磷、维生素 D 等与骨骼发育密切相关的营养素缺乏，会影响骨骼的正常矿化，导致骨骼强度不足，在身体负重压力下，更容易发生弯曲变形；另外，孩子长期姿势不正确，如站立时总是重心偏移、走路姿势异常等，也会逐渐改变下肢骨骼的生长形态。这就好比一棵小树苗，如果缺乏养分，又总是被外力扭曲，就无法苗壮成长。

（二） O 型腿和 X 型腿有什么症状

学龄前女性儿童 O 型腿和 X 型腿的常见症状如下。

1. 下肢畸形

这是最直观的表现，O 型腿孩子站立时两膝间距明显增宽，小腿向外弯曲，形似字母"O"；X 型腿孩子双膝并拢时，两脚踝无法靠拢，中间有较大间隙，呈"X"状。这种畸形不仅影响外观，还会影响孩子穿着裤子等衣物的舒适度。就像穿裤子时，腿型不正常会导致裤子不合身，穿着不舒服。通过测量两股骨内髁间的距离可判断 O 型腿程度，间距在 3 厘米以内为轻度，3~10 厘米之间为中度，10 厘米以上者为重度。对于 X 型腿，可测量两内踝间距离，同样可据此判断严重程度。

2. 行走不稳定

由于下肢力线不正，腿部肌肉发力不均衡，孩子行走时容易左右摇晃，平衡感较差，尤其在跑步、上下楼梯时更为明显，摔倒的风险增加。这就好比走在崎岖不平的路上，总是容易摔倒。在一项针对 100 名 O 型腿和 X 型腿儿童的研究中，发现 80% 的孩子在行走时存在明显的步态异常，且更容易摔倒。

3. 疲劳感

异常的腿部形态使得孩子在日常活动中，腿部肌肉需要额外做功来维持身体平衡，消耗更多能量，所以更容易感到腿部疲劳、乏力，活动耐力不如正常腿型的孩子。就像背着重重的负担走路，很快就会感到累。比如在幼儿园组织的户外活动中，正常腿型的孩子能轻松完成活动，而 O 型腿和 X 型腿的孩子可能活动没多久就喊累，需要休息。

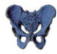

4. 膝关节疼痛

长期的下肢畸形会导致膝关节受力不均，关节面磨损加剧，尤其是在长时间行走、运动后，孩子常诉说膝关节周围疼痛，严重的甚至在休息时也会感到疼痛不适。这就好比机器的零件，如果受力不均匀，就会磨损得更快，产生疼痛。研究表明，随着年龄增长，O 型腿和 X 型腿患者膝关节疼痛的发生率逐渐增加，到成年后，约有 50% 的患者会出现不同程度的膝关节疼痛。

（三）如何诊断孩子是否有 O 型腿或 X 型腿

对于学龄前女性儿童 O 型腿和 X 型腿的诊断，医生通常采取以下步骤。

1. 病史询问

了解孩子的症状出现时间、发展情况，是否有家族遗传史，日常活动习惯，包括运动类型、坐姿、站姿偏好等，还会询问孩子是否有过外伤、疾病影响骨骼发育等情况。例如，询问家长孩子从何时开始发现腿型异常，平时是否经常长时间跪着玩、是否过早学走路等。这就像是了解一个故事的来龙去脉，通过这些信息来寻找线索。若孩子有佝偻病患病史或者维生素 D 缺乏史，其患 O 型腿的概率较大。

2. 体格检查

让孩子自然站立、行走，观察下肢形态，测量双膝间距（用于评估 O 型腿）或双踝间距（用于评估 X 型腿），查看关节活动度是否正常，触摸腿部肌肉，判断肌肉力量、紧张度有无差异，以及检查足部形态，看是否存在扁平足、足内翻或外翻等问题。令患者处于仰卧姿势，将其双下肢并拢伸直，内踝靠拢，膝关节间有空隙且不能并拢，为 O 型腿的可能性较大；检查时，让孩子平卧位，伸直下肢，双膝并拢，正常时双踝可并拢，如不能并拢，可能是 X 型腿。通过测量，若主动膝距在 3 厘米以内为轻度 O 型腿，3~10 厘米之间为中度，10 厘米以上者为重度；对于 X 型腿，测量两内踝间距离，同样可据此判断严重程度。

3. 影像学检查

一般通过 X 射线检查，可清晰显示下肢骨骼的形态、结构，测量股骨与胫骨的角度，判断骨骼发育是否正常，了解畸形的严重程度，在 X 线检查方面，可用膝关节基线与股骨及胫骨长轴构成的角度，或与 Miku-licz 力线的关系说明膝内翻、膝外翻程度；必要时，采用 MRI 检查，能进一步观察关节软骨、韧带、半月板等软组织情况，排查是否存在其他潜

在问题，如是否存在软组织损伤、韧带松弛等情况。X 射线就像是给骨骼拍照片，能看到骨骼的形态；MRI 则像是给骨骼做一次"深度扫描"，能看到更细微的软组织情况。

（四）O 型腿和 X 型腿怎么治疗

学龄前女性儿童 O 型腿和 X 型腿的治疗方法需根据具体情况而定。

对于轻度畸形，通常采取保守治疗措施，目的是改善畸形、增强肌肉力量，促进下肢正常发育。首先是物理疗法，如按摩放松紧张的腿部肌肉，帮助调整肌肉平衡；按摩时，可使用轻柔的手法，沿着腿部肌肉的走向进行按摩，每次 15~20 分钟，每天 1~2 次；康复训练，指导孩子进行针对性的运动，像侧踢腿、弓步走、瑜伽中的战士一式、树式等，强化膝关节周围肌肉，改善关节稳定性，侧踢腿每次进行 10~15 下，每天进行 3~4 组；弓步走，每次走 10~15 步，每天进行 3~4 组；穿戴合适的鞋垫，鞋垫可根据孩子脚型、腿型定制，通过调整足底压力分布，间接纠正下肢力线。同时，家长要注重纠正孩子的不良姿势，培养正确的坐、立、行习惯，如提醒孩子站立时双脚均匀受力，不要偏斜；行走时步伐平稳，脚尖朝前。

对于严重畸形，若经过一段时间保守治疗效果不佳，且畸形严重影响孩子行走、运动功能，或伴有持续疼痛等症状，可能需要考虑外科手术矫正。手术方法根据孩子年龄、骨骼发育状况、畸形类型和程度等因素综合选择，如截骨术，通过调整骨骼的长度、角度来纠正下肢力线，在进行截骨术时，医生会根据孩子的具体情况，在股骨或胫骨的合适部位进行截骨，然后使用钢板、螺钉等固定装置将骨骼固定在正确的位置，促进骨骼愈合；骨骺阻滞术，适用于骨骼仍有生长潜力的孩子，控制一侧骨骺生长，让另一侧正常生长，逐步矫正畸形，对于 O 型腿，可在胫骨外侧骨骺进行阻滞，对于 X 型腿，则在胫骨内侧骨骺进行阻滞。不过，手术风险相对较高，术后恢复时间较长，需严格遵循医嘱进行后续康复。在术后康复期间，孩子需要进行一段时间的制动，以促进骨骼愈合，之后逐渐进行康复训练，包括关节活动度训练、肌肉力量训练等。

（五）怎样预防孩子出现 O 型腿和 X 型腿

1. 保证充足营养

确保孩子摄入足够的钙、维生素 D、磷等营养素，这些物质对骨骼发育至关重要。日常饮食中，多给孩子提供奶制品、豆制品、鱼虾、蛋类等富含钙的食物，如牛奶中钙含量丰富，每 100 毫升牛奶中约含有 100~

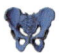

120毫克钙，同时让孩子适当晒太阳，促进皮肤合成维生素D，帮助钙的吸收，为骨骼生长提供坚实基础。每天保证孩子摄入800~1200毫克钙，同时补充400~800国际单位的维生素D，也可以多吃富含维生素K的食物，如西兰花、菠菜等，促进钙在骨骼中的沉积。

2. 鼓励适量运动

让孩子参加如游泳、骑自行车、儿童瑜伽等运动，这些运动既能锻炼全身肌肉，增强肌肉力量，又有助于培养良好的身体协调性和平衡感，减少因肌肉力量不足或不协调引发下肢畸形的风险。游泳时，水的浮力可以减轻身体对腿部的压力，同时锻炼腿部肌肉；骑自行车可以增强腿部肌肉力量，改善下肢的血液循环；儿童瑜伽中的一些姿势，如山式、战士式等，有助于纠正不良姿势，增强腿部肌肉力量。同时，要避免孩子过早、过量进行单一的负重运动，如长时间走路、跑步等，防止骨骼过度受压变形。孩子在3~6岁时，每次运动时间不宜超过30分钟，每周运动次数可根据孩子的兴趣和身体状况进行调整，一般为3~5次。

3. 培养正确姿势

从小教育孩子养成正确的站姿和行走姿势，站立时双脚均匀受力，膝盖伸直向前，避免内扣或外展；行走时步伐平稳，脚尖朝前；坐下时尽量采用直腿坐或盘腿坐，避免长时间"W"坐姿。家长日常要多留意孩子姿势，及时纠正不良习惯，为骨骼健康发育创造有利条件。当孩子站立时，家长可以提醒孩子双脚分开与肩同宽，膝盖不要弯曲；行走时，让孩子看着前方，保持身体挺直；对于习惯"W"坐姿的孩子，家长要耐心引导，逐渐帮助孩子改掉这个习惯。

4. 避免不良习惯

不要过早让孩子学走路、站立，宝宝在12个月以下时，腿部骨骼还比较柔软，难以承受身体的重量，过早学习走路、站立，会增加腿部骨骼的压力，导致骨骼变形，出现O型腿或X型腿。同时，也不要让孩子长时间保持一个方向的睡姿或坐姿，要经常帮孩子变换姿势，防止局部骨骼长期受压。另外，不要强行拉直婴儿的"八字腿"，婴儿的八字腿是正常现象，随着生长发育会自然伸直，强行拉直可能会使宝宝髋关节发育不良，甚至脱位。

定期体检：建议3岁内的婴儿要定期到医院进行体检，3年内至少体检8次，方便及时发现孩子腿型的异常情况。在体检时，医生可以通过观察孩子的站立、行走姿势，测量下肢的长度、角度等，判断孩子是否

存在 O 型腿或 X 型腿的风险。如果发现孩子有腿型异常的迹象，应及时咨询医生，采取相应的措施进行干预。

四、生长痛

（一）生长痛是怎么回事

许多家长都有这样的经历，孩子在夜间突然喊腿痛，把孩子安抚睡下后，第二天又一切正常，活动自如。这很可能就是儿童生长痛在"作祟"。生长痛是学龄前及学龄早期儿童中常见的一种反复出现的自限性肢体疼痛，以双下肢受累为主，常在傍晚或夜间发生，可能让孩子从睡梦中痛醒。虽然生长痛的原因尚不完全明确，但普遍认为与骨骼生长速度超过肌肉及韧带的适应有关。尽管生长痛通常是良性的，不会对孩子的生长发育造成长期影响，家长们仍需注意鉴别诊断，以免忽视其他可能的病理性原因。

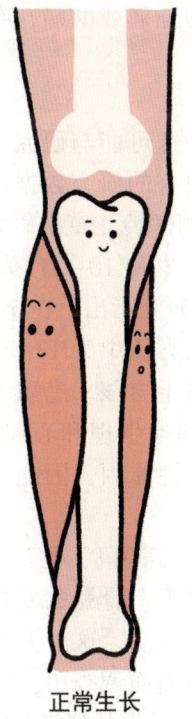
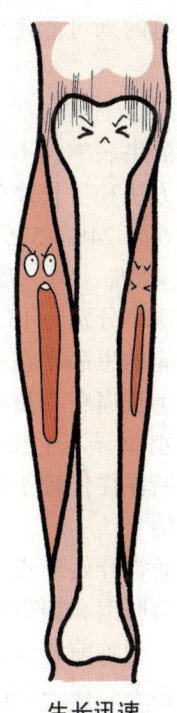

正常生长　　　　　　　　　　　生长迅速

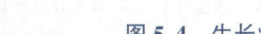

图 5.4　生长痛

生长痛又称为儿童期特发性或良性夜间疼痛，是一种常见于学龄前及学龄早期儿童的自限性肢体疼痛。这种疼痛通常累及双下肢，主要发生在一天中较晚时候或夜间，尤其是在孩子睡眠过程中。生长痛的特点是间歇性、双侧性，且不伴有关节受累、发红、压痛、肿胀和跛行。

生长痛最常见的部位是膝关节周围或小腿前侧，这些部位无外伤史，活动正常。疼痛可能出现在单侧或双侧，但通常是对称性疼痛。根据流行病学研究，生长痛的患病率为1.24%~57%，是儿童发作性肌肉骨骼疼痛的最常见原因。

生长痛多发生在夜间，尤其是在孩子睡眠过程中。这是因为白天孩子活动量大，注意力分散，可能不易察觉疼痛，而夜间身心放松时，疼痛的症状会更为明显。

生长痛多为钝痛，疼痛症状没有明显固定位置，触摸皮肤表面时没有明显的疼痛感。这种疼痛通常不会影响孩子的活动，且疼痛区域无红肿、发热等炎症表现。生长痛的疼痛程度因人而异，有的孩子可能只是轻微不适，有的则可能疼痛剧烈。疼痛通常为钝痛或酸痛，有时伴有刺痛感。

（二）生长痛的发病情况如何

生长痛的患病率在不同研究中差异较大，这可能与研究群体、儿童年龄、研究方法和生长痛的定义有关。根据现有的研究数据，生长痛的患病率大致在1.24%~57%。在一项针对721例学龄儿童的研究中，生长痛的病例占4.2%。另一项研究显示，在6~7岁和10~11岁的儿童中，生长痛的患病率分别为13.6%和19.8%。还有研究指出，在6~19岁的儿童中，生长痛的患病率在女孩中为18.4%，在男孩中为12.5%。从整体数据来看，生长痛在女孩中的发病率似乎略高于男孩。患病率的这种差异可能与性别差异、生长速度、活动量以及其他生理和心理因素有关。生长痛的诊断往往依赖于排除其他可能的病理性原因，因此实际的患病率可能被低估。

生长痛通常开始于儿童的2~12岁。在这一年龄段，儿童的骨骼生长速度较快，而肌肉和韧带的适应性生长可能跟不上骨骼的发育，导致生长痛的发生。学龄前和学龄早期儿童的患病率较高，这与他们的生长发育特点密切相关。在一项针对3~7岁儿童的横断面调查中，长沙市3~7岁儿童生长痛的发生率为15.2%。此外，25.8%的生长痛患儿因为疼痛于医疗机构就诊过，而男孩因为生长痛去医院就诊的比例高于女孩。这些

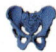

数据表明，生长痛在儿童中相对常见，且可能对儿童的日常活动和生活质量产生一定影响。

（三）为什么会出现生长痛

生长痛通常是生长速度过快、运动量过大、肌肉疲劳、骨骼快速生长、疼痛敏感等因素导致的，具体如下。

1. 骨骼生长与肌肉韧带适应

在儿童快速生长阶段，骨骼的生长速度可能超过了肌肉和韧带的生长速度，导致肌肉和韧带被过度拉伸，从而引发疼痛。儿童在 2 岁至 13 岁之间，骨骼生长速度较快，尤其是下肢长骨。这一时期，骨骼的生长速度每年可达到 5 厘米至 6 厘米，而肌肉和韧带的适应性生长可能跟不上骨骼的发育速度。肌肉和韧带的适应性生长需要一定的时间，以适应骨骼的生长。在适应过程中，肌肉和韧带可能会因为过度拉伸而出现微损伤，这种微损伤可能是生长痛的直接原因。

2. 日常活动量

儿童的日常活动量较大，尤其是参与奔跑、跳跃等剧烈运动时，肌肉和韧带的拉伸更为剧烈，这可能加剧了肌肉和韧带的微损伤，从而诱发生长痛。不同儿童对疼痛的敏感度不同，这可能与个体的痛阈值有关。生长痛儿童的痛阈值可能较低，对疼痛的感知更为敏感。

3. 营养因素

钙、磷是影响骨质生长和代谢的重要物质，钙对神经兴奋有抑制作用，缺钙可能使神经肌肉兴奋性增高，引起肌肉疼痛或肌肉痉挛。研究发现，生长痛儿童的血清钙、磷水平低于正常儿童，适当补充钙剂和维生素 D 后，生长痛症状可得到缓解。

4. 骨龄发育

生长痛的发生与骨龄发育迟缓有关。研究发现，生长痛儿童的骨龄发育较同龄儿童迟缓，且疼痛程度与骨龄多少呈正相关。这可能是因为骨龄发育迟缓导致骨骼生长与肌肉、韧带的发育不协调，从而引发生长痛。

5. 足的姿势与步态

生长痛可能与足的不良姿势有关，或在迅速发育时步态不稳，关节面受力不均匀，负重的力线不正导致膝关节不稳定有关。有研究表明，扁平足、足内翻或足外翻等足部问题与生长痛的发生有一定关联。

6. 心理因素

儿童的心理状态也可能影响生长痛的发生。焦虑、紧张等心理因素可能降低痛阈值，使儿童对疼痛更为敏感。当孩子面临学习压力、家庭环境变化等情况时，可能更容易出现生长痛。

7. 遗传因素

生长痛可能与遗传因素有关。有研究表明，父母或其他家庭成员曾经历过类似的症状，孩子出现生长痛的几率较高。遗传因素可能通过影响骨骼、肌肉的发育和疼痛感知等方面，增加生长痛的发生风险。

（四）如何区分生长痛和其他疾病

生长痛需要与多种疾病进行鉴别，以免误诊而延误治疗。

生长痛需要与骨折进行鉴别，尤其是在儿童活动量较大的情况下，骨折的风险增加。骨折通常有明确的外伤史，如摔倒、碰撞等，疼痛部位固定，且伴随肿胀、畸形、功能障碍等症状。比如孩子在玩耍时不小心摔倒，手部着地后出现手腕部位剧烈疼痛，局部迅速肿胀，手腕活动受限，这就很可能是骨折。X 线检查是鉴别骨折的重要手段，可以清晰显示骨折线和骨骼的异常。骨折的疼痛通常较为剧烈，且在活动时加剧，局部可有肿胀、瘀斑、畸形等表现。X 线片是诊断骨折的首选检查方法，CT 和 MRI 也可用于复杂骨折的评估，如一些隐匿性骨折或涉及关节面的骨折，CT 和 MRI 能更准确地显示骨折的细节和周围软组织的损伤情况。

恶性骨瘤即骨癌，是发生在骨骼的恶性肿瘤，需要与生长痛进行鉴别。恶性骨瘤的疼痛通常持续存在，夜间加重，且伴随局部肿块、病理性骨折等症状。比如孩子出现下肢疼痛，疼痛逐渐加重，夜间难以入睡，同时在疼痛部位可摸到质地较硬的肿块，就需要警惕恶性骨瘤的可能。恶性骨瘤的疼痛通常较为严重，且持续存在，夜间疼痛加剧，局部可触及肿块，伴有病理性骨折。X 线片可见骨质破坏、骨质疏松、软组织肿块等异常表现，CT 和 MRI 有助于评估肿瘤的范围和侵犯情况，能清晰地显示肿瘤与周围组织的关系，为制定治疗方案提供重要依据。血清碱性磷酸酶、乳酸脱氢酶等水平可能升高，反映肿瘤的代谢活性。

青少年关节炎，特别是全身型幼年特发性关节炎（sJIA），需要与生长痛进行鉴别。sJIA 通常伴有发热、皮疹、关节炎等症状，且疼痛部位不仅限于下肢。比如孩子除了关节疼痛外，还出现反复发热、全身皮疹、关节肿胀明显、活动受限，这就可能是青少年关节炎。sJIA 的疼痛通常伴有发热、皮疹、关节肿胀等症状，疼痛部位多样，可累及全身多个关

节。血常规、ESR、CRP 等炎症指标可能升高，抗核抗体、类风湿因子等自身免疫指标可能阳性，这些指标的变化有助于医生判断病情。X 线检查可见关节间隙狭窄、骨质疏松等关节炎表现，MRI 有助于评估关节炎症和软组织改变，能更清楚地显示关节内的病变情况。

生长痛还需与其他病理性原因引起的疼痛进行鉴别，如骨髓炎、骨膜炎、神经根病变等。骨髓炎通常有感染病史，疼痛部位固定，伴有发热、局部红肿、功能障碍等症状，血常规可见白细胞计数升高，X 线片可见骨质破坏、死骨形成等表现，如孩子近期有皮肤感染，随后出现局部骨骼疼痛，伴有高热、局部红肿热痛，就要考虑骨髓炎的可能。骨膜炎疼痛部位固定，局部可有压痛、肿胀，X 线检查可见骨膜反应。神经根病变疼痛沿神经分布，伴有感觉异常、肌力减退等神经功能障碍，电生理检查有助于诊断，如孩子出现下肢放射性疼痛，伴有麻木、无力等症状，可能是神经根病变引起的。

在鉴别诊断过程中，详细的病史采集、体格检查和必要的辅助检查是关键。对于生长痛的诊断，需要排除其他病理性原因后，结合临床特征进行综合判断。医生会仔细询问孩子的疼痛特点、发作时间、伴随症状、既往病史等，进行全面的体格检查，包括触诊、关节活动度检查等，再根据具体情况选择合适的辅助检查，如 X 线、CT、MRI、血液检查等，以明确诊断。

（五）生长痛该如何处理和治疗

生长痛的处理和治疗方式主要包括非药物治疗和药物治疗，具体方法如下。

1. 非药物治疗

（1）物理治疗：通过热敷、按摩和拉伸运动来缓解疼痛。热敷可以促进血液循环，缓解肌肉紧张，比如用热水袋或热毛巾敷在疼痛部位，每次 15~20 分钟，每天 2~3 次；按摩能促进血液循环和肌肉放松，减轻疼痛，按摩时动作要轻柔，沿着腿部肌肉的走向进行按摩，每次 10~15 分钟，每天 1~2 次；拉伸运动可以帮助缓解肌肉紧张和疼痛，如腿弯曲、脚踝转动、简单的瑜伽伸展动作等，每天进行 2~3 组，每组动作保持 10~15 秒。

（2）转移注意力：这是让患儿忽略疼痛的有效方法。家长可以用讲故事、做游戏、玩玩具、看卡通片等方法来吸引患儿。家长的鼓励和精神支持，对孩子来说是非常重要的情感支持。比如在孩子喊疼时，家长

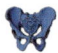
可以陪孩子玩他喜欢的玩具，或者给他讲有趣的故事，让孩子的注意力从疼痛上转移开。

（3）生活方式调整：保持规律的作息时间，确保孩子有充足的休息，每晚保证9~11小时的睡眠时间。适当的体育活动可以促进血液循环和肌肉发育，但应避免过度运动，每周进行3~5次体育活动，每次活动时间在30~60分钟之间。保持良好的饮食习惯，确保孩子摄入足够的营养，特别是钙和维生素D，多吃富含钙的食物，如牛奶、豆制品、鱼虾等，每天保证孩子摄入800~1200毫克钙，同时补充400~800国际单位的维生素D。

2. 药物治疗

虽然生长痛通常不需要药物治疗，但在疼痛较为严重的情况下，可以在医生的指导下使用一些止痛药物。对乙酰氨基酚或布洛芬等非处方药可以用于缓解生长痛，按照说明书推荐的儿童剂量服用，对乙酰氨基酚每4~6小时可服用一次，24小时内不超过5次；布洛芬每6~8小时可服用一次，24小时内不超过4次。这些药物可以减轻疼痛和炎症，但应严格按照剂量和使用频率指导，并避免长期使用。补充钙和维生素D可以帮助骨骼健康发育，减少生长痛的发生，可选择碳酸钙D_3颗粒、葡萄糖酸钙口服液等。维生素B_1和维生素B_6也可能有助于营养神经，缓解神经牵拉疼痛，按照儿童推荐剂量服用，维生素B_1每天10~30毫克，维生素B_6每天5~10毫克。

五、先天性髋关节脱位

（一）什么是先天性髋关节脱位

先天性髋关节脱位（DDH），又称发育性髋关节脱位，是一种常见的儿科骨科疾病。它指的是髋关节在出生时或在婴儿生长发育过程中出现的股骨头与髋臼的形态或位置异常。如果未能及时发现和治疗，这种状况可能会对孩子的行走能力及整体骨骼发育造成长期影响。先天性髋关节脱位可发生在单侧或双侧，女性发病率高于男性，比例约为6:1。此病症可能与遗传、孕期环境、胎位等因素有关。在我国，平均发病率为3.9‰，但不同地区和种族间存在差异。

根据股骨头与髋臼的关系，DDH可分为三类：先天性髋臼发育不良、先天性髋关节半脱位和先天性髋关节全脱位。先天性髋关节发育不良表现为髋臼较浅，对股骨头的覆盖不足，但股骨头仍在髋臼内；先天性髋关节半脱位时，股骨头部分脱出髋臼；先天性髋关节全脱位则是股骨头

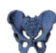

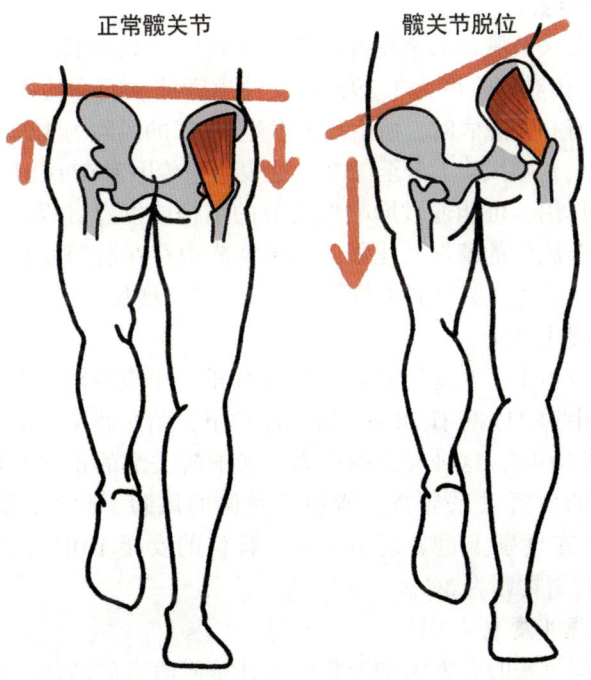

正常髋关节　　　　　　髋关节脱位

图 5.5　髋关节脱位

完全脱出髋臼，与髋臼失去正常的对应关系。先天性髋关节脱位的发病率在全球范围内有所不同，但总体而言，女性发病率约为男性的 4~6 倍，单侧发病多于双侧，左侧多于右侧。在中国，DDH 的平均发病率约为 3.9‰。影响 DDH 发病的因素包括遗传因素、胎位不正（如臀位）、羊水过少、早产、女性、第一胎、多胎等。

　　先天性髋关节脱位的临床表现因患儿年龄和脱位程度而异。新生儿期，可能表现为双下肢皮纹不对称、双下肢长度不等、髋关节外展受限等。据统计，约 80% 的先天性髋关节脱位新生儿存在双下肢皮纹不对称的情况。幼儿期，可能出现短肢跛行步态、脊柱侧弯、摇摆步态等。这些症状严重影响患儿的生活质量，若不及时治疗，可能导致永久性跛行或髋关节炎。

（二）为什么会得先天性髋关节脱位

　　先天性髋关节脱位（DDH）的发病原因较为复杂，是多种因素共同作用的结果。

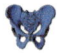

1. 遗传因素

先天性髋关节脱位具有明显的遗传倾向。研究表明，有家族史的新生儿 DDH 的相对危险度为 1.39，且女性患者的发病率约为男性的 2~3 倍。父母中有一方患病时，所生孩子发生 DDH 的风险为 12%，若父母双方均有患病史，则风险上升至 36%。这表明遗传因素在 DDH 的发病机制中起着重要作用，可能通过影响髋关节的结构或发育过程，使后代更容易出现髋关节脱位的情况。比如，如果家族中存在髋臼发育不良的遗传特征，那么后代患先天性髋关节脱位的几率就会增加。

2. 孕期胎位不正

孕期胎位不正，尤其是臀位，是 DDH 的一个重要危险因素。臀位分娩的新生儿中约 23% 患有 DDH。臀位胎位下，胎儿髋关节承受的机械压力与正常胎位不同，这种异常的压力会影响髋关节的正常发育，导致股骨头与髋臼的位置关系异常，增加了脱位的风险。此外，臀位胎位与 DDH 的关系在性别上也表现出差异，臀位的女婴 DDH 绝对风险高达 12%，而臀位男婴则为 3%。

3. 激素水平变化

妊娠期间母亲的激素水平变化，尤其是雌激素的增加，可能导致胎儿韧带松弛。在正常情况下，韧带的紧张度对于维持髋关节的稳定性至关重要。当韧带松弛时，髋关节的稳定性下降，股骨头更容易从髋臼中脱出，从而增加了 DDH 的风险。母体在怀孕期间体内的雌激素水平对胎儿髋关节的发育有重要影响。如果母体内的雌激素水平过高，可能会导致胎儿髋关节周围的韧带松弛，使得关节稳定性下降，从而增加先天性髋关节脱位的发生风险。

4. 襁褓方式

不正确的襁褓方式，如长时间保持髋关节过度屈曲或内收位置，也可能对髋关节的发育造成不利影响。婴儿的髋关节在出生时较为脆弱，需要在自然、舒适的姿势下发育。过紧的包裹或不合适的姿势会限制髋关节的正常活动，影响其正常发育，增加髋关节脱位的可能性。在一些地区，传统的襁褓方式将婴儿的双腿紧紧捆绑在一起，这种方式会使髋关节处于不正常的位置，增加了 DDH 的发病风险。

（三）如何发现孩子有先天性髋关节脱位

先天性髋关节脱位的早期发现至关重要，这直接关系到后续的治疗效果和孩子的康复情况。临床检查、影像学检查和超声检查是发现孩子

是否患有先天性髋关节脱位的重要手段。

1. 临床检查

是先天性髋关节脱位（DDH）诊断的基础，尤其在新生儿和婴儿期。检查方法包括但不限于以下几种。

（1）Ortolani 试验：这是一种动态评估髋关节稳定性的试验，适用于 3 个月以内的婴幼儿先天性髋关节脱位的早期诊断。患者仰卧，髋、膝关节各屈曲 90 度，检查者用大拇指放在腹股沟下方的大腿内侧，先用拇指向外侧推，并用掌心将膝部沿骨骺的纵轴按压，同时轻度将大腿内收，如有先天性脱位，股骨头则向后上脱位，并发出弹响；外展大腿，同时用其余四个指头，迎着大粗隆向前内侧顶压至股骨头复位，当股骨头滑过髋臼的后缘时会出现弹响即为试验阳性。

（2）Barlow 试验：也叫弹进弹出试验，适用于 1 岁以内婴儿。患儿仰卧，双髋关节屈曲 90 度，检查者双手握住患儿双下肢，双拇指分别放在大腿内侧小粗隆部，中指放在外上方大粗隆部，轻柔外展髋关节，同时中指在大粗隆部向前内侧推压，如听到弹响，表明脱位的髋关节已经复位，股骨头滑入髋臼。再用拇指在小粗隆部向外侧推压，如听到弹响声表明股骨头滑出髋臼，表明试验是阳性。如果拇指放松压力股骨头就复位，说明髋关节不稳定，以后容易发生脱位。

（3）Allis 试验（也称为 Galeazzi 征）：通过比较双膝高度差异来评估髋关节脱位，患儿仰卧，屈膝 90 度，观察双膝是否等高，若一侧膝比另一侧低，即本试验为阳性。当股骨头不仅向外侧脱位，而且还向上脱位，引起脱位侧股骨相对短缩时，则表现为 Allis 征阳性或 Galeazzi 征阳性。由于一侧髋关节脱位，患儿平卧，屈膝 85~90 度，两足平放台上，双踝靠拢可见二膝高低不等。

（4）Trendelenburg 试验：评估单侧髋关节脱位，患者单足站立，观察对侧骨盆是否上升，若不上升则可能存在髋关节问题。髋关节脱位后，股骨头失去在髋臼内的固定位置，上升至骨盆的一侧，使臀中肌受累，肌力减弱，表现为 Trendelenburg 试验阳性。

2. 影像学检查

对于 DDH 的诊断至关重要，尤其是在临床检查不确定或需要进一步评估时。

（1）X 线检查：对于 4 个月以上的婴儿，X 线检查可以显示髋关节的形态和结构，常用的测量指标包括 Perkin 方格、髋臼指数（AI）、中心

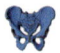

边缘角（CEA）等。正常情况下，股骨头位于髋臼内，髋臼角（髋臼顶的斜面与水平面的夹角）小于 25 度。如果 X 线显示股骨头不在髋臼内，而是位于髋臼上方或下方，则提示髋关节脱位在 Perkin 方格中，正常股骨头骨化中心应位于内下象限，若位于外上象限则提示脱位；髋臼指数正常应小于 30 度，指数越大说明髋臼发育越差。

（2）CT 检查：在需要更详细评估骨骼结构时使用，如髋臼的形态和股骨近端的异常，能清晰显示髋关节的三维结构，对于复杂的髋关节脱位，CT 检查有助于医生更准确地了解病情，制定手术方案。

（3）MRI 检查：能够提供更清晰的软组织和软骨图像，有助于评估关节内的结构和排除其他病变，如观察关节盂唇、韧带等软组织的情况，对于判断髋关节脱位的程度和制定治疗方案有重要意义。

（4）超声检查：是 DDH 早期诊断的重要工具，尤其适用于新生儿和婴儿。

Graf 方法：是目前最常用的超声评估方法，通过测量 α 角和 β 角来评估髋关节的发育情况，α 角主要反映骨性髋臼的发育情况，正常应大于 60 度；β 角主要反映软骨性髋臼的覆盖情况，正常应小于 55 度。根据 α 角和 β 角的测量结果，可将髋关节分为不同类型，从而判断髋关节的发育是否正常。

Harcke 方法：侧重于髋关节的动态稳定性评估，适用于有不稳定迹象的髋关节，通过观察髋关节在不同位置时股骨头与髋臼的关系，判断髋关节的稳定性。超声检查具有无创、无辐射、可重复性高的优点，但对操作者的技术要求较高。

这些检查方法各有特点，临床医生会根据孩子的年龄、症状等具体情况，选择合适的检查方法，以确保能够准确发现先天性髋关节脱位，为后续的治疗提供依据。

（四）先天性髋关节脱位怎么治疗

先天性髋关节脱位的治疗目标是恢复髋关节的正常解剖结构和功能，减少并发症的发生，促进患儿的正常生长发育。治疗方法的选择取决于患儿的年龄、脱位程度、骨骼发育情况等因素，主要包括保守治疗和手术治疗。

1. 保守治疗

（1）Pavlik 带：适用于 6 个月以内的婴儿。Pavlik 带是一种特制的尼龙吊带，通过保持髋关节屈曲和外展的位置，促使股骨头复位。它的原

理是利用婴儿自身的重力和肌肉力量，实现髋关节的自动复位。在佩戴Pavlik带时，要将髋关节保持在屈曲90~110度，外展达到65度左右的体位。前方的带子主要保持髋关节屈曲，后方的带子保持松弛状态，仅用于限制下肢髋关节内收而不引起髋关节外展。佩戴吊带后每3周复查1次，以了解髋臼的发育情况以及髋关节的稳定性，并根据患儿生长调节吊带的松紧。一般佩戴6周~6个月，具体需要根据复查时X线及B超的检查结果来决定佩戴时间。Pavlik带治疗的复位成功率较高，文献报道其治疗髋脱位的复位成功率为61%~95%，半脱位或全脱位髋关节的复位成功率为94%~99%。

（2）Frejka枕：适用于3个月以内的婴儿，通过保持髋关节屈曲、外展和外旋的位置，有助于股骨头的复位。Frejka枕使用时需要将其放置在婴儿的臀部和大腿下方，使髋关节处于合适的位置。它可以为髋关节提供持续的支撑和固定，促进髋关节的正常发育。不过，使用Frejka枕时要注意调整其位置和角度，避免对婴儿的皮肤造成压迫。

（3）固定石膏：对于1~3岁的患儿，若保守治疗失败，可采用固定石膏来维持髋关节在复位的位置，促进髋臼的发育。在进行固定石膏治疗前，可能需要先进行手法复位，将脱位的股骨头尽量恢复到髋臼内，然后，使用髋人字石膏将髋关节固定在屈曲、外展和外旋的位置，固定时间通常为3~6个月。在固定期间，要定期复查X线，观察髋关节的复位情况和髋臼的发育情况。同时，要注意保持石膏的清洁和干燥，避免石膏松动或移位。

2. 手术治疗

（1）Salter骨盆截骨术：适用于6岁以下患儿，通过改变髋臼的方向和深度，增加对股骨头的覆盖。手术时，将髋臼上缘截断后进行髋臼的外侧翻转，并且使用克氏针固定。这种手术可以改善髋臼对股骨头的包容，为髋关节的正常发育创造条件。术前间断手法牵引，术中行关节囊"Z"形切开，重叠缝合，术后改良蛙式位石膏外固定。术后半年内优良率较高，可达80%左右，半年以上优良率也能达到70%左右。

（2）Pemberton髋臼成形术：适用于髋臼发育不良的患儿，通过髋臼上缘的截骨，改善髋臼的形态。手术通过在髋臼上缘进行截骨，使髋臼向前、向下旋转，增加髋臼对股骨头的覆盖面积。这种手术可以有效地改善髋关节的稳定性，减少髋关节脱位的复发风险。但手术难度较大，对医生的技术要求较高。术后需要进行一段时间的康复训练，帮助患儿

恢复髋关节的功能。

（3）股骨截骨术：对于股骨前倾角过大的患儿，可通过股骨截骨术来调整股骨的角度，改善髋关节的稳定性。手术根据患儿的具体情况，在股骨的合适部位进行截骨，然后使用钢板、螺钉等固定装置将骨骼固定在正确的位置，促进骨骼愈合。这种手术可以纠正股骨的异常角度，使髋关节的受力更加均匀，从而提高髋关节的稳定性。术后需要进行康复训练，包括关节活动度训练、肌肉力量训练等，以恢复髋关节的正常功能。

在选择治疗方法时，医生会综合考虑患儿的年龄、病情严重程度、骨骼发育情况以及家属的意愿等因素，制定个性化的治疗方案。同时，治疗后还需要定期随访，监测髋关节的发育情况，及时发现并处理可能出现的问题。

（五）怎样预防先天性髋关节脱位

先天性髋关节脱位不仅会影响孩子的行走和运动能力，还可能对其心理造成一定的影响。因此，积极预防先天性髋关节脱位至关重要。我们可以从孕期保健、新生儿筛查、科学育婴方法等方面采取措施，降低孩子患先天性髋关节脱位的风险。

1. 孕期保健

孕期是胎儿发育的关键时期，孕妇的身体状况和生活习惯对胎儿髋关节的发育有着重要影响。孕妇应定期进行产检，以便及时发现并纠正可能引起先天性髋关节脱位的胎位不正等问题。在一项针对500名孕妇的研究中，发现定期产检并及时纠正胎位不正的孕妇，其胎儿患先天性髋关节脱位的几率明显低于未进行产检或未纠正胎位不正的孕妇。孕妇还应保证孕期营养均衡，避免营养不良或过剩，特别是确保足够的钙和维生素D的摄入，有助于胎儿骨骼的正常发育。钙是骨骼的重要组成部分，维生素D可以促进钙的吸收和利用。孕妇可以通过食用牛奶、豆制品、鱼虾等富含钙的食物，以及适当晒太阳来补充维生素D。孕期应避免吸烟、饮酒等不良生活习惯，这些因素都可能增加胎儿患先天性髋关节脱位的风险。研究表明，吸烟孕妇所生胎儿患先天性髋关节脱位的风险比不吸烟孕妇高30%。

2. 新生儿筛查

新生儿筛查是早期发现先天性髋关节脱位的关键步骤，通过筛查可以及早进行干预，提高治疗效果。所有新生儿在出生后应进行详细的体

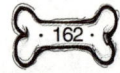

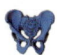

格检查，包括观察皮肤的褶皱、双下肢的长度和活动范围等，以发现先天性髋关节脱位的早期迹象。据统计，通过新生儿体格检查，能够发现约70%的先天性髋关节脱位病例。对于有先天性髋关节脱位风险因素的新生儿，如胎位不正、家族史等，应进行超声检查，以评估髋关节的发育情况。超声检查是一种无创、无辐射的检查方法，能够清晰地显示髋关节的结构和发育情况，对于早期诊断先天性髋关节脱位具有重要意义。

3. 科学育婴方法

科学的育婴方法对于预防先天性髋关节脱位同样重要，正确的育婴方法可以避免对婴儿髋关节的不利影响。婴儿的髋关节在出生时较为脆弱，过紧的包裹可能导致髋关节受压，影响其正常发育。在一些地区，传统的襁褓方式将婴儿的双腿紧紧捆绑在一起，这种方式会使髋关节处于不正常的位置，增加了先天性髋关节脱位的发病风险。现在提倡使用宽松、舒适的襁褓，让婴儿的双腿能够自然伸展，减少对髋关节的压力。在婴儿清醒时，鼓励其进行适当的腿部活动，有助于髋关节的发育。可以让婴儿在安全的环境中自由踢腿、蹬腿，促进髋关节周围肌肉和韧带的发育。婴儿在出生后的前几个月内应定期体检，以便及时发现并处理可能出现的先天性髋关节脱位问题。一般建议在出生后的1周、1个月、3个月等时间点进行体检，通过体格检查和必要的影像学检查，监测髋关节的发育情况。

六、桡骨小头半脱位

（一）为什么孩子容易发生桡骨小头半脱位

桡骨小头半脱位是一种学龄前女性儿童常见的手肘关节损伤，常因牵拉致病，被称为牵拉肘。桡骨小头半脱位通常发生在1~4岁的儿童，其中2~3岁的儿童发病率最高，占62.5%，女孩的发病率要高于男孩，左侧比右侧多见。

年幼儿童的韧带松弛是桡骨小头半脱位的主要原因之一。在这个年龄段，韧带比较柔软，不像成年人那样坚韧。当孩子手臂被拉扯时，比如家长牵着孩子的手突然用力上提，或是孩子玩耍时手臂被猛地拽动，韧带可能无法保持桡骨小头的稳定，导致半脱位发生。比如，在生活中，家长着急拉着孩子过马路，用力拽孩子的手臂，就有可能引发桡骨小头半脱位。

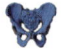

　　儿童的桡骨头发育尚未完全，其关节面与桡骨纵轴有一定倾斜度，这使得在前臂旋前、旋后等动作时，环状韧带容易受到牵拉，增加了桡骨小头半脱位的风险。就像一个没有组装牢固的零件，在受到外力时容易松动。在一项针对 100 例桡骨小头半脱位儿童的研究中，发现 90% 的孩子在脱位前有过手臂被牵拉或过度旋转的经历。

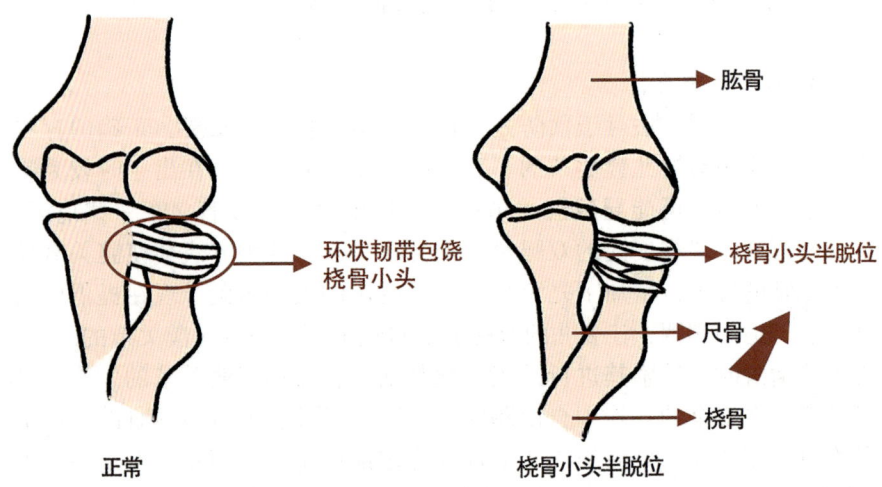

正常　　　　　　　　　　　　桡骨小头半脱位

肱骨

环状韧带包饶桡骨小头

桡骨小头半脱位

尺骨

桡骨

图 5.6　桡骨小头半脱位

　　当孩子的腕部、手被向上提拉、旋转时，肘关节囊内负压增加，使薄弱的环状韧带或部分关节囊嵌入肱骨小头与桡骨头之间。幼儿时期的环状韧带为一层薄薄的纤维膜，强拉力消失时，未能有效复位，在桡骨小头与肱骨头之间出现环状韧带卡压，从而造成向桡侧移位，致使桡骨小头半脱位。

（二）桡骨小头半脱位有什么症状

　　学龄前女性儿童桡骨小头半脱位通常表现为以下几个方面的症状：

　　（1）剧烈疼痛：孩子会突然感到肘关节部位剧烈疼痛，这是因为桡骨小头半脱位后，周围的神经受到刺激，产生疼痛信号。这种疼痛会让孩子忍不住大哭，小一点的孩子可能无法准确表达疼痛的位置，只能通过哭闹来传达不适；大一点的孩子则可能会说整只手臂都疼，尤其是肘关节处疼痛最为明显。当家长轻轻触碰孩子的手臂，尤其是肘关节周围时，孩子会表现出明显的抗拒，甚至会躲避家长的触碰。

　　（2）活动受限：由于疼痛和关节脱位，孩子的手臂活动范围会受

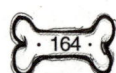

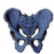

到极大限制。他们往往不敢主动活动受伤的手臂，如不能上举拿物，原本轻松就能拿到的玩具，现在却不敢伸手去拿。前臂处于轻度旋前位，肘部微屈拒动，不敢旋后，强行让孩子伸直或屈曲手臂、旋转前臂时，孩子会因疼痛加剧而哭闹得更厉害。孩子可能会用健肢托着患肢前臂，或者让患肢自然下垂，以减轻疼痛和不适感。一项针对 50 例桡骨小头半脱位儿童的研究发现，所有患儿都存在不同程度的手臂活动受限。

（3）可能出现"咔嗒"声：在一些情况下，家长可能听到孩子手肘关节处发出"咔嗒"声，这其实是桡骨小头回归正常位置的声音，不过这并不意味着脱位已经完全恢复，仍需专业处理。就像门没关好，虽然有响声，但可能还需要重新调整才能完全关闭。这种"咔嗒"声可能是在孩子手臂活动时，桡骨小头与周围组织发生摩擦或碰撞产生的，也可能是在尝试复位的过程中出现的。但即使听到了"咔嗒"声，也不能自行判断脱位已经复位，必须由专业医生进行检查和确认。

桡骨小头半脱位的症状通常比较明显，家长一旦发现孩子有上述表现，应及时带孩子就医，以便尽早诊断和治疗。

（三）如何诊断孩子是否为桡骨小头半脱位

当孩子疑似出现桡骨小头半脱位时，医生会通过详细的病史询问、全面的体格检查以及必要的影像学检查来综合判断。

1. 病史询问

医生会详细询问孩子发生受伤的过程，这是诊断的重要线索。比如，了解手臂是在何种情况下被牵拉的，是家长拉着孩子的手走路时突然用力，还是孩子玩耍时手臂被其他小朋友拉扯等。询问受伤的时间、受伤时的动作等细节，对于判断是否为桡骨小头半脱位至关重要。在临床诊断中，约95%的桡骨小头半脱位患儿都有明确的手臂牵拉史。如果家长在给孩子穿衣服时用力拉扯孩子手臂，随后孩子出现肘部疼痛、活动受限等症状，医生就会高度怀疑孩子是桡骨小头半脱位。

2. 体格检查

医生会对孩子的肘关节进行仔细的触诊，轻轻按压桡骨小头部位，若孩子因疼痛而哭闹，表明此处压痛明显。医生还会测试手臂的活动度，检查孩子的肘关节屈伸、前臂旋转等动作是否明显受限。正常情况下，孩子的肘关节可以自由屈伸和旋转，但桡骨小头半脱位时，前臂多处于轻度旋前位，肘部微屈拒动，不敢旋后，强行让孩子进行这些动作，会

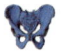

引起孩子的剧烈疼痛和抗拒。在体格检查中，医生还会观察肘关节是否有肿胀、畸形等情况，桡骨小头半脱位时，肘关节一般无明显肿胀和畸形。

3. 影像学检查

虽然多数情况下通过体格检查就能判断，但为了排除其他可能的骨折或损伤，医生可能还会要求进行 X 线检查，以确保诊断的准确性。不过，由于 6 岁之前儿童桡骨小头部位骨头未骨化，还是呈软骨状态，软骨在 X 线检查中上是不显影的，因此 X 线检查通常难以发现桡骨小头半脱位的直接证据。但 X 线检查可以帮助医生排除是否存在其他骨折，如桡骨颈骨折、肱骨髁部骨折等。如果医生在体格检查中怀疑孩子有其他部位的损伤，就会借助 X 线检查来进一步明确诊断。

（四）桡骨小头半脱位怎么治疗

对于桡骨小头半脱位的治疗，主要以手法复位为主，这是一种安全、有效的治疗方法，能够迅速缓解孩子的疼痛和恢复手臂功能。复位时，医生会先让孩子露出患肢，让家长抱住患儿，使患儿保持安静、放松的状态，将患肢朝向术者。术者立于患侧，一手握住腕部，手掌朝上，另一只手握住肘上部，拇指按压住桡骨小头。稍加用力对抗牵引，同时将前臂旋后，这个过程需要轻柔、稳定地操作。当听到明显的复位弹响声，且看到孩子的手臂活动自如，不再抗拒触碰，就表示已经复位成功。在临床实践中，手法复位的成功率高达 90% 以上。

需要特别注意的是，手法复位应由专业医生操作，家长千万不可自行找亲属或者没有经验的人进行复位，以免操作不当加重孩子的症状，甚至造成更严重的损伤。因为不正确的复位手法可能会导致桡骨小头周围的韧带、肌肉进一步损伤，增加孩子的痛苦，延长恢复时间，甚至可能引发习惯性脱位等问题。

复位后 1 周之内，应尽量让孩子多休息，避免提重物，防止再次脱位。这是因为复位后的桡骨小头周围的组织还处于较为脆弱的状态，需要一定的时间来恢复和稳定。在这期间，家长要注意孩子的日常活动，避免孩子进行一些可能导致手臂再次受到牵拉的动作，如用力拉扯玩具、与其他小朋友打闹时拉扯手臂等。

（五）桡骨小头半脱位后如何护理

治疗后，家长需要密切监测孩子的症状，观察手臂的活动情况，看是否能正常屈伸、旋转，以及是否还有疼痛表现，比如孩子是否还会抗

拒使用受伤手臂拿东西，或者在触碰手臂时是否还会哭闹。若发现孩子手臂活动依然受限，或仍有明显疼痛，应及时告知医生。

复位后的 1 周内要格外小心，避免牵拉患儿前臂。给孩子穿衣服、脱衣服时，动作要轻柔，先穿患侧肢体，再穿健侧；脱衣时应先脱健侧肢体后脱患侧，不要用力拉扯手臂。上下楼梯时，不要使劲拽着孩子的胳膊，成人与小儿嬉闹时，也不能单独牵拉孩子的手部。若孩子在短期内发生多次桡骨小头半脱位，建议用围巾将其前臂悬吊起来，大概悬吊 2~3 天。

如果家长对孩子的恢复情况有疑虑，比如发现孩子手臂还是不太敢动，或者又出现疼痛、肿胀等异常症状，应及时带孩子就诊，寻求专业医生的建议。

（六）如何预防桡骨小头半脱位

预防桡骨小头半脱位关键在于避免强力牵拉幼儿手臂。在日常生活中，家长给孩子穿脱衣物时，应同时牵拉衣袖，而不是只拉孩子的手，比如冬天给孩子穿厚外套时，要轻轻托起孩子的手臂，将衣袖慢慢套上，避免用力拉扯；带孩子上下台阶时，不要使劲拽着孩子的胳膊，可以牵着孩子的衣袖或者让孩子扶着栏杆；成人与小儿嬉闹时，要注意方式方法，不能单独牵拉孩子的手部，避免意外发生，比如和孩子玩抛接游戏时，要托住孩子的腋下，而不是拉着手臂。

家长应引导孩子进行适度的体育锻炼，增强肌肉力量和关节稳定性，降低桡骨小头半脱位的发生风险。在孩子进行体育活动时，要选择适合其年龄和能力的项目，如跳绳、踢毽子等，避免过度运动或进行高风险的活动，如攀高、跳跃等。同时，要注意运动场地的安全，避免孩子摔倒或碰撞。

若孩子曾经发生过桡骨小头半脱位，在恢复期间要特别注意保护受伤的手臂，避免再次受到外力牵拉。可以给孩子佩戴护肘等防护用具，提醒孩子注意保护手臂，同时家长也要更加关注孩子的活动，防止意外发生。

家长还应注重孩子的营养均衡，保证摄入足够的钙、维生素 D 等营养素，促进骨骼健康发育。多给孩子吃富含钙的食物，如牛奶、豆制品、鱼虾等，同时让孩子适当晒太阳，促进维生素 D 的合成。

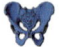

第二节　青少年期女性常见的骨科疾病

一、脊柱侧弯：不容忽视的体态"杀手"

（一）脊柱侧弯在青少年女性中发病情况如何

您家孩子走路时肩膀一高一低吗？弯腰时背部两边是否有不对称？可别小瞧这些现象，它们很可能是脊柱侧弯发出的信号。脊柱侧弯是一种常见的脊柱三维畸形，在青少年群体中并不罕见。据相关研究表明，我国中小学生脊柱侧弯发生率约为1%~3%，患者人数已超300万，且每年新增约30万例，其中青少年特发性脊柱侧弯（AIS）最为常见。在青少年特发性脊柱侧弯患者中，女性发病率显著高于男性，男女比例约为1：8。这一数据意味着，女孩在青少年时期面临着更高的脊柱侧弯风险。脊柱侧弯不仅影响孩子的体态美观，还可能对心肺功能、神经系统等造成损害。严重的脊柱侧弯会导致胸廓变形，影响心肺的正常发育和功能，甚至可能影响寿命。因此，青少年女性脊柱侧弯问题不容忽视，需要家长、学校和社会的共同关注。

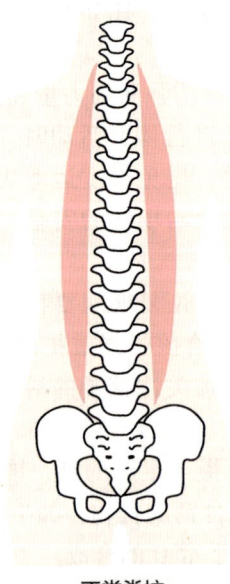
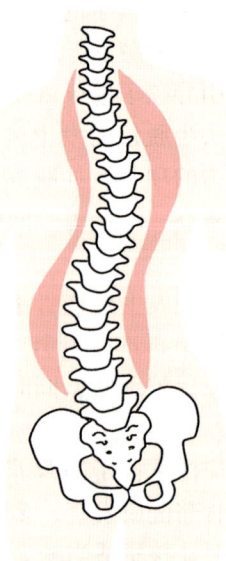

正常脊柱　　　　　　　变形脊柱

图 5.7　正常脊柱与侧弯脊柱

（二）为何青少年女性易患脊柱侧弯

青少年女性易患脊柱侧弯，原因是多方面的。遗传因素在其中起着重要作用，如果家族中有脊柱侧弯患者，那么后代患脊柱侧弯的风险会增加。研究表明，20%～40%的脊柱侧弯患者有家族遗传史。

青少年时期，女性体内激素水平的变化也可能与脊柱侧弯的发生有关。在青春期，女性身体快速发育，激素水平的波动可能影响脊柱的生长和发育，使其更容易出现侧弯。

青少年女性的结缔组织发育可能相对较弱，导致脊柱的稳定性受到影响。这种结缔组织的差异可能使女性在生长发育过程中，脊柱更容易受到外界因素的影响而发生侧弯。

神经系统平衡功能的异常也可能与脊柱侧弯的发生相关。神经系统对肌肉的控制和调节出现问题，可能导致脊柱两侧的肌肉力量不平衡，从而引发脊柱侧弯。

不良的生活习惯，如长期保持不正确的坐姿、站姿，过度使用电子设备导致低头驼背，以及缺乏体育锻炼等，都可能增加脊柱侧弯的发病风险。尤其是在青少年时期，身体处于快速生长发育阶段，这些不良习惯对脊柱的影响更为明显。

（三）家长如何早期察觉孩子脊柱侧弯

早期发现脊柱侧弯对于治疗至关重要。家长可以通过一些简单的方法在家中进行初步判断。观察孩子的站立姿势，看双肩是否等高，两侧肩胛骨的高度和形状是否一致，有无一侧肩胛骨向后凸起。同时，留意孩子的腰部，两侧腰窝是否对称，骨盆是否有倾斜。

让孩子进行弯腰试验也是一种有效的方法。让孩子双脚并拢，双腿伸直，缓慢向前弯腰，双手合十，尽量让手指指向地面。在这个过程中，家长从后方观察孩子的背部，看是否有一侧背部隆起，形成"剃刀背"畸形。如果发现孩子有上述异常表现，应及时带孩子到医院进一步检查。

此外，家长还可以定期给孩子拍照，记录其身体形态的变化。通过对比不同时期的照片，更容易发现一些细微的变化，有助于早期发现脊柱侧弯。

（四）怀疑脊柱侧弯，该如何就医确诊

如果家长怀疑孩子有脊柱侧弯，应及时带孩子前往医院的骨科或脊柱外科就诊。医生一般会先进行详细的体格检查，包括测量脊柱的弯曲角度、评估双肩、骨盆的对称性等。

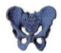

为了更准确地判断脊柱侧弯的情况，通常需要进行影像学检查。X线检查是诊断脊柱侧弯的重要手段，通过拍摄站立位全脊柱正侧位片，医生可以清晰地看到脊柱的形态、弯曲程度和方向，测量出 Cobb 角，以此来评估侧弯的严重程度。Cobb 角小于 10 度为正常范围，10~20 度之间为轻度脊柱侧弯，20~40 度为中度脊柱侧弯，大于 40 度则为重度脊柱侧弯。

除了 X 线检查，对于一些复杂的病例，可能还需要进行 CT 或 MRI 检查，以更全面地了解脊柱的结构和周围组织的情况，排除其他可能导致脊柱侧弯的疾病，如先天性脊柱畸形、神经肌肉疾病等。

（五）脊柱侧弯可以治疗吗？有哪些治疗方法

脊柱侧弯是可以治疗的，治疗方法主要根据侧弯的严重程度、患者的年龄和骨骼发育情况来选择。

对于轻度的脊柱侧弯（Cobb 角小于 20 度），且患者处于生长发育期，一般建议采取随诊观察的方式。医生会要求患者每隔 4~6 个月进行一次复查，通过 X 线检查观察侧弯角度是否有进展。在此期间，患者可以通过加强体育锻炼，如游泳、瑜伽等，增强背部肌肉力量，维持脊柱的稳定性，部分患者的侧弯可能会得到改善或保持稳定。

当 Cobb 角在 20~40 度之间时，通常需要进行支具治疗。支具治疗的目的是通过外部的力量，阻止侧弯进一步发展，矫正脊柱畸形。支具需要根据患者的身体定制，保证佩戴的舒适性和有效性。患者需要每天佩戴支具 16~23 小时，直至骨骼发育成熟。在佩戴支具期间，患者也需要定期复查，根据脊柱的生长情况调整支具。

如果脊柱侧弯严重，Cobb 角大于 40 度，或者支具治疗效果不佳，侧弯仍在快速进展，可能就需要考虑手术治疗。手术的方式主要包括脊柱融合术和内固定术，通过手术将弯曲的脊柱进行矫正，并使用内固定器械维持脊柱的稳定性。手术治疗虽然可以显著改善脊柱侧弯的情况，但也存在一定的风险，需要患者和家长与医生充分沟通后慎重决定。

总之，青少年女性脊柱侧弯的治疗需要综合考虑多种因素，制定个性化的治疗方案。早期发现、早期治疗对于改善预后至关重要。

二、半月板损伤：运动场上的"隐形伤害"

（一）青少年女性半月板损伤常见原因

对于热爱运动的青少年女性来说，半月板损伤是一个需要警惕的问

题。青少年女性半月板损伤，多与运动外伤脱不了干系。青少年活泼好动，在参与篮球、足球、体操、舞蹈这类对抗性强或需频繁扭转膝关节的运动时，若热身不充分，膝关节突然遭受扭转、屈伸等暴力，半月板便极有可能被挤压、研磨而受损。就拿篮球比赛来说，球员们常常会快速变向、急停起跳，这些动作对膝关节的冲击力极大，稍有不慎，就容易引发半月板损伤。

此外，一些先天性的因素，如盘状半月板，也会使青少年女性半月板损伤的风险大幅增加。正常的半月板呈 C 形或 O 形，而盘状半月板形态异常，体积较大且相对较厚，在膝关节活动时，更易受到挤压和磨损，从而发生损伤。

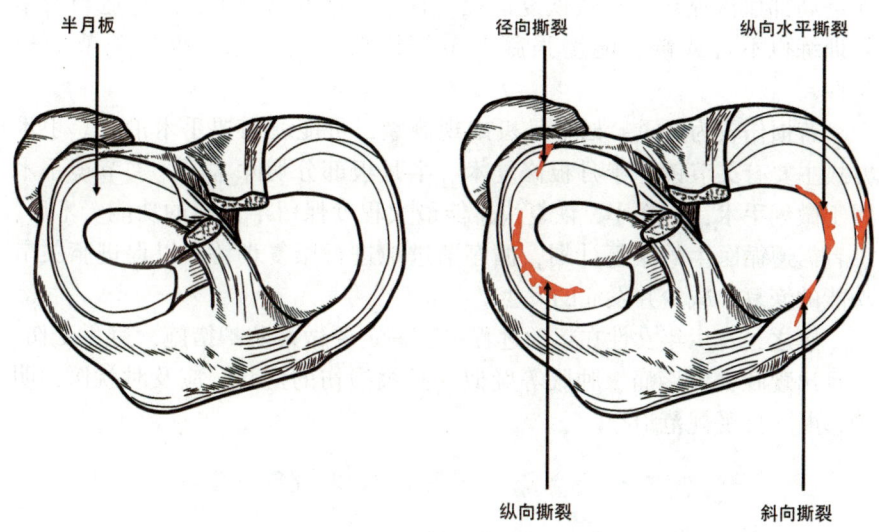

图 5.8　半月板损伤

(二) 损伤后有什么症状

半月板损伤后，症状较为多样。疼痛往往是最常见的，多集中在膝关节的内外侧间隙处，在屈伸膝关节、上下楼梯、蹲下站起时，疼痛会格外明显。有的患者还会感觉膝关节突然卡住，无法正常屈伸，这便是所谓的交锁现象。待疼痛缓解后，膝关节又能恢复活动。

肿胀也是常见症状之一，这是由于损伤导致关节内出血或渗出增加，引起关节积液。部分患者在屈伸膝关节时，能听到或感觉到"咔哒"声，即关节弹响，这可能是半月板损伤后，在关节活动时与周围组织发生摩

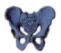

擦、碰撞所致。还有些患者会出现打软腿的情况，行走或上下楼梯时，膝关节突然发软，有跪倒的趋势。

（三）怎样诊断和治疗半月板损伤

要诊断半月板损伤，膝关节磁共振检查（MRI）堪称得力助手，它能清晰呈现半月板的形态、结构以及损伤的具体部位和程度。除了MRI，医生还会详细询问患者的受伤经过、症状表现，并进行体格检查，如麦氏征（McMurray征）、研磨试验等，辅助诊断。

治疗半月板损伤，方法因损伤程度而异。对于轻度损伤，通常采取保守治疗，比如佩戴膝关节支具，限制膝关节的过度活动，让受损的半月板有足够时间修复。同时，配合物理治疗，如热敷、按摩、针灸等，促进局部血液循环，加快恢复进程。在康复师的指导下，进行适当的康复训练也不可或缺，能增强膝关节周围肌肉的力量，维持关节的稳定性。

若损伤较为严重，如半月板出现撕裂，可能就需要手术治疗。手术方式主要有关节镜下半月板修复术、半月板部分切除术等。关节镜手术属于微创手术，创伤小、恢复快，能最大程度保留半月板的功能。术后，患者需遵循医生的康复计划，循序渐进地进行康复训练，以促进膝关节功能的恢复，减少并发症的发生。

总之，青少年女性在运动过程中，一定要做好防护措施，避免受伤。一旦出现膝关节疼痛、肿胀等疑似半月板损伤的症状，应及时就医，明确诊断，接受规范治疗。

三、髌骨相关疾病：髌骨半脱位与髌骨软化症

（一）髌骨半脱位是怎么回事

髌骨，就是我们俗称的膝盖骨，它在膝关节的活动中起着关键作用。正常情况下，髌骨在股骨的滑车沟内平稳滑动，以保证膝关节的屈伸运动顺畅进行。然而，当髌骨与股骨之间的结合不够紧密，或者受到某些外力的影响时，髌骨就可能会偏离其正常的滑动轨迹，向一侧发生移位，这就是髌骨半脱位。

导致髌骨半脱位的原因较为多样。先天性的解剖结构异常是一个重要因素，例如股骨滑车发育不良，滑车沟过浅，无法为髌骨提供足够的稳定支撑；髌骨的位置异常，如高位髌骨，使得髌骨在运动中更容易出现移位；还有膝关节周围的韧带松弛或紧张度不平衡，也会破坏髌骨的

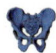

稳定性。

在日常生活中，一些运动损伤也常常引发髌骨半脱位。比如，在进行篮球、足球等对抗性运动时，膝关节突然扭转、受到撞击，或者在跑步过程中突然改变方向，都可能使髌骨瞬间受到强大的外力作用，从而导致半脱位。

髌骨半脱位发生时，患者会明显感觉到膝关节疼痛，尤其是在屈伸膝关节、上下楼梯或进行蹲起动作时，疼痛会加剧。同时，膝关节可能会出现肿胀、活动受限的情况，有时还能感觉到髌骨在关节内有异常的滑动或卡顿。如果不及时治疗，长期的髌骨半脱位会导致髌股关节软骨磨损，引发更严重的关节问题，如髌骨软化症、髌股关节炎等。

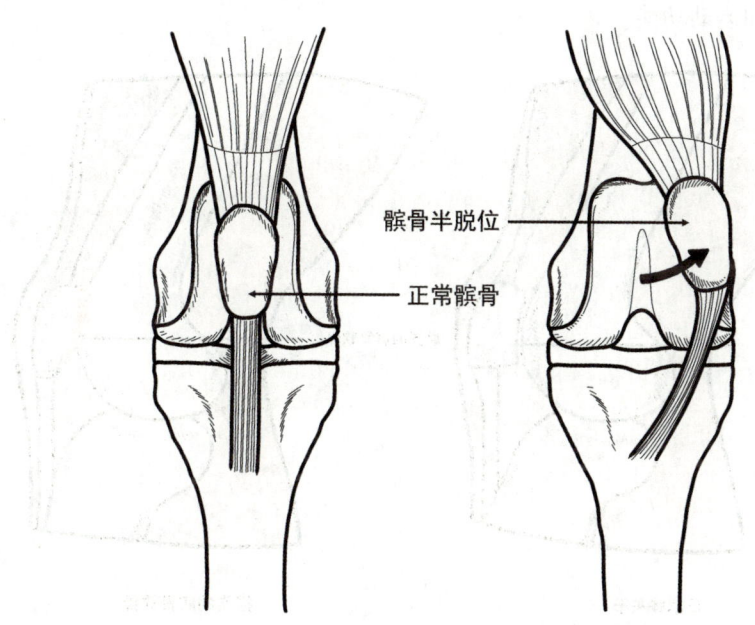

髌骨半脱位

正常髌骨

图 5.9　髌骨半脱位

(二) 什么是髌骨软化症

髌骨软化症，是一种由于髌骨软骨受到损伤而引起的疾病。正常情况下，髌骨软骨表面光滑，富有弹性，能够在膝关节活动时起到缓冲和减少摩擦的作用。然而，当髌骨软骨长期受到不正常的压力、磨损或外伤，就会导致软骨出现软化、肿胀、龟裂，甚至剥脱等病变，这就是髌骨软化症。

青少年女性由于青春期身体发育较快，骨骼、肌肉等组织的生长速度不均衡，激素水平变化等因素影响，可能导致膝关节的生物力学发生改变，使髌骨在运动过程中承受的压力分布不均，从而增加了髌骨软化症的发病风险。如果青少年女性平时热衷于一些对膝关节冲击力较大的运动，如长跑、跳绳、频繁上下楼梯等，且运动姿势不正确，也会使髌骨软骨受到过度的磨损，进而引发髌骨软化症。

髌骨软化症的主要症状是膝关节前方疼痛，尤其是在上下楼梯、长时间屈膝久坐（如长时间坐在矮凳上或骑自行车）、进行蹲起动作后，疼痛会更加明显。部分患者在屈伸膝关节时，还能感觉到膝关节内有摩擦感或"咔哒"声，严重时，膝关节可能会出现肿胀、无力，甚至影响正常的行走和运动功能。

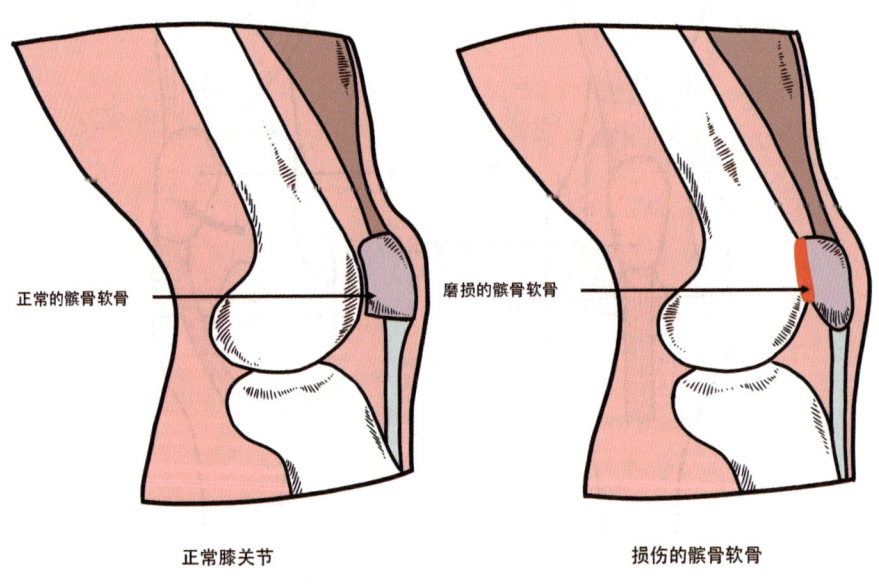

正常的髌骨软骨　　　　　　　　磨损的髌骨软骨

正常膝关节　　　　　　　　　　损伤的髌骨软骨

图 5.10　髌骨软化症

（三）这两种疾病该如何治疗

对于髌骨半脱位和髌骨软化症，治疗方法主要包括保守治疗和手术治疗，具体的治疗方案需要根据患者的病情严重程度、年龄、症状等因素综合考虑。

保守治疗通常适用于病情较轻的患者。在疾病初期，患者需要减少膝关节的活动量，避免剧烈运动和长时间行走，给膝关节充分的休息时

间，以减轻疼痛和肿胀。物理治疗也是常用的方法之一，如热敷、按摩、针灸、超声波治疗等，这些治疗手段可以促进膝关节周围的血液循环，缓解肌肉紧张，减轻炎症反应，从而缓解疼痛和改善关节功能。

佩戴膝关节支具或护膝，能为膝关节提供额外的支撑和稳定性，帮助纠正髌骨的位置，减少髌骨与股骨之间的异常摩擦，对于髌骨半脱位和髌骨软化症的恢复都有一定的帮助。在医生的指导下，进行适当的康复训练也至关重要。康复训练主要侧重于增强膝关节周围肌肉的力量，尤其是股四头肌的力量，因为强壮的肌肉可以更好地稳定膝关节，减轻髌骨的压力。常见的康复训练动作包括直腿抬高、靠墙静蹲等。

如果保守治疗效果不佳，或者病情较为严重，如髌骨半脱位频繁发作，严重影响患者的生活质量；髌骨软化症导致软骨损伤严重，出现大片软骨剥脱等情况，就可能需要考虑手术治疗。手术治疗的方式有多种，针对髌骨半脱位，常见的手术方法包括外侧支持带松解术、内侧髌股韧带重建术等，这些手术旨在通过调整髌骨周围的软组织平衡，恢复髌骨的正常位置和运动轨迹。对于髌骨软化症，手术方式主要有软骨修复术、微骨折术、髌骨置换术等，手术的目的是修复受损的软骨，减轻疼痛，改善关节功能。

无论是保守治疗还是手术治疗，患者在康复过程中都需要遵循医生的建议，进行规范的康复训练，并定期复查，以便医生及时了解病情的恢复情况，调整治疗方案。同时，青少年女性在日常生活中要注意保护膝关节，保持正确的运动姿势，避免过度运动，预防髌骨相关疾病的发生。

四、滑膜炎：关节滑膜的"发炎危机"

（一）青少年女性患滑膜炎的原因

在运动场上活蹦乱跳的青少年女性，有时也会被滑膜炎悄悄盯上。滑膜炎，是指关节滑膜受到刺激产生炎症，造成分泌液失调形成积液的一种关节病变。青少年女性患滑膜炎，原因较为复杂。一方面，运动损伤是常见因素。青少年活泼好动，在进行篮球、足球、跑步等运动时，若热身不充分，关节突然遭受剧烈扭转、碰撞或过度屈伸，极易导致滑膜受损，引发炎症。例如，篮球场上的快速变向、足球比赛中的激烈拼抢，都可能使膝关节滑膜受到损伤。

另一方面，感染因素也不容忽视。细菌、病毒等病原体感染关节，

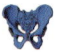

可引发滑膜炎。如感冒、扁桃体炎等上呼吸道感染后，细菌或病毒可能通过血液循环到达关节，侵袭滑膜组织。此外，自身免疫性疾病，如类风湿关节炎，在青少年女性中也有一定发病率，这类疾病会导致免疫系统攻击自身关节滑膜，引发炎症。

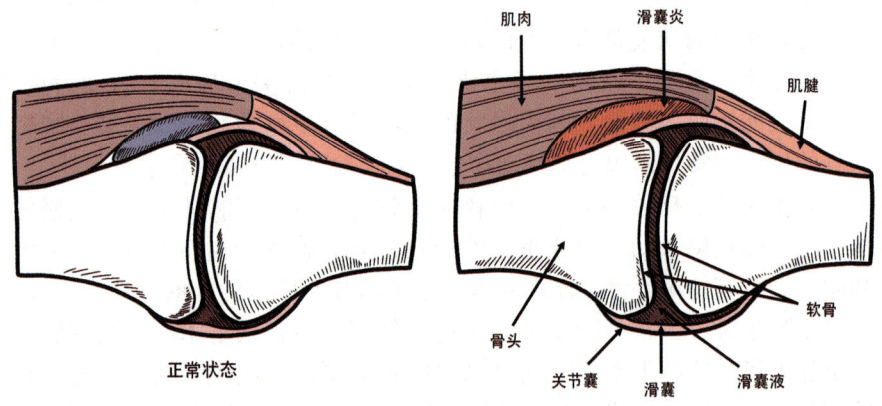

图 5.11　膝关节滑膜炎

（二）滑膜炎有哪些症状表现

滑膜炎的症状表现较为明显。关节疼痛是最为突出的症状，患者在活动关节时，疼痛会显著加剧，尤其是在上下楼梯、蹲下站起等动作时，疼痛更为难忍。晚上休息或关节受凉时，疼痛也可能加重。

关节肿胀也是常见症状，早期多因关节内积液增多，表现为关节间隙饱满，按压时有波动感，如同按压热水袋一般。后期，随着病情发展，可能出现关节周围弥漫性肿胀。

由于疼痛和肿胀，患者的关节活动会受到明显限制，活动度下降。在关节屈伸活动时，还可能出现卡顿或异响，严重影响关节的正常功能。

（三）如何治疗和预防滑膜炎

对于滑膜炎的治疗，一般先采取保守治疗。患者需充分休息，减少患病关节的活动，必要时可使用支具或石膏固定关节，以减轻滑膜的负担，促进炎症消退。同时，可在医生指导下口服非甾体抗炎药，如布洛芬、阿司匹林等，缓解疼痛和炎症。物理治疗，如热敷、超短波、红外线照射等，也能促进局部血液循环，加快炎症吸收。

若保守治疗效果不佳，或滑膜炎反复发作，可考虑手术治疗，如关节镜下滑膜切除术。手术能直接清除病变的滑膜组织，缓解症状，但术

后仍需配合康复训练，以恢复关节功能。

　　预防滑膜炎，关键在于养成良好的生活习惯。运动前要做好充分的热身准备，运动过程中注意保护关节，避免过度运动和受伤。注意个人卫生，预防感染性疾病的发生。一旦患上感冒、扁桃体炎等疾病，应及时治疗，防止病原体侵袭关节滑膜。此外，青少年女性在生长发育阶段，要保证营养均衡，适当补充钙质，增强骨骼和关节的健康。

第六章　孕产期女性骨健康

第一节　孕期女性常见的骨科疾病

一、孕期骨健康基础认知

（一）为什么孕期骨健康至关重要

怀孕是一段特殊且充满挑战的时期，骨骼健康在其中扮演着极为关键的角色。从支撑母体的角度来看，随着孕期推进，孕妇体重不断增加，骨骼就像房屋的承重墙，承担着支撑母体自身及胎儿重量的重任。倘若骨骼健康出现问题，如骨密度下降，就如同承重墙变得脆弱，孕妇在日常活动中，如站立、行走时，稳定性会大大降低，极易增加骨折等意外事件的发生风险。同时，还可能引发一系列不适症状，如腰酸背痛、腿部抽筋等，严重影响孕妇的生活质量。

对胎儿的发育而言，骨骼健康同样不可或缺。胎儿在生长过程中，骨骼的形成与矿化需要大量的钙、磷等矿物质，而这些矿物质主要来源于母体。孕妇就如同一个为胎儿源源不断提供营养的仓库，若母体骨健康不佳，钙摄入不足或吸收不良，身体为了满足胎儿生长需求，就会从自身骨骼中"抽调"钙质，这不仅会损害孕妇自身的骨骼健康，还可能导致胎儿骨骼发育不良，增加胎儿先天性佝偻病、骨骼畸形等疾病的发生几率。所以，孕期骨健康直接关系到母婴双方的健康，是孕期保健中不容忽视的重要环节。

（二）孕期身体哪些变化会影响骨健康

孕期女性身体会发生一系列复杂且奇妙的生理变化，这些变化对骨健康有着多方面的影响。首先是激素水平的改变，雌激素、孕激素、甲状旁腺激素相关蛋白（PTHrP）等的分泌量大幅增加。雌激素在孕期对骨骼健康有着重要的双重影响，一方面它能够抑制破骨细胞的活性，减少骨质的吸收，一定程度上维持骨量的稳定；另一方面，随着孕期推进，雌激素水平的波动可能打破骨代谢的平衡，使得骨质流失的风险增加。孕激素则可促进钙的吸收和利用，对维持骨骼的正常矿化起着积极作用。

178

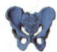

甲状旁腺激素相关蛋白能够调节钙在母体和胎儿之间的转运，确保胎儿在生长发育过程中获得足够的钙质供应。

　　孕妇在孕期体重的增加也是影响骨健康的重要因素。随着胎儿的逐渐长大，羊水、胎盘等附属物的增多，孕妇的体重通常会显著上升。额外的体重给骨骼系统带来了沉重的负担，尤其是脊柱、骨盆和下肢骨骼。它们就像承受着远超平常重量的桥梁，需要承受更大的压力来维持身体的正常活动。长时间处于这种高负荷状态下，骨骼容易出现疲劳、损伤，进而影响骨健康。体重的增加还可能改变孕妇的身体重心和姿势，为了保持平衡，孕妇的身体会不自觉地进行调整，这可能导致脊柱的曲度发生改变，进一步加重骨骼和肌肉的负担，引发一系列的不适症状。

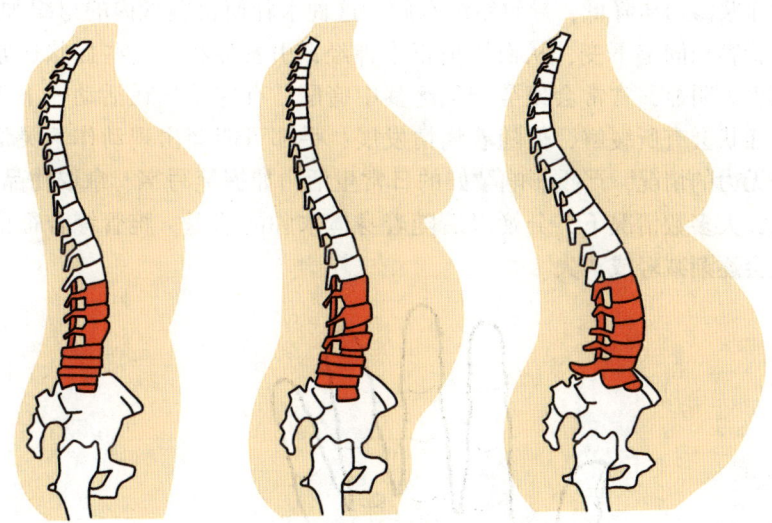

图 6.1　孕期脊柱及腹部变化

二、孕期常见骨科疾病

（一）为何孕期腰背痛如此普遍

　　孕期腰背痛的普遍存在与多种生理因素密切相关。随着孕期的推进，孕妇的体重会不断增加，额外的体重就像给腰背部的肌肉加上了沉重的负担，使其容易陷入疲劳状态，甚至引发痉挛。同时，孕期女性体内的激素水平发生显著变化，雌激素、孕激素等大量分泌，这些激素在维持妊娠的同时，会使关节和韧带变得松弛，脊柱的稳定性也因此下降。在

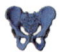

站立或行走时，脊柱需要承受更大的压力，这就容易引发腰背痛。此外，随着子宫的不断增大，孕妇的身体重心被迫向前移动，为了保持平衡，孕妇不得不调整姿势，使腰部过度前凸，这使得腰背部的肌肉和韧带长时间处于紧张状态，进一步加重了疼痛的症状。据相关研究显示，超过一半的孕妇都会经历不同程度的腰背痛，尤其在怀孕中晚期更为显著。

（二）腕管综合征（CTS）在孕期有何表现

腕管综合征（CTS）在孕期主要表现为手部和手指的疼痛、刺痛和麻木感。腕管是由腕骨和腕横韧带围成的狭窄通道，正中神经和多条肌腱从中穿过。在孕期，由于激素水平的改变，孕妇身体容易出现水肿，从妊娠第 6 周开始，全身血容量逐渐增加，到妊娠 32～34 周时达到高峰，此时血浆渗透压降低，导致组织水肿。这种水肿使得腕管内的组织肿胀，而腕管容积固定不变，从而压迫正中神经，引发症状。这些症状通常在夜间更为明显，常常会使孕妇从睡梦中痛醒。有些孕妇在活动一下手指后，症状会有所缓解，但随着病情发展，手部可能会出现动作不灵活或软弱无力的情况，严重影响孕妇的日常生活，如握笔写字、拿取物品等。不过，大多数情况下，分娩以后随着身体水肿的消退，腕管综合征的症状也会逐渐减轻或消失。

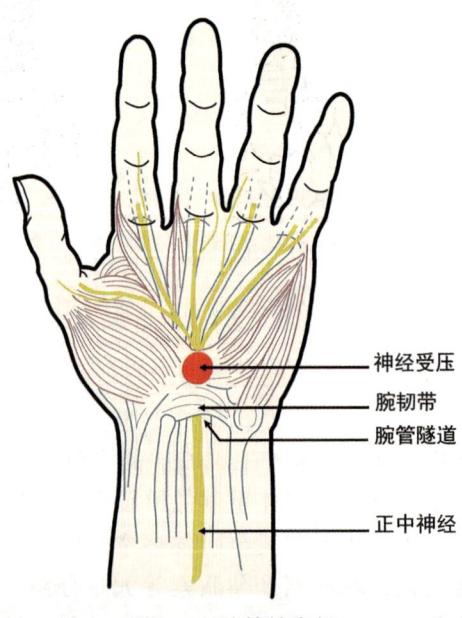

神经受压
腕韧带
腕管隧道

正中神经

图 6.2　腕管综合征

（三）足底筋膜炎在孕期的症状特点

孕期患上足底筋膜炎，主要症状是脚跟部位的疼痛，尤其是在早晨起床迈出第一步时，这种刺痛感会格外明显。这是因为经过一夜的休息，足底筋膜处于相对收缩的状态，当突然受到牵拉时，就会引发疼痛。随着日常活动的增加，疼痛可能会有所缓解，但在长时间站立或行走后，尤其是在孕晚期，由于孕妇体重达到峰值，足底所承受的压力也达到最大，疼痛又会加剧。足底筋膜炎主要是由于足底的筋膜，即连接脚后跟和脚趾之间的坚韧纤维组织带，在孕期受到反复的牵拉或过度的压力而引发的炎症。随着胎儿的不断发育，孕妇的体重迅速增加，使得足底所承受的压力大幅上升，长时间处于这种高压状态下，足底筋膜就容易出现劳损和炎症。

（四）感觉异常性大腿痛是怎么回事

感觉异常性大腿痛，又称股外侧皮神经痛，是由于股外侧皮神经受到压迫或损伤而引起的一种疾病。在孕期，孕妇身体的诸多变化是导致该病症的重要原因。一方面，随着胎儿的成长，孕妇的腹部逐渐隆起，身体重心发生偏移，为了保持平衡，孕妇的骨盆会发生前倾，这可能会导致股外侧皮神经受到牵拉或压迫。另一方面，孕妇在孕期可能会穿着紧身的衣物，或者长时间保持同一姿势，如久坐、久站等，这些因素都可能进一步加重对股外侧皮神经的压迫。孕妇患上感觉异常性大腿痛时，通常会感到大腿前外侧的皮肤出现麻木感、刺痛或灼热感，就像有无数只小蚂蚁在皮肤上爬行，又像是被火烧灼一般。这种疼痛一般只出现在身体的一侧，且在长时间行走或站立后症状会加剧。虽然该病症一般不会对胎儿的健康造成影响，但会给孕妇带来不适，影响其生活质量。

（五）耻骨炎对孕妇日常生活有哪些影响

耻骨炎是一种发生在耻骨联合部位的非细菌性炎症。在孕期，随着胎儿的不断发育，孕妇体重持续增加，同时胎儿位置逐渐下降，使得耻骨联合承受了更大的压力，从而引发炎症反应。患有耻骨炎的孕妇，日常生活会受到诸多影响。最明显的就是耻骨联合处会出现疼痛，尤其是在行走、上下楼梯、翻身等活动时，疼痛会更加明显。这种疼痛还可能向大腿内侧或会阴部放射，给孕妇的行动带来极大不便。比如，孕妇在走路时会因疼痛而步态不稳，上下楼梯时需要花费更多的力气和时间，甚至在睡觉翻身时也会因疼痛而难以入眠，严重影响孕妇的生活质量和休息。

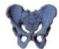

（六）髋关节一过性骨质疏松症症状严重吗

髋关节一过性骨质疏松症在孕期女性中虽较为罕见，但一旦发生，症状相对较为严重。其确切病因尚不完全清楚，一般认为与孕期的激素水平变化、身体负重增加以及臀部周围小血管的血流改变等因素有关。该病症主要表现为髋关节部位的突发性疼痛，常见的疼痛部位包括大腿前侧、腹股沟和臀部等。这种疼痛在孕妇行走或负重时会明显加重，而在休息时则可能会有所缓解。由于疼痛较为剧烈，孕妇的行走往往会受到严重影响，甚至出现跛行的情况，极大地限制了孕妇的活动范围，对其日常生活造成了较大困扰。不过，多数情况下，随着孕期的结束，身体的激素水平逐渐恢复正常，髋关节一过性骨质疏松症的症状也会逐渐缓解，骨骼的密度也会逐渐恢复。

三、孕期骨健康检测

（一）孕期为什么要进行骨密度检测

骨密度检测是评估孕期骨骼健康状况的关键手段。在孕期，孕妇身体对钙的需求大幅增加，用于满足胎儿骨骼发育的需要。这一过程中，孕妇自身的骨密度可能会发生变化。骨密度检测，就如同给骨骼的健康状况做了一次精准的"体检"，能够直观地反映出骨骼中矿物质的含量，从而判断骨骼的强度和健康程度。若检测发现骨密度下降，提示孕妇可能存在钙摄入不足或吸收不良的情况，医生可据此及时调整孕妇的营养方案，增加钙的摄入或采取其他干预措施，以保障孕妇自身骨骼健康，降低因骨密度问题导致的骨折等风险，同时也为胎儿的正常发育提供充足的钙质保障。

（二）孕期骨密度检测方法有哪些

孕期常用的骨密度检测方法主要有超声检查和双能 X 线检查。超声检查是一种无创的检测方式，它利用超声波在不同骨质中的传播速度、振幅等差异来反映骨密度。这种方法操作方便、快捷，就像给孕妇做一次温和的身体扫描，且无任何放射性，对孕妇和胎儿都非常安全，特别适合在孕期进行检查。在检查前，孕妇只需穿着宽松舒适的衣服，方便医生操作即可。

双能 X 线检查的准确性较高，但因其具有一定的放射性，犹如一把双刃剑，在带来高精准度的同时，也伴随着潜在风险。因此，孕妇一般不建议进行此项检查。只有在医生综合评估后，认为有必要进行此项检

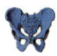

查以评估特定的骨骼疾病风险或其他特殊情况时，才会在确保安全的前提下进行。

（三）除骨密度检测外，还有哪些相关检查

除了骨密度检测，血液检查和尿液检查也是评估孕期骨健康的重要辅助手段。血液检查通过检测血液中的钙、磷、维生素 D、甲状旁腺激素（PTH）以及骨代谢标志物，如骨钙素、碱性磷酸酶等指标，能全面了解孕妇体内的钙代谢情况和骨代谢状态。例如，血钙水平的高低能够反映孕妇近期的钙摄入和吸收情况；维生素 D 的含量则直接关系到钙的吸收和利用效率；骨钙素和碱性磷酸酶等骨代谢标志物的变化，可以反映骨骼的形成和吸收过程是否平衡。

尿液检查通过检测尿液中的钙、磷等矿物质的排泄情况，能间接了解孕妇体内钙的代谢平衡。如果尿液中钙的排泄量过高，可能提示孕妇存在钙吸收不良或骨量流失的情况。通过多种检测方法的综合运用，医生能够更全面、准确地评估孕妇的骨健康状况，为制定科学合理的孕期保健方案和治疗措施提供有力依据。

四、孕期骨健康维护

（一）饮食上如何助力孕期骨健康

合理饮食在孕期骨健康的维护中起着关键作用，孕妇应着重增加富含钙、维生素 D 等营养素的食物摄入。钙是骨骼的重要组成部分，奶制品是补钙的优质来源，像牛奶、酸奶、奶酪等，不仅富含优质钙，还易于被人体吸收，每 100 毫升牛奶中通常含有约 100~120 毫克的钙。豆制品也是不错的选择，豆腐、豆浆等含有一定量的钙，且富含植物蛋白。绿叶蔬菜如菠菜、西兰花、羽衣甘蓝等，不仅富含多种维生素，也含有一定的钙元素。坚果类食物如杏仁、核桃等，除了富含健康的脂肪和蛋白质外，同样含有一定量的钙。

维生素 D 在钙的吸收和利用过程中发挥着重要作用，富含维生素 D 的食物主要包括鱼类，如三文鱼、金枪鱼、沙丁鱼等，这些鱼类不仅富含维生素 D，鱼肉还富含优质蛋白质。蛋黄中也含有一定量的维生素 D，同时还富含卵磷脂、胆碱等营养物质。此外，部分强化维生素 D 的牛奶也是获取维生素 D 的良好来源。除了钙和维生素 D，孕妇还应摄入足够的蛋白质、磷、镁等营养素，以维持骨骼的正常代谢和功能。

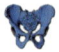

（二）哪些运动适合孕期维护骨健康

适度运动对孕期骨健康的维护大有益处，它能增强孕妇肌肉力量，促进血液循环，为骨骼输送更多营养，还有助于维持骨骼健康。散步是一种适宜且简单易行的运动方式，孕妇可在天气宜人时，每天进行 30 ~ 60 分钟的散步，步伐保持轻松舒适，这样能增强心肺功能，促进血液循环，还能放松心情。游泳也是一项不错的选择，水的浮力能减轻身体重量，减少对关节的压力，同时能锻炼全身肌肉，增强肌肉力量和关节灵活性。孕妇在游泳时应选择卫生条件良好、水温适宜的泳池，并在专业人员陪同下进行。

孕妇瑜伽是专门为孕妇设计的运动，通过特定体式和呼吸练习，能帮助孕妇拉伸肌肉和韧带，增强身体柔韧性和平衡感，缓解孕期不适症状。在进行孕妇瑜伽时，务必在专业教练的指导下进行，避免因姿势不当对胎儿造成不良影响。此外，孕妇还可根据自身情况选择一些低强度的有氧运动，如孕妇健身操、瑜伽等，但运动过程中需注意安全，避免过度劳累和受伤。运动频率一般建议每周进行 3 ~ 5 次，每次运动时间控制在 30 ~ 60 分钟，运动强度以孕妇自我感觉舒适为宜。

（三）孕期生活习惯对骨健康有何影响

孕期良好的生活习惯对骨健康的维护不可或缺。孕妇应避免久站久坐，长时间保持同一姿势会导致身体局部血液循环不畅，增加骨骼和肌肉的负担，尤其是在孕晚期，随着胎儿增大，身体负荷加重，久站久坐更容易引发腰酸背痛、腿部水肿等不适症状。建议孕妇每隔一段时间就进行适当活动，如站立一段时间后坐下休息片刻，坐下一段时间后起身活动一下，伸展四肢，促进血液循环。

保持正确的姿势也十分关键。站立时，双脚应与肩同宽，挺胸抬头，收腹提臀，使身体重心均匀分布在双脚上，避免弯腰驼背或身体倾斜，这样有助于减轻脊柱压力，维持脊柱的正常生理曲度。行走时，步伐应平稳，避免匆忙行走或突然转身，以免失去平衡导致摔倒。坐姿方面，应选择高度合适、有良好支撑的椅子，坐下时尽量将臀部坐满整个椅面，背部挺直，靠在椅背上，膝盖与臀部保持同一水平高度，避免长时间交叉双腿，以免影响下肢血液循环。

睡眠姿势同样会对孕妇的骨健康产生影响。在孕早期，孕妇可选择自己感觉舒适的睡眠姿势，但应尽量避免俯卧位。到了孕中晚期，随着子宫增大，建议孕妇采取左侧卧位，这样能减轻子宫对下腔静脉的压迫，

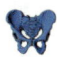

保证血液循环顺畅，为胎儿提供充足的氧气和营养物质。同时，在睡眠过程中，孕妇可使用孕妇枕等辅助工具，帮助调整身体姿势，缓解身体压力，提高睡眠质量。

五、孕期骨科疾病应对

(一) 孕期骨科疾病有哪些非药物治疗方法

当孕期遭遇骨科疾病时，非药物治疗是较为安全有效的选择。热敷是一种简单且有效的方法，将温热的毛巾或热水袋敷在疼痛部位，如腰部、腕部、足跟等，每次热敷 15~20 分钟，每天可进行数次，能促进局部血液循环，加速炎症消散，从而缓解疼痛和肌肉紧张。比如，对于孕期常见的腰背痛，热敷腰部能显著减轻不适。

按摩也是不错的非药物治疗手段，由专业按摩师或经过培训的家人，通过轻柔的推、揉、按等手法，对疼痛部位及其周围肌肉进行按摩，能放松紧绷的肌肉，改善局部血液循环，减轻疼痛症状。但按摩时要注意力度适中，避免过度用力对孕妇和胎儿造成不良影响。

对于因身体姿势改变或关节压力增加引发的骨科疾病，如耻骨炎、感觉异常性大腿痛等，使用支具能起到很好的辅助治疗作用。孕妇出现耻骨联合疼痛时，使用托腹带可减轻腹部对耻骨联合的压力，缓解疼痛症状。感觉异常性大腿痛的孕妇，佩戴合适的矫形器，能帮助调整骨盆位置，减轻对股外侧皮神经的压迫，缓解疼痛和麻木感。

(二) 药物治疗在孕期需注意什么

在孕期，药物治疗需格外谨慎，由于孕妇和胎儿的特殊生理状态，药物使用可能对胎儿发育产生潜在风险。因此，若非病情严重且经医生评估确有必要，应尽量避免使用药物治疗。

倘若孕妇的骨科疾病症状较为严重，必须通过药物治疗来缓解时，务必在医生的严格指导下进行。医生会依据孕妇的具体病情、孕周以及药物的安全性等因素，综合权衡后选择最为合适的药物，并精确制定用药剂量和疗程。在用药过程中，孕妇应密切关注自身身体状况以及胎儿的胎动情况，一旦出现任何不适或异常，应立即停药并告知医生。同时，孕妇要严格遵循医嘱，按时按量服药，切勿自行增减药量或停药，以免影响治疗效果或对胎儿造成不良影响。例如，一些非甾体抗炎药被列为妊娠期的 C 类药物，一般建议在早期妊娠时谨慎使用，并在妊娠三十周时停止使用。

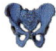

六、产后骨健康延续

（一）产后骨健康恢复为何重要

产后骨健康的恢复至关重要，它对产妇的长期健康有着深远影响。在分娩过程中，产妇的骨骼系统承受了巨大压力，骨盆在胎儿通过产道时，关节及周围软组织可能出现不同程度的损伤，影响骨盆的正常形态和功能。孕期为适应胎儿生长和分娩，身体分泌的松弛素使关节和韧带变得松弛，这种状态在产后不会立即恢复，导致骨骼的稳定性较差。

若产后骨健康未能得到有效恢复，产妇可能长期遭受腰酸背痛、关节疼痛等不适症状的困扰，这不仅会影响日常生活，如照顾宝宝、做家务等，还可能对其心理健康造成负面影响，导致焦虑、抑郁等情绪问题。长期的骨健康问题还会增加未来患骨质疏松症等骨骼疾病的风险，严重威胁女性的身体健康。因此，产后骨健康的恢复关乎产妇身体和心理的双重健康，对其未来生活质量有着重要意义。

（二）产后如何促进骨健康恢复

产后促进骨健康恢复，可从饮食、运动和生活习惯等方面入手。饮食上，应注重营养均衡，增加富含钙、维生素D、蛋白质等营养素的食物摄入。钙是骨骼的重要组成部分，奶制品如牛奶、酸奶，豆制品如豆腐、豆浆，以及鱼类、坚果等都是富含钙的食物，产妇可适当多食用。维生素D有助于钙的吸收，可通过多晒太阳或食用富含维生素D的食物，如鱼肝油、蛋黄等进行补充。蛋白质对于身体的修复和恢复也至关重要，瘦肉、蛋类、豆类等都是优质蛋白质的良好来源。

适度运动也是产后骨健康恢复的关键。产后身体较为虚弱，运动应循序渐进，从低强度的运动开始。产后初期，可进行一些简单的活动，如产后散步，每天在家人的陪同下，在小区内缓慢行走15~20分钟，逐渐增加时间和距离，这有助于促进身体的血液循环，增强肌肉力量，为后续的运动打下基础。随着身体的恢复，可尝试进行一些针对性的康复运动，如产后瑜伽、普拉提等。这些运动能够帮助产妇拉伸肌肉和韧带，增强身体的柔韧性和核心肌群的力量，对骨盆的恢复和身体的塑形都有很大的帮助。在进行产后瑜伽时，应选择专业的产后瑜伽课程，在教练的指导下进行，避免因姿势不当造成身体损伤。

产妇还应注意保持良好的生活习惯。产后要保证充足的睡眠，这对于身体的恢复至关重要。睡眠不足会影响身体的新陈代谢和激素水平，

进而影响骨骼的恢复。建议产妇每天保证 7~8 小时的睡眠时间，可在宝宝睡觉的时候，尽量跟着休息。在休息时，要注意保持正确的姿势，避免长时间保持同一姿势，尤其是弯腰、驼背等不良姿势，这会增加腰部和背部的压力，不利于骨骼的恢复。在坐姿方面，应选择高度合适、有良好支撑的椅子，坐下时尽量将臀部坐满整个椅面，背部挺直，靠在椅背上，膝盖与臀部保持同一水平高度。

第二节　产后女性常见的骨科疾病

一、产后骨质疏松：悄然来袭的"隐形杀手"

（一）什么是产后骨质疏松

产后骨质疏松是指女性在生产后一段时间内，由于多种因素致使骨骼钙质流失，骨密度降低，进而使骨骼变得脆弱，增加骨折风险的一种病症。简单来说，就像是原本坚固的骨骼大厦，因为一些原因，内部的"砖块"（钙质）减少了，导致大厦变得不那么稳固，容易出现问题。

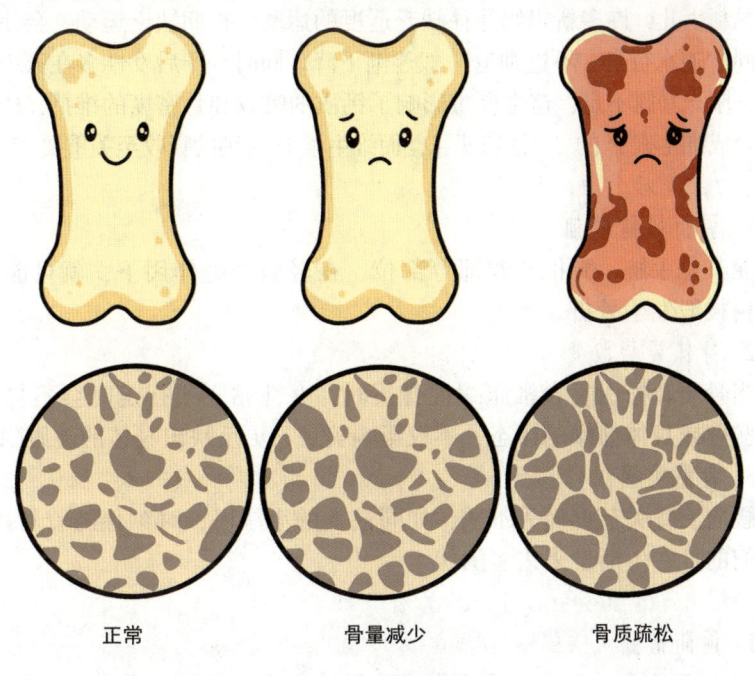

正常　　　　　　骨量减少　　　　　　骨质疏松

图 6.3　骨的变化

（二）产后骨质疏松的发病数据是怎样的

据统计，约有10%的新妈妈会在产后遭遇不同程度的骨质疏松。这一数据表明，产后骨质疏松并非罕见的小众问题，而是在相当一部分产后女性中存在，需要引起大家的重视。

（三）产后骨质疏松是由哪些因素引起的

1. 激素水平变化

孕期女性体内雌激素水平显著上升，为胎儿的正常发育保驾护航。然而，生产结束后，雌激素水平如"自由落体"般迅速下降，而雌激素对维持骨密度起着关键作用，其水平的骤降无疑对骨密度的保持造成了极大的负面影响。

2. 营养摄入不足

孕期时，为满足胎儿生长发育对钙的大量需求，母体中的钙会大量转移给胎儿。若产后女性未能及时补充足量的钙，身体就会因钙摄入不足而陷入骨质疏松的风险之中。

3. 生活方式改变

怀孕和分娩让女性身体承受了巨大的负担，产后身体虚弱，加之要全身心照顾新生儿，许多新妈妈往往缺乏适度的运动。长期缺乏运动，会使骨密度如同"逆水行舟，不进则退"般逐渐下降。同时，产后女性多在家中照顾孩子，阳光暴露不足，这也严重影响了钙质的吸收和骨密度的维持，毕竟阳光是合成维生素 D 的"天然工厂"，而维生素 D 对钙的吸收至关重要。

（四）产后骨质疏松有哪些症状

1. 骨折风险增加

尤其是手腕、脊椎和髋部等部位，在轻微外力作用下，就可能像脆弱的树枝般发生骨折。

2. 身体姿势改变

当骨质疏松引发脊椎压缩性骨折时，女性站立或行走时会不自觉地出现驼背或身体前倾的体态，不仅影响美观，更反映出身体的健康隐患。

3. 骨骼疼痛

腰痛、骨关节疼痛等不适，如同恼人的小尾巴，时刻伴随着新妈妈，给她们的日常生活带来诸多困扰。

（五）如何预防和治疗产后骨质疏松

1. 预防措施

新妈妈们应注重饮食的均衡，确保摄入充足的钙和维生素 D，像牛

奶、豆类、绿叶蔬菜等都是不错的选择，同时要多晒太阳，促进维生素 D 的合成。适度的运动也必不可少，产后瑜伽、散步、游泳等运动，不仅能增强骨骼和肌肉的力量，还能提升身体的整体素质。此外，保持良好的体态和正确的姿势，避免长时间保持同一姿势，以及合理控制体重，都能有效降低产后骨质疏松的发生风险。

2. 治疗方法

若不幸患上产后骨质疏松，也不要惊慌。及时咨询医生，接受专业的诊断和治疗至关重要。治疗方法依据病情严重程度有所不同，可能包括药物治疗、物理治疗等。在医生的指导下，合理使用一些抗骨质疏松药物，能够有效减缓骨质流失，增加骨密度。同时，配合适当的康复训练，如针对增强骨骼和肌肉力量的运动，有助于身体的恢复。

二、产后腰背及关节疼痛：新妈妈的"月子病"困扰

（一）产后腰背疼痛的原因是什么

1. 孕期身体姿势改变

孕期女性身体姿势宛如"变形记"般发生显著改变。随着胎儿茁壮成长，腹部逐渐隆起，身体重心如同被无形的手向前拉扯，致使腰椎不得不过度弯曲，恰似一根长期被过度弯折的弹簧，久而久之，腰背疼痛便如影随形。

2. 腹肌松弛

怀孕过程中，子宫如同吹气球般不断扩张，这使得原本紧致的腹肌变得松弛无力。而腹肌可是腰部的重要"支撑部队"，当这支部队战斗力下降，腰部的支撑功能大打折扣，腰背疼痛也就趁机"入侵"。

3. 分娩时背部肌肉紧张疲劳

分娩过程堪称一场艰苦的"战役"，产妇需要拼尽全力，这使得背部肌肉长时间处于高度紧张和疲劳状态。就像一根紧绷的橡皮筋，长时间拉伸后弹性下降，背部肌肉在经历分娩的"考验"后，极易引发腰背疼痛。

（二）产后关节疼痛是怎么回事

1. 孕期激素变化

孕期激素的变化宛如一把"双刃剑"，它在为胎儿顺利分娩创造条件的同时，也使得韧带变得松弛，尤其是骨盆周围的韧带。这些韧带就如同关节的"稳定器"，当它们松弛后，关节稳定性大受影响，疼痛也就随

之而来。

2. 患关节炎

部分女性在孕期或产后可能不幸患上关节炎，炎症的刺激会让关节出现疼痛、肿胀等症状，给新妈妈的生活增添很多烦恼。

3. 频繁活动关节压力大

新生命的降临带来了无尽欢乐，但也伴随着诸多辛苦。产后女性需要频繁抱宝宝、喂奶、照顾宝宝的日常生活起居，这些活动使得关节承受了过高的压力。如同长期负重的桥梁，关节在高负荷运转下，难免会发出"疼痛"的抗议。

（三）如何预防产后腰背及关节疼痛

1. 保持良好体态

无论是孕期还是产后，都要时刻提醒自己保持正确姿势，避免长时间维持同一姿势，无论是站立还是坐着，都要做到张弛有度。同时，选择合适的靠垫和垫子，为腰部和骨盆提供恰到好处的支撑，减轻它们的压力。

2. 加强核心肌肉锻炼

锻炼核心肌肉能够有效增强腹肌、背部和盆底肌肉的力量。这就好比为身体打造了一副坚固的"铠甲"，当这些肌肉强壮起来，能够更好地分担身体的压力，从而减轻腰背疼痛和关节疼痛。例如，可以进行一些简单的产后瑜伽动作，或者在专业人士指导下进行针对性的核心肌肉训练。

3. 合理分配活动和休息时间

新妈妈们在忙碌于家务和照顾宝宝的同时，别忘了给自己留出足够的休息时间，避免长时间处于单一姿势。比如，每隔一段时间就起身活动一下，伸展伸展身体，让肌肉得到放松。

4. 使用合适护具

对于需要长时间站立或行走的新妈妈来说，使用合适的护具不失为一种明智之选。腹带、矫形内衣等护具能够为身体提供额外的支撑和稳定，减轻腰部和关节的负担，就像给身体配备了一个贴心的"小助手"。

（四）如何缓解产后腰背及关节疼痛

1. 热敷和冷敷

对于轻度的腰背疼痛和关节疼痛，用热水袋或冰袋在疼痛部位进行局部热敷或冷敷，能够有效缓解疼痛，减轻炎症反应。热敷如同冬日里

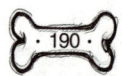

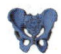

的暖阳，可以促进血液循环，让肌肉放松；冷敷则像夏日里的冰块，可以减轻肿胀，缓解疼痛。

2. 专业按摩和理疗

专业按摩师的按摩和理疗也能发挥神奇功效。按摩师通过专业手法，对疼痛部位进行按摩，能够促进血液循环，舒缓肌肉紧张，让新妈妈们感受到久违的轻松。理疗则借助各种物理手段，如红外线照射、电刺激等，进一步缓解疼痛，加速身体恢复。

3. 遵医嘱用药

若疼痛严重影响到正常生活，及时咨询医生，在医生的建议下使用适当的药物缓解疼痛是必要的。但务必牢记，要严格遵循医嘱，避免滥用药物，以免对身体造成不必要的伤害。

三、产后骶髂关节疼痛：影响生活质量的"难言之隐"

（一）什么是产后骶髂关节疼痛

产后骶髂关节疼痛指的是分娩后在骶髂关节区域出现的疼痛和不适。骶髂关节作为连接骨盆与脊柱的关键关节之一，在妊娠期间，其稳定性会发生改变，部分女性就会因这种改变，导致骶髂关节失稳，进而引发疼痛症状。

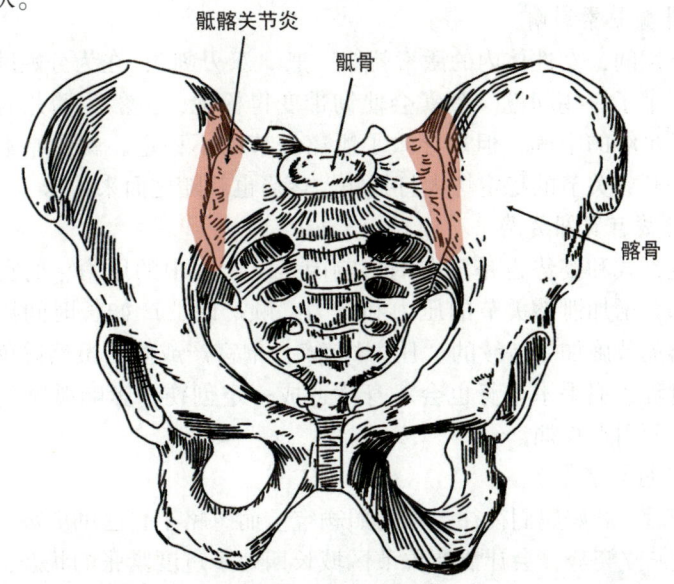

图 6.4　产后骶髂关节疼痛

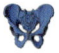

（二）产后骶髂关节疼痛有哪些症状表现

1. 骶髂关节区域疼痛

这是最主要的症状，疼痛可能集中在一侧，也可能双侧同时出现，并且具有放射性，会向下传导至臀部、大腿甚至膝盖，给新妈妈们带来极大的痛苦。想象一下，这种疼痛就像有一根无形的针，时不时地在骶髂关节处扎一下，而且这种疼痛还会"跑"，蔓延到其他部位。

2. 行走或长时间站立时疼痛加重

这使得新妈妈们每迈出一步、每多站一会儿，都要承受更多的疼痛折磨。原本轻松的行走和站立，此刻却变成了艰难的挑战，每一步都伴随着疼痛的"提醒"。

3. 日常动作引发疼痛

坐下或翻身这些看似简单的日常动作，也可能引发疼痛或不适感，严重影响了新妈妈们的休息和日常生活。比如，晚上想翻身照顾宝宝，却被突如其来的疼痛制止，那种无奈和痛苦，只有经历过的人才能体会。

4. 局部触痛

压迫骶髂关节区域时，能感受到明显的局部触痛。轻轻一按，疼痛就会加剧，这也让新妈妈们对这个部位格外敏感。

（三）导致产后骶髂关节疼痛的原因有哪些

1. 妊娠激素影响

妊娠期间，女性体内的激素就像一把"双刃剑"，在为分娩助力的同时，也带来了一些问题。激素会使韧带变得松弛，虽然为胎儿的顺利分娩提供了足够的空间，但却导致了骶髂关节的不稳定。就像原本系紧的鞋带被松开，关节的稳定性大打折扣，疼痛也就随之而来。

2. 分娩方式和姿势

分娩方式和姿势也是重要的影响因素。产程中的用力、剖宫产或侧切等，都会增加骶髂关节的压力和应力。顺产时，产妇长时间用力，就像给骶髂关节施加了持续的"压力炸弹"；剖宫产或侧切虽然避免了顺产的某些过程，但手术本身也会对身体造成一定创伤，影响骶髂关节的稳定性，从而引发疼痛。

3. 产后姿势不当

在产后，新妈妈们往往会因为照顾宝宝而忽略了自己的姿势。不正确的坐姿或站立姿势，会让骶髂关节区域长期处于过度紧张的状态，就像一根紧绷的橡皮筋，时间长了自然会不堪重负，产生疼痛症状。例如，长时

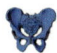

间弯腰抱宝宝，或者总是歪着身子喂奶，都会给骶髂关节带来额外的压力。

（四）如何预防和护理产后骶髂关节疼痛

1. 合理选择分娩方式

在分娩方式的选择上，应与医生充分沟通，根据自身情况选择最适合自己的分娩方式，避免不必要的应力和压力对骶髂关节造成伤害。例如，如果产妇的身体条件和胎儿情况允许，医生评估顺产不会对骶髂关节造成过大压力，那么顺产可能是较好的选择；反之，如果存在一些不利于顺产的因素，剖宫产也许能更好地保护骶髂关节。

2. 保持良好体位姿势

在日常生活中，保持良好的体位姿势至关重要。无论是坐姿、站姿还是躺姿，都要时刻注意保持正确。比如，坐着时要选择有良好腰部支撑的椅子，保持腰部挺直，膝盖与臀部保持同一水平线；站立时，双脚均匀受力，避免长时间用单脚支撑身体；睡觉时，可以选择软硬适中的床垫，保持脊柱的自然曲线。同时，要避免长时间固定在同一姿势下，每隔一段时间就活动一下身体，让关节和肌肉得到放松。

3. 注重体重管理

体重管理也是预防产后骶髂关节疼痛的重要环节。保持适当的体重，能够减轻骶髂关节的负担。新妈妈们在产后要注意合理饮食，避免过度进补导致体重飙升。可以多吃富含营养且低脂肪的食物，如蔬菜、水果、瘦肉、鱼类等。同时，在身体恢复允许的情况下，适当进行一些有氧运动，如散步、产后瑜伽等，有助于控制体重，增强身体的整体素质。

4. 做好自我护理

自我护理方法也能在一定程度上缓解疼痛。充分休息是关键，新妈妈们要尽量抓住宝宝睡觉的时间休息，避免过度劳累。可以尝试使用冷敷或热敷来缓解疼痛和不适感。冷敷能够减轻炎症和肿胀，热敷则能促进血液循环，缓解肌肉紧张。具体选择冷敷还是热敷，可以根据个人感受和疼痛的不同阶段来决定。例如，在疼痛初期，炎症反应较为明显时，可以先进行冷敷；而在疼痛缓解期，热敷可能更有助于放松肌肉。另外，根据医生的建议，佩戴适当的骶髂关节支撑带，也能为关节提供稳定性，减轻疼痛。

（五）产后骶髂关节疼痛严重时如何治疗

1. 物理治疗

如果疼痛较为严重，就需要寻求专业治疗。物理治疗是一种常见且

有效的方法，专业物理治疗师会根据新妈妈的具体情况，制定个性化的运动和伸展训练计划。这些训练能够加强骶髂关节周围肌肉的支持和稳定性，就像给关节加上了一层坚固的"保护罩"。例如，通过一些针对性的臀部和腰部肌肉锻炼，能够增强肌肉力量，分担骶髂关节的压力，从而缓解疼痛。

2. 药物治疗

药物治疗也是缓解疼痛的手段之一。在医生的指导下，可能会给予一些药物以减轻疼痛和炎症。这些药物能够帮助新妈妈们缓解疼痛症状，提高生活质量。但需要注意的是，一定要严格按照医生的医嘱用药，避免自行增减药量或停药，以免对身体造成不良影响。比如，非甾体抗炎药是常用的缓解疼痛和炎症的药物，但使用时必须遵循医嘱，以确保安全有效。

3. 针灸和按摩疗法

针灸和按摩疗法也为许多新妈妈带来了福音。一些女性发现，通过针灸或按摩，能够有效减轻产后骶髂关节疼痛的症状。针灸通过刺激特定穴位，调节身体的气血运行，达到缓解疼痛的目的；按摩则能直接作用于疼痛部位，放松紧张的肌肉，促进血液循环，减轻疼痛和不适感。

四、骨盆底肌功能障碍：不容忽视的产后健康隐患

（一）什么是女性产后骨盆底肌功能障碍

女性产后骨盆底肌功能障碍指的是分娩后骨盆底肌肉的功能遭受损害或出现失调，进而引发一系列相关症状和不适。骨盆底肌群如同一张"隐形的网"，位于骨盆底部，默默支撑着膀胱、子宫和直肠等重要器官。然而，分娩这一过程，如同一场对骨盆底肌群的"严峻考验"，在分娩过程中，它们可能会受到过度拉伸和损伤，从而引发功能障碍。

（二）产后骨盆底肌功能障碍有哪些症状

1. 尿失禁

包括尿急、尿频和尿滴漏等情况，给新妈妈们的日常生活带来诸多不便。例如在咳嗽、大笑、打喷嚏或进行一些日常活动时，尿液可能会不受控制地流出，让新妈妈们陷入尴尬境地。想象一下，正和朋友开心聊天，突然一声咳嗽，尿液却不受控制地流了出来，那种尴尬和困扰，真的会让新妈妈们苦恼不已。

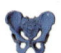

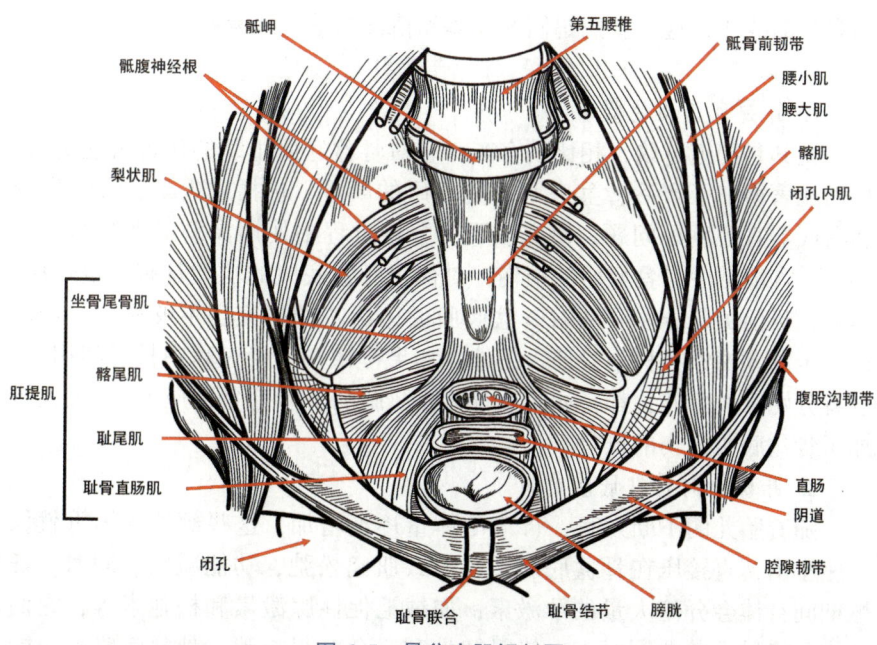

图 6.5　骨盆底肌解剖图

2. 直肠脱垂

新妈妈们可能会出现排便困难，有直肠下垂感，甚至直肠脱出等问题，严重影响肠道的正常功能和生活质量。这不仅会让新妈妈们在排便时倍感痛苦，还可能对她们的心理健康造成负面影响。

3. 性功能障碍

可能表现为性欲减退、性交疼痛或性快感减少等，这不仅会影响夫妻间的亲密关系，也会对新妈妈的心理健康造成一定的负面影响。原本亲密的夫妻关系，可能因为这些问题而出现隔阂，新妈妈们也会因此感到焦虑和不安。

4. 骨盆疼痛

包括骨盆区域的疼痛、坐骨神经痛或会阴痛等，这些疼痛如同紧箍咒，时刻困扰着新妈妈，让她们在日常生活中难以轻松应对。无论是坐着、站着还是躺着，都可能被疼痛折磨，无法享受片刻的安宁。

5. 其他症状

还可能出现排尿困难、排尿过程中需要用力或无法完全排空等其他症状，给新妈妈们的身体和心理都带来极大的负担。每次排尿都像是一

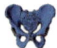

场艰难的战斗，这对新妈妈们的身体和精神都是一种考验。

（三）产后骨盆底肌功能障碍由什么引起

1. 分娩方式和姿势

尤其是阴道分娩，相比剖宫产，它对骨盆底肌组织的伤害可能更大，从而显著增加了产后骨盆底肌功能障碍的风险，包括尿失禁、大便失禁和盆底器官脱垂等问题。研究表明，分娩过程中使用深蹲或者半蹲的姿势，或许能减少骨盆底肌的损伤，对保护骨盆底肌的功能具有一定作用。然而，目前关于分娩姿势对骨盆底肌健康影响的研究还不够充分，仍需进一步深入探索和科学验证。另外，如果母亲在分娩过程中长时间用力，或者分娩巨大胎儿，都会如同给骨盆底肌施加了"超负荷压力"，大大增加了骨盆底肌损伤的风险。

2. 妊娠期间骨盆底肌负担

随着胎儿的不断发育，母亲的体重逐渐增加，这些额外的体重就像一座小山，直接压在骨盆底肌上，导致肌肉松弛，功能减弱。同时，妊娠期间身体会分泌大量的孕激素，如绒毛促性腺激素和松弛素等，它们在为分娩做准备的同时，也使得韧带和联合变得松弛，骨盆底肌也未能幸免，进一步被削弱。虽然妊娠期间骨盆底肌的负担普遍增加，但并非所有孕妇都会出现产后骨盆底肌功能障碍，这与多种因素有关，如骨盆底肌训练、合理的生活方式以及分娩过程中的妥善管理等，都能在一定程度上降低骨盆底肌损伤的风险，促进产后恢复。

3. 遗传因素

遗传因素对骨盆底肌功能有着潜在的影响。它可能会影响骨盆底肌的结构和功能，使得一些人天生就更容易出现骨盆底肌损伤和功能障碍。例如，某些基因变异或家族遗传倾向，可能与骨盆底肌功能障碍存在关联。遗传因素在肌肉质地、弹性以及恢复能力等方面发挥着作用，这些因素又直接或间接地关系到骨盆底肌的功能。有些人天生肌肉张力较强，肌肉控制能力良好，在排尿、排便等需要肌肉协调的活动中就具有优势；相反，若肌肉张力较弱，肌肉控制能力较差，就更容易遭遇骨盆底肌功能障碍的困扰。此外，遗传因素还可能与一些疾病的发生相关，而这些疾病又会对骨盆底肌的功能产生影响，如神经肌肉疾病、结缔组织疾病等。

（四）如何预防产后骨盆底肌功能障碍

1. 保持适当体重

在日常生活中，保持适当的体重至关重要，可以减轻对骨盆底肌的

负担，就像给它卸下了沉重的包袱。新妈妈们在产后要注意合理饮食，避免过度进补导致体重飙升。可以多吃富含营养且低脂肪的食物，如蔬菜、水果、瘦肉、鱼类等。同时，在身体恢复允许的情况下，适当进行一些有氧运动，如散步、产后瑜伽等，有助于控制体重，增强身体的整体素质。

2. 均衡饮食与锻炼

保持均衡的饮食，摄入富含营养的食物，为身体提供充足的能量和养分，同时加强身体锻炼，有助于维持骨盆底肌群的健康状态。

3. 关注骨盆底肌健康

从怀孕前和怀孕期间开始，就应高度关注骨盆底肌的健康，采取相应的保护和锻炼措施，如进行一些简单的骨盆底肌训练，为分娩做好充分准备。比如经典的 Kegel 运动，通过有规律地收缩和放松骨盆底肌，能有效增强其力量和控制能力。

（五）出现产后骨盆底肌功能障碍怎么治疗

1. 物理治疗

这是常用的方法之一，专业物理治疗师会根据新妈妈的具体情况，制定个性化的骨盆底肌锻炼和康复训练计划。这些训练就像为骨盆底肌量身定制的"康复套餐"，通过针对性的锻炼，帮助新妈妈改善功能障碍，减轻相关症状。例如，借助一些专业的康复设备，如阴道哑铃等，进行辅助训练，增强肌肉的力量和协调性。

2. 药物治疗

在医生的精心指导下，可能会给予一些药物来缓解症状，改善功能障碍。这些药物能够调节身体的生理机能，减轻不适，但务必严格遵循医嘱用药，确保安全有效。

3. 手术治疗

对于严重的骨盆底肌功能障碍，手术治疗可能是最后的"秘密武器"。不过，手术通常是在其他治疗方法效果不佳的情况下才会考虑，医生会根据新妈妈的具体病情，权衡利弊，选择最适合的手术方式，以最大程度地恢复骨盆底肌的功能，提升生活质量。

五、"妈妈手"：产后手腕的"甜蜜负担"

（一）什么是"妈妈手"

在产后的这段特殊时期，许多新妈妈会遭遇一种名为"妈妈手"的困扰，其医学名称为产后桡骨茎突狭窄性腱鞘炎。这是一种因产后手腕部特定腱鞘发生炎症和肿胀，从而引发一系列症状的疾病。简单来说，手腕部有一些腱鞘，就像为肌腱准备的小套子，当这些"小套子"因为某些原因发炎肿胀了，就会导致"妈妈手"。

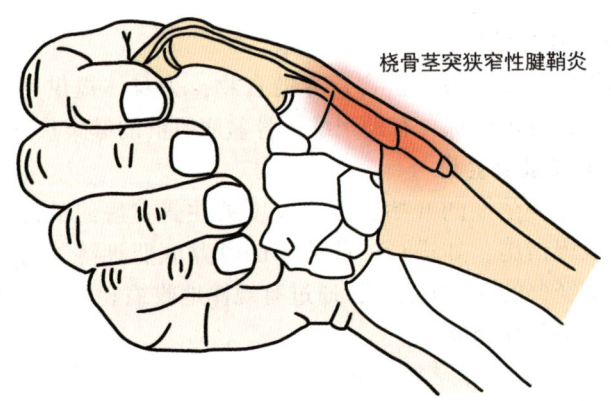

桡骨茎突狭窄性腱鞘炎

图 6.6　桡骨茎突狭窄性腱鞘炎

(二) "妈妈手"有哪些症状表现

1. 手腕疼痛和酸痛

这是最直观的感受，这种疼痛或隐隐作痛，或如刀割般剧烈，让新妈妈们在日常活动中备受折磨。无论是拿起奶瓶给宝宝喂奶，还是轻轻抚摸宝宝的脸，简单的动作都可能引发钻心的疼痛。

2. 手指活动受限

当新妈妈试图伸展或弯曲手指时，会明显感觉到疼痛和僵硬，仿佛手指被无形的枷锁束缚。比如，想给宝宝系个小衣服扣子，却发现手指不听使唤，难以完成精细动作。

3. 夜间疼痛加重

在寂静的夜晚，手腕的疼痛愈发明显，让她们难以入眠，身心俱疲。原本就需要频繁起夜照顾宝宝的新妈妈，此时更是雪上加霜，疼痛使得夜晚变得漫长而难熬。

4. 桡骨茎突区域压痛

在桡骨茎突区域轻轻按压，会引发强烈的疼痛，这也是"妈妈手"的典型症状之一。当医生检查时，轻轻触碰这个部位，新妈妈就会忍不住皱眉喊疼。

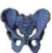

（三）为什么会得"妈妈手"

1. 激素变化

妊娠期间和分娩后，女性体内的激素水平宛如过山车般起伏不定，这种剧烈变化可能促使身体组织发生炎症反应，手腕部的腱鞘也难以幸免。就像身体的内分泌指挥官突然下达了一些混乱的指令，导致腱鞘这个小士兵出现了异常。

2. 频繁的手部重复使用

照顾新生儿的过程中，新妈妈们需要频繁进行抱孩子、喂奶、更换尿布等手部动作，这使得手腕和手部肌肉长时间承受巨大的压力，如同长期处于紧绷状态的橡皮筋，最终不堪重负。想象一下，每天无数次重复同样的手部动作，手腕怎么能不抗议呢。

3. 遗传因素

个人的遗传背景可能决定了身体某些部位对疾病的易感性，若家族中有类似疾病的遗传倾向，那么新妈妈患"妈妈手"的风险也会相应增加。遗传就像是身体的"基因蓝图"，如果这张蓝图上某些地方存在"薄弱环节"，那么在面对产后的各种变化时，就更容易出现问题。

（四）怎样预防"妈妈手"

1. 合理分配手部活动

在照顾新生儿时，要避免长时间集中使用手腕和手指，让手部肌肉有足够的休息时间。比如，不要一直用同一只手抱宝宝，可以两只手交替进行，或者使用婴儿背带等工具，减轻手部负担。

2. 掌握正确哺乳和抱婴姿势

正确的姿势能有效减少对手腕的压力。例如，抱宝宝时尽量将孩子的重心放在前臂，手腕轻轻托起即可，避免手腕过度用力。哺乳时，调整好宝宝和自己的位置，让宝宝能够舒适地吃奶，同时也减轻手腕的压力。

3. 定期休息放松手部

定期休息手部并进行放松活动，如轻轻旋转手腕、屈伸手指等，就像给疲惫的手部肌肉做一次"按摩"，能有效缓解肌肉疲劳。可以在宝宝睡觉的间隙，花几分钟时间做这些简单的动作，让手部得到放松。

（五）"妈妈手"如何治疗

1. 冷热敷

采用冷热敷的办法，能在一定程度上缓解炎症和减轻疼痛。在疼痛

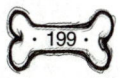

区域，根据具体情况选择冷敷或温热敷，冷敷如同给发炎的腱鞘"降温"，减轻炎症反应；温热敷则像温暖的阳光，促进局部血液循环，缓解疼痛。比如，在疼痛初期，炎症较为明显时，可以先进行冷敷；过几天后，再进行温热敷，促进恢复。

2. 手部和腕部锻炼

适当的手部和腕部锻炼也不可或缺，如简单的旋转手腕、握拳等动作，有助于增强手部肌肉的力量和灵活性，就像给手部肌肉注入一剂活力针。但要注意锻炼的强度和频率，避免过度劳累加重症状。

3. 寻求专业物理治疗

寻求专业物理治疗师的帮助是更为有效的方法。物理治疗师会通过专业的手部按摩，舒缓紧张的肌肉，促进血液循环；进行牵拉训练，帮助恢复腱鞘和肌腱的正常活动范围；对桡骨茎突区域进行热敷，进一步缓解疼痛和炎症。专业的指导和治疗能让新妈妈们更快地摆脱"妈妈手"的困扰。

4. 佩戴腕托或护具

佩戴适合的腕托或护具，能为手腕提供额外的支撑，减轻手腕的压力，稳定关节，如同给脆弱的手腕穿上了一层"保护衣"。在日常活动中，佩戴合适的腕托，可以有效减轻手腕的负担，缓解疼痛。

5. 遵医嘱用药

在医生的专业指导下，还可以使用一些非处方药或处方药，这些药物能够有效缓解炎症和减轻疼痛，但务必严格遵循医嘱用药，确保安全有效。例如，局部涂抹一些消炎止痛的药膏，或者在医生评估后，口服一些药物，但要注意药物的副作用和对哺乳的影响。

六、产后耻骨联合分离：产后身体的"失衡之痛"

（一）什么是产后耻骨联合分离

女性产后耻骨联合分离指的是在怀孕和分娩过程中，由于韧带松弛或拉伤，致使骨盆前部的耻骨联合出现异常分离的情况。耻骨联合作为连接两侧耻骨的重要关节，在怀孕期间，为了给分娩创造条件，会变得更加松弛。然而，有时这种松弛会超出正常范围，导致联合过度分离，给新妈妈们带来诸多困扰。简单来说，就像是原本紧密连接的两块骨头，因为一些原因，分开得比正常情况更大了，从而引发一系列问题。

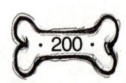

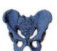

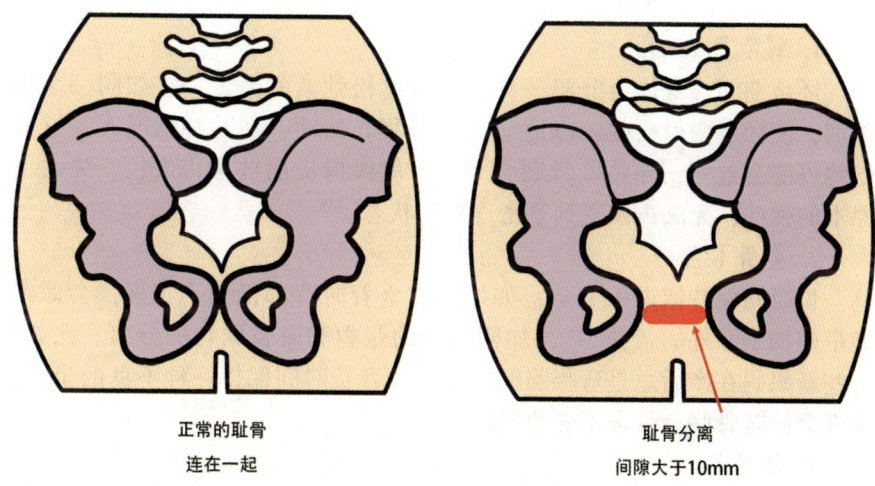

正常的耻骨
连在一起

耻骨分离
间隙大于10mm

图 6.7　耻骨联合分离

（二）产后耻骨联合分离有哪些症状

1. 盆骨区域疼痛

这种疼痛可能是持续性的，也可能是间歇性的，尤其是在行走、站立或转身时，疼痛会更加明显，仿佛有一只无形的手在拉扯着盆骨。想象一下，每走一步，都像是有人在盆骨处使劲拽了一下，那种疼痛真的会让人寸步难行。

2. 腰背疼痛

疼痛会从盆骨区域延伸到腰部和下背部，让新妈妈们坐立难安。不仅走路时疼，坐着和躺着也无法摆脱疼痛的纠缠，严重影响了新妈妈们的休息和日常生活。

3. 行动不便

上下楼梯、坐立转换或从床上起床等简单动作，都可能变得异常困难，每一个动作都伴随着疼痛。原本轻松的日常活动，此刻却成了巨大的挑战，新妈妈们甚至连抱宝宝这样的事情都变得小心翼翼，生怕触动疼痛的开关。

4. 步态异常

行走时可能会出现小步子、摇晃或拖曳脚步等情况，就像失去了平衡的舞者，无法正常行走。新妈妈们为了减轻疼痛，不得不改变走路的方式，久而久之，还可能影响到身体其他部位的健康。

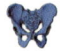

（三）产后耻骨联合分离的原因是什么

1. 韧带松弛

怀孕期间，身体会分泌一种名为骨盆松弛素的激素，它如同一个松弛剂，使韧带变得松弛，以适应分娩过程。然而，在某些情况下，这种松弛可能会过度，导致耻骨联合分离。就像橡皮筋被拉得太长，失去了原本的弹性，无法再恢复到紧密连接的状态。

2. 姿势不当

长时间保持错误的姿势，如站立或坐着时背部挺直不正确，会像给韧带施加了额外的"拉力"，加剧韧带的张力和耻骨联合的分离。比如，有些新妈妈在产后总是弯腰照顾宝宝，或者长时间保持一种不良的坐姿，这都会给耻骨联合带来不必要的压力。

3. 分娩方式

使用产钳助产或者遇到胎头过大等情况，都会增加耻骨联合分离的风险。就像在狭小的空间里强行挤压，容易导致耻骨联合受伤分离。例如，当胎儿头部较大，在通过产道时，就需要更大的空间，这可能会使耻骨联合承受更大的压力，从而增加分离的可能性。

（四）如何预防产后耻骨联合分离

1. 保持正确姿势体位

在体位方面，要学习并保持正确的姿势和体位，坐立时务必保持背部挺直，展现出良好的体态。同时，避免长时间保持同一姿势，适时活动身体，缓解肌肉和关节的压力。比如，每隔一段时间就站起来走动一下，或者在坐着时调整一下姿势，让身体得到放松。

2. 合理安排活动

进行适量的运动，如产前瑜伽和产前康复训练，这些运动就像给身体注入了活力剂，能够加强核心肌群和盆底肌肉的力量，减轻韧带所承受的压力，为顺利分娩和产后恢复打下坚实基础。在怀孕前和怀孕期间，就可以根据自身情况，选择适合自己的运动方式，坚持锻炼，增强身体的柔韧性和力量。

3. 佩戴合适支撑装具

在医生的专业指导下，佩戴合适的腰带或盆底支撑装具，它们如同身体的保护神，能为盆骨区域提供额外的支持，有效降低耻骨联合分离的风险。这些支撑装具可以帮助分担身体的重量，减轻耻骨联合的压力，就像给盆骨区域穿上了一层保护衣。

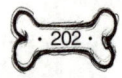

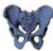

（五）产后耻骨联合分离怎么治疗

1. 物理治疗

专业物理治疗师会根据新妈妈的具体情况，制定个性化的康复训练计划，包括疼痛管理、骨盆底肌肉锻炼和姿势指导等。通过这些训练，帮助新妈妈缓解疼痛，增强肌肉力量，促进耻骨联合的恢复。例如，进行一些针对性的骨盆底肌肉收缩练习，以及正确的姿势矫正训练，都有助于改善耻骨联合分离的状况。

2. 药物治疗

在医生的指导下，合理使用一些非处方药或处方药，能够有效缓解疼痛，减轻炎症反应，让新妈妈们的痛苦得到一定程度的缓解。但在使用药物时，一定要严格遵循医嘱，确保用药安全。比如，非甾体抗炎药可以在一定程度上缓解疼痛，但需要注意其副作用和使用方法。

3. 手术治疗

对于极少数严重的情况，可能需要手术干预来修复耻骨联合。手术治疗就像最后的秘密武器，在其他治疗方法效果不佳时，为新妈妈们带来恢复健康的希望。不过，手术通常是在经过医生详细评估后，认为有必要时才会进行。

七、总结与展望：守护产后女性的骨骼健康

产后女性所面临的骨科疾病种类繁多，从骨质疏松到各种关节疼痛，从骨盆底肌功能障碍到"妈妈手"等，每一种疾病都如同隐藏在暗处的"健康刺客"，给新妈妈们的身体和生活带来了不同程度的困扰。这些疾病的成因复杂多样，涵盖了激素水平变化、营养摄入不足、生活方式改变、分娩方式与姿势、遗传因素等多个方面。

我们也了解到了一系列行之有效的防治方法。在预防方面，新妈妈们应注重饮食的均衡，确保摄入充足的钙和维生素 D，像牛奶、豆类、绿叶蔬菜等都是不错的选择，同时要多晒太阳，促进维生素 D 的合成。适度的运动也必不可少，产后瑜伽、散步、游泳等运动，不仅能增强骨骼和肌肉的力量，还能提升身体的整体素质。此外，保持良好的体态和正确的姿势，避免长时间保持同一姿势，以及合理控制体重，都能有效降低产后骨科疾病的发生风险。

当疾病不幸发生时，也不要惊慌失措。及时咨询医生，接受专业的诊断和治疗至关重要。物理治疗、药物治疗、手术治疗等多种治疗手段，

能够帮助新妈妈们缓解疼痛，改善身体功能，恢复健康。同时，自我护理和康复训练也是治疗过程中不可或缺的环节，如进行骨盆底肌锻炼、适当的手部和腕部锻炼等，都有助于身体的康复。

　　产后女性的骨骼健康不容忽视，它关系到新妈妈们自身的生活质量，也影响着她们能否以良好的状态陪伴宝宝成长。希望每一位新妈妈都能重视自己的身体变化，积极采取预防措施，勇敢面对可能出现的骨科疾病。相信在科学的防治方法和家人的关爱支持下，新妈妈们一定能够顺利度过产后这段特殊时期，拥有健康美好的未来。

第七章　中老年女性骨健康

第一节　中年女性常见的骨科疾病

一、肩周炎——肩部的"紧箍咒"

（一）什么是肩周炎

肩周炎全称为肩关节周围炎，又被称为"五十肩""冻结肩"，它是一种以肩关节周围疼痛、活动受限为主要特征的疾病，主要累及肩关节周围的肌肉、肌腱、滑囊和关节囊等软组织。简单来说，就像是肩部被戴上了一个"紧箍咒"，让肩膀的活动变得不顺畅且疼痛。

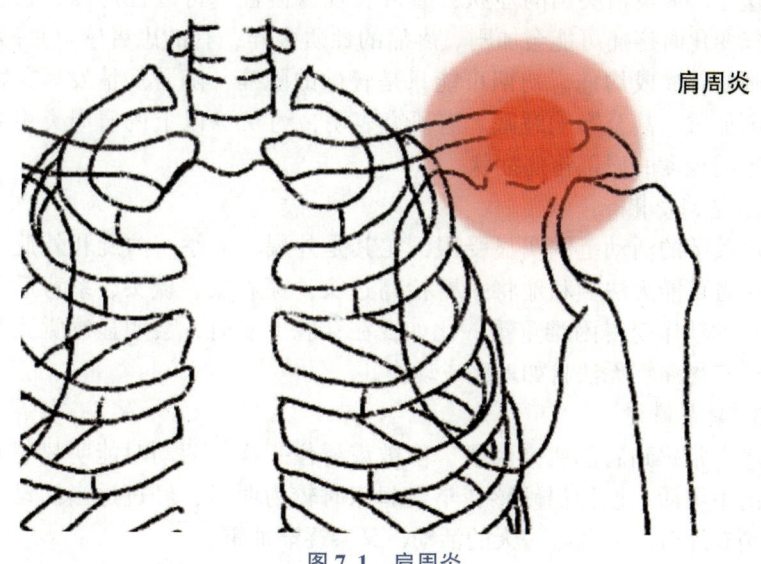

肩周炎

图 7.1　肩周炎

（二）为什么现代中年女性易患肩周炎

1. 年龄因素

中年女性一般处于 40~60 岁这个年龄段，随着年龄增长，肩部的软组织逐渐发生退行性改变，就像机器零件用久了会磨损一样，肩部的肌肉、肌腱等组织的弹性和韧性下降，对损伤的修复能力也减弱，使得肩

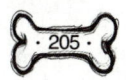

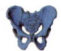

周炎的发病风险增加。

2. 生活习惯

现代中年女性很多从事办公室工作，长时间保持同一姿势，如久坐对着电脑打字、伏案工作等，肩部长期处于紧张状态，缺乏活动，容易导致肩部肌肉劳损。此外，家务劳动中频繁的抬举、搬提重物等动作，也会增加肩部的负担，日积月累，引发肩周炎。例如，弯腰拖地时，需要频繁使用肩部力量来带动手臂，这会对肩部造成一定的损伤。

3. 激素水平变化

中年女性在绝经前后，身体的激素水平发生显著变化，雌激素水平下降。雌激素对维持肌肉、骨骼和关节的健康有一定作用，其水平降低可能影响肩部组织的新陈代谢和修复能力，从而增加肩周炎的发病几率。

（三）肩周炎有哪些症状

1. 肩部疼痛

这是肩周炎最突出的症状，通常表现为慢性、持续性疼痛，在夜间或天气变化时疼痛可能会加剧。疼痛的性质多样，有的患者感觉是酸痛，有的则是刺痛或灼痛。初期可能只是轻微的隐痛，随着病情发展，疼痛会逐渐加重，甚至影响睡眠。有研究表明，约95%以上的肩周炎患者会出现不同程度的肩部疼痛症状。

2. 活动受限

肩关节的活动范围明显受限，尤其是外展、上举、内旋和外旋等动作。患者可能无法顺利地将手臂抬高过头，穿衣服、梳头、系背后的扣子等日常动作变得困难重重。比如，在穿脱上衣时，会明显感觉到肩部的僵硬和疼痛，无法自如地完成动作。

3. 肩部僵硬

患者常感到肩部肌肉僵硬，像被束缚住一样，活动时能明显感觉到肩部的不灵活。这种僵硬感在早晨起床时较为明显，经过适当活动后可能会稍有缓解，但随着一天的活动，又会逐渐加重。

（四）如何诊断肩周炎

1. 体格检查

医生会对患者的肩部进行详细的体格检查，包括检查肩部的压痛部位、评估肩关节的活动范围。常见的检查方法如疼痛弧试验，让患者上肢外展上举，若在60~120度范围内出现疼痛，即为阳性，对肩周炎的诊断有一定意义。

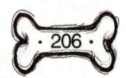

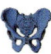

2. 影像学检查

X 线检查：虽然 X 线检查一般不能直接显示肩周炎的病变，但可以帮助医生排除其他可能导致肩部疼痛的疾病，如骨折、骨肿瘤等。通过 X 线检查，医生可以观察到肩部骨骼的形态、结构是否有异常，对于一些伴有骨质增生等情况也能有所发现。

MRI 检查：MRI 对软组织的分辨率高，能够清晰地显示肩关节周围的肌肉、肌腱、滑囊等结构。它可以帮助医生判断是否存在软组织的炎症、水肿、粘连等情况，对于肩周炎的诊断和病情评估具有重要价值。例如，MRI 检查可以发现肩袖肌腱的损伤、关节囊的增厚等病变。

（五）肩周炎怎么治疗

1. 保守治疗

休息与制动：在肩周炎的急性期，适当休息和制动是必要的，可以减少肩部的活动，避免进一步损伤。可使用三角巾等对患侧上肢进行悬吊，让肩部得到充分的休息。一般建议在疼痛严重时，休息 1~2 周。

功能锻炼：这是肩周炎治疗中非常重要的环节，有助于恢复肩关节的活动度。常见的锻炼方法如下。

（1）爬墙法：患者面对墙壁站立，双手向上爬墙，尽量使上肢上举，每次爬至疼痛不能忍受为止，然后缓慢放下，重复进行，每天可进行多次练习。

（2）钟摆运动：患者弯腰，使患侧上肢自然下垂，以肩部为中心，做前后、左右的摆动，像钟摆一样，摆动幅度逐渐增大。每次练习 10~15 分钟，每天 3~4 次。

（3）拉伸运动：可以使用毛巾或弹力带进行肩部的拉伸，如双手在背后握住毛巾，逐渐向上提拉，以拉伸肩部的肌肉和韧带。每个动作保持 15~30 秒，重复 3~5 次。

2. 物理治疗

（1）热敷：通过热传递，促进肩部血液循环，缓解肌肉痉挛，减轻疼痛。可以使用热毛巾、热水袋等进行局部热敷，每次热敷 15~20 分钟，每天 3~4 次。

（2）按摩：专业的按摩师通过手法按摩，能够松解粘连的组织，缓解疼痛，改善肩关节的活动度。按摩手法包括揉法、滚法、按法、摇法等，一般每周进行 2~3 次按摩治疗。

（3）理疗：如红外线照射、超声波治疗、中频电疗等，这些理疗方

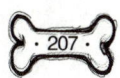

法可以促进局部炎症的吸收，减轻疼痛和肿胀。例如，红外线照射能够使局部组织温度升高，加快新陈代谢，促进炎症的消退。

3. 药物治疗

（1）非甾体抗炎药：如布洛芬、双氯芬酸钠等，具有消炎、止痛的作用。可以减轻肩部的炎症反应，缓解疼痛症状。但使用时需注意药物的副作用，如胃肠道不适、头晕等。

（2）肌肉松弛剂：对于肩部肌肉紧张明显的患者，可使用氯唑沙宗、乙哌立松等肌肉松弛剂。它们能缓解肌肉痉挛，减轻肌肉对肩部关节的压力，从而缓解疼痛。

（3）外用药物：如双氯芬酸二乙胺乳胶剂、云南白药膏等，通过局部涂抹或贴敷，使药物直接作用于肩部，起到消炎、止痛的效果。外用药物相对口服药物，副作用较小，使用也较为方便。

4. 手术治疗

对于保守治疗无效，症状严重影响生活质量，且肩关节粘连严重的患者，可以考虑手术治疗。手术方式主要为肩关节镜下松解术，这是一种微创手术，通过肩关节镜可以直观地观察肩关节内部的情况，对粘连的组织进行松解，恢复肩关节的活动度。术后需要配合康复训练，以促进肩关节功能的恢复。

（六）如何预防肩周炎

1. 保持良好的姿势

无论是坐姿还是站姿，都要保持正确的姿势，避免长时间低头、弯腰或驼背。在工作时，要调整好桌椅的高度，使眼睛平视电脑屏幕，肩部放松。建议每隔一段时间，起身活动一下肩部和颈部，缓解肌肉疲劳。有研究表明，长期保持良好姿势的人群，患肩周炎的风险可降低约30%。

2. 适度进行肩部锻炼

平时可以进行一些针对性的肩部锻炼，增强肩部肌肉的力量和柔韧性。例如，进行耸肩、旋肩等简单的动作，每次锻炼10~15分钟，每天1~2次。也可以参加一些适合的运动，如游泳、打羽毛球等，这些运动可以在锻炼肩部的同时，减少肩部的损伤风险。

3. 避免肩部过度劳累

在日常生活中，要注意避免肩部过度负重，如避免长时间搬运重物。如果需要搬运重物，应尽量借助工具或寻求他人帮助，减轻肩部的压力。

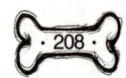

同时，要避免长时间进行重复性的肩部动作，如长时间打网球、乒乓球等，以免造成肩部肌肉劳损。

4. 注意肩部保暖

寒冷会使肩部肌肉收缩，影响肩部的血液循环，增加肩周炎的发病风险。因此，在寒冷的天气里，要注意肩部的保暖，可适当增添衣物，避免肩部受凉。例如，在冬天外出时，可以佩戴披肩，保护肩部不受寒风侵袭。

二、膝关节骨性关节炎——不容忽视的关节困扰

（一）什么是膝关节骨性关节炎

膝关节骨性关节炎（KOA），是一种以膝关节软骨退变、骨质增生为主要病理特征的慢性关节疾病。简单来说，就是膝关节的"零件"（软骨、韧带等）出现了磨损和老化，导致关节出现疼痛、肿胀、活动受限等一系列问题。

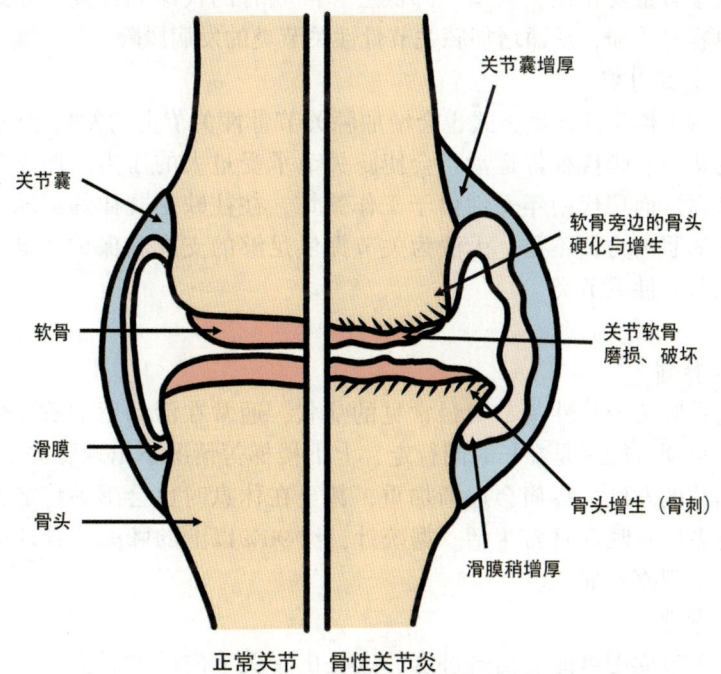

图 7.2　正常膝关节与骨性关节炎

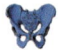

（二） 为什么现代中年女性易患膝关节骨性关节炎

1. 年龄因素

随着年龄增长，膝关节软骨的磨损逐渐加剧，修复能力却逐渐下降。中年女性一般在 40 岁以后，膝关节的退变就开始加速，这使得她们更容易患上膝关节骨性关节炎。据统计，50 岁以上人群中，膝关节骨性关节炎的患病率在 50% 以上，而 60 岁以上人群患病率更是超过 70%。

2. 体重因素

现代生活中，由于饮食结构的改变和运动量的减少，很多中年女性存在体重超标的问题。体重过重会增加膝关节的负担，使关节软骨承受的压力增大，加速软骨的磨损。研究表明，体重每增加 1 千克，膝关节在行走时所承受的压力就会增加 3~6 千克，肥胖女性患膝关节骨性关节炎的风险比正常体重女性高出约 4 倍。

3. 激素水平变化

中年女性在绝经前后，雌激素水平大幅下降。雌激素对维持关节软骨的健康有重要作用，其水平降低会影响软骨的代谢和修复，导致关节软骨更容易受损，从而增加膝关节骨性关节炎的发病风险。

4. 运动习惯

一些不恰当的运动方式也会增加膝关节骨性关节炎的发病率。例如，过度的爬山、爬楼梯等运动，会使膝关节承受过大的压力，加速关节软骨的磨损。而现代中年女性由于工作繁忙，往往缺乏规律的运动，膝关节周围的肌肉力量不足，无法为关节提供足够的支撑和保护，也容易引发膝关节骨性关节炎。

（三） 膝关节骨性关节炎有哪些症状

1. 疼痛

这是膝关节骨性关节炎最常见的症状，通常在活动后加重，休息后缓解。早期可能只是在长时间行走、上下楼梯等情况下出现膝关节隐痛，随着病情的发展，疼痛会逐渐加重，甚至在休息时也会感到疼痛，严重影响患者的睡眠和日常生活。据统计，约 90% 以上的膝关节骨性关节炎患者会出现疼痛症状。

2. 肿胀

膝关节周围可能会出现肿胀，这是由于关节内的滑膜炎症、关节积液增多等原因引起的。患者可能会感到膝关节周围有明显的胀满感，有时还能看到膝关节的外形比正常时增大。

3. 活动受限

患者会感觉膝关节的活动变得不灵活，屈伸困难，下蹲、起身等动作都变得费力。随着病情的进展，膝关节的活动范围会逐渐减小，甚至可能出现关节僵硬，无法正常活动的情况。例如，有的患者在早晨起床时，膝关节会出现明显的僵硬感，需要活动一段时间后才能缓解，这种现象被称为"晨僵"。

4. 关节畸形

在疾病的晚期，由于长期的关节软骨磨损和骨质增生，膝关节可能会出现畸形，如"O型腿"（膝内翻）或"X型腿"（膝外翻）。关节畸形不仅会影响患者的外观，还会进一步加重关节的疼痛和功能障碍。

（四）如何诊断膝关节骨性关节炎

1. 体格检查

医生会对患者的膝关节进行详细的体格检查，包括检查膝关节的压痛部位、活动范围、有无肿胀等。例如，医生会按压膝关节的不同部位，询问患者是否有疼痛；还会检查膝关节的屈伸、旋转等活动，评估关节的活动度是否正常。此外，医生可能会进行一些特殊的检查，如研磨试验、抽屉试验等，以判断膝关节的半月板、韧带等结构是否受损。

2. 影像学检查

（1）X线检查：这是诊断膝关节骨性关节炎常用的检查方法之一。通过X线检查，可以观察到膝关节的骨质增生、关节间隙狭窄、软骨下骨硬化等典型表现。例如，X线结果上可能会显示膝关节边缘有骨刺形成，关节间隙变窄，这对于膝关节骨性关节炎的诊断具有重要意义。

（2）CT检查：CT检查能够更清晰地显示膝关节的骨质结构，对于一些复杂的骨折、骨质增生等情况的诊断有一定帮助。它可以帮助医生更准确地了解关节病变的程度和范围，为制定治疗方案提供依据。

（3）MRI检查：MRI检查对软组织的分辨能力很强，能够清晰地显示膝关节的软骨、半月板、韧带、滑膜等结构。它可以发现早期的软骨损伤、半月板撕裂、滑膜炎症等病变，对于膝关节骨性关节炎的早期诊断和病情评估具有重要价值。例如，MRI检查可以发现膝关节软骨的微小损伤，以及滑膜的增厚、水肿等情况。

（五）膝关节骨性关节炎怎么治疗?

1. 保守治疗

患者应尽量调整生活方式，减少对膝关节有损伤的活动，如爬山、

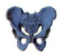

爬楼梯、长时间站立或行走等。同时，要注意控制体重，减轻膝关节的负担。可以选择一些对膝关节压力较小的运动，如游泳、骑自行车等，既能锻炼身体，又能减少对关节的损伤。有研究表明，通过减轻体重，可使膝关节骨性关节炎患者的疼痛症状减轻约50%。

2. 物理治疗

物理治疗方式包括热敷、按摩、针灸、理疗等。热敷可以促进膝关节的血液循环，缓解肌肉痉挛，减轻疼痛；按摩能够放松膝关节周围的肌肉，改善关节的活动度；针灸可以通过刺激特定穴位，起到疏通经络、止痛的作用；理疗如红外线照射、超声波治疗、中频电疗等，也有助于减轻炎症和疼痛症状。例如，经过一段时间的热敷和按摩治疗后，部分患者的膝关节疼痛和肿胀症状会有所缓解。

3. 药物治疗

（1）非甾体抗炎药：如布洛芬、双氯芬酸钠等，主要用于缓解疼痛和减轻炎症。这些药物可以抑制体内的炎症介质产生，从而减轻疼痛和肿胀。但使用时需注意其副作用，如胃肠道不适、肝肾功能损害等。

（2）软骨保护剂：硫酸氨基葡萄糖、盐酸氨基葡萄糖等软骨保护剂，可以促进软骨的合成，抑制软骨的分解，对膝关节软骨起到一定的保护作用。一般需要连续服用一段时间（通常3~6个月），才能看到明显的效果。

（3）关节腔注射药物：对于疼痛较为严重的患者，可在关节腔内注射药物进行治疗。常用的药物有玻璃酸钠、糖皮质激素等。玻璃酸钠可以起到润滑关节、营养软骨的作用，缓解疼痛和改善关节功能；糖皮质激素具有较强的抗炎作用，能迅速减轻关节的炎症和疼痛，但不宜频繁使用，以免引起不良反应。

4. 手术治疗

当保守治疗无效，患者的症状严重影响生活质量，且出现关节畸形等情况时，可能需要考虑手术治疗。手术方式主要有以下几种：

（1）关节镜手术：通过关节镜对膝关节进行检查和治疗，可以清理关节内的增生组织、游离体，修复损伤的半月板和软骨等。这种手术创伤相对较小，恢复较快，适用于病情较轻的患者。术后患者的膝关节功能通常能得到一定程度的改善。

（2）截骨术：对于存在膝关节畸形（如膝内翻、膝外翻）的患者，可通过截骨术改变下肢的力线，减轻膝关节局部的压力，缓解疼痛，延

缓病情进展。该手术适用于年龄较轻、关节软骨磨损不太严重的患者。

（3）膝关节置换术：对于晚期膝关节骨性关节炎患者，关节软骨严重磨损，关节畸形严重，疼痛剧烈，保守治疗和其他手术方式效果不佳时，可考虑进行膝关节置换术。该手术是用人工关节替换受损的膝关节，能有效缓解疼痛，改善关节功能，提高患者的生活质量。但手术创伤较大，术后需要进行较长时间的康复训练。

（六）如何预防膝关节骨性关节炎

1. 控制体重

保持合理的体重是预防膝关节骨性关节炎的重要措施。中年女性应注意饮食均衡，避免过度摄入高热量、高脂肪的食物，同时结合适当的运动，如散步、慢跑等，控制体重在正常范围内。有研究表明，体重每减轻 10%，膝关节骨性关节炎的发病风险可降低约 50%。

2. 合理运动

选择适合自己的运动方式，避免过度运动和损伤性运动。如游泳是一项非常适合的运动，它对膝关节的压力较小，同时能锻炼全身肌肉；骑自行车也是不错的选择，能增强膝关节周围肌肉的力量。此外，进行一些膝关节的康复锻炼，如直腿抬高、股四头肌等长收缩练习等，有助于增强膝关节的稳定性。建议每周进行 3~5 次运动，每次运动 30~60 分钟。

3. 注意关节保暖

寒冷会使膝关节周围的血管收缩，血液循环不畅，从而加重关节的疼痛和不适。因此，在寒冷的天气里，要注意膝关节的保暖，可佩戴护膝等保暖用品。尤其是在秋冬季节，更要做好关节的防寒保暖工作。

4. 避免关节损伤

在日常生活中，要注意避免膝关节受到外伤，如上下楼梯时要小心，避免摔倒；进行运动时，要做好热身准备，佩戴好护具。对于一些从事重体力劳动或经常进行剧烈运动的人群，要注意合理安排工作和运动强度，避免膝关节过度劳累。

三、更年期性关节炎——更年期的关节挑战

（一）什么是更年期性关节炎

更年期性关节炎又称绝经期关节炎。主要是由于女性在更年期后，卵巢功能衰退，雌激素水平急剧下降，从而引发的一系列关节问题。这

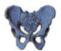

种关节炎通常累及腕关节、手指关节、肘关节以及踝关节等部位，疼痛具有游走性，发作时可能症状较轻甚至无症状。同时，还会伴有关节周围软组织的肿胀以及关节活动范围受限的情况。

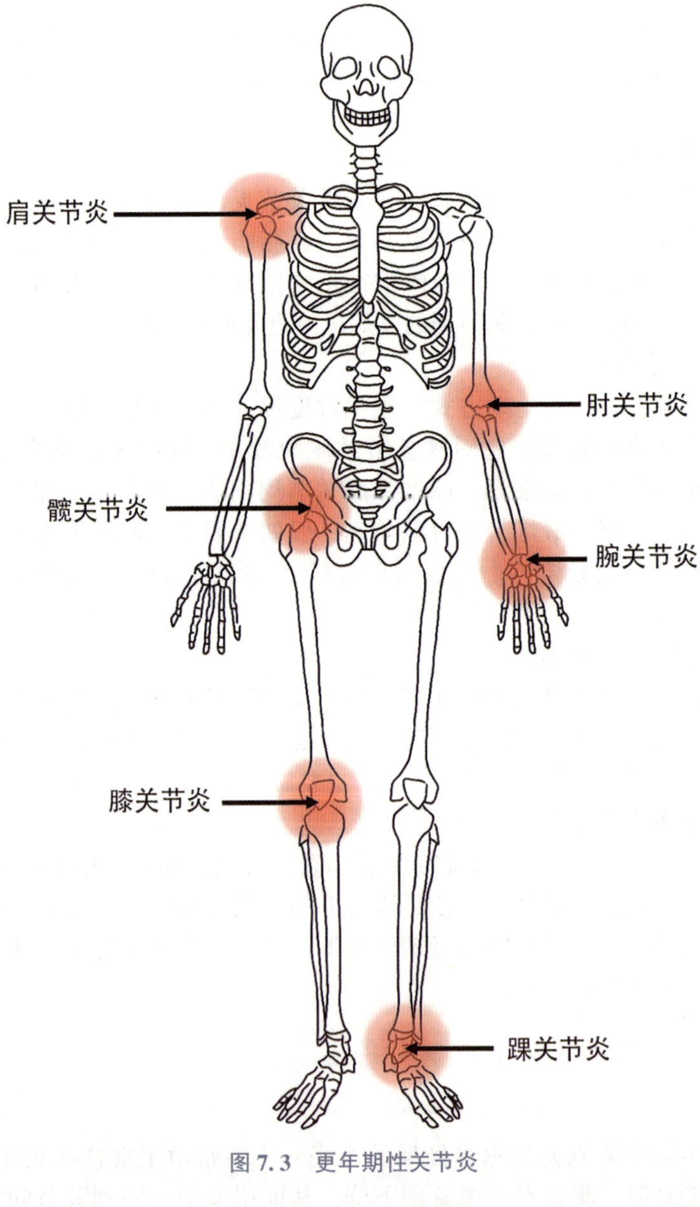

肩关节炎

肘关节炎

髋关节炎

腕关节炎

膝关节炎

踝关节炎

图 7.3　更年期性关节炎

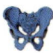

(二) 为什么更年期女性易患更年期性关节炎

1. 雌激素水平下降

雌激素对维持关节软骨、骨骼及周围组织的健康起着重要作用。更年期女性雌激素水平大幅降低，使得关节软骨的代谢和修复能力受到影响，关节软骨更容易受损，同时，雌激素缺乏还会导致破骨细胞活性增强，骨量流失加速，进一步加重关节的负担，从而增加了关节炎的发病风险。

2. 年龄增长

随着年龄的增长，人体的关节软骨会逐渐发生退变，弹性和韧性下降，对关节的缓冲和保护作用减弱。更年期女性正处于身体机能逐渐衰退的阶段，关节的这种退变更为明显，使得她们更容易患上关节炎。

3. 生活方式改变

更年期女性的生活方式可能发生一些不利于关节健康的改变。例如，运动量减少，身体的肌肉力量逐渐减弱，对关节的支撑和保护能力下降，部分女性可能还存在体重增加的情况，这会进一步加重关节的负担，增加关节磨损的风险。

(三) 更年期性关节炎有哪些症状

1. 关节疼痛

这是更年期性关节炎最常见的症状，疼痛部位多集中在膝关节、手指关节、腕关节等。疼痛性质多样，可为隐痛、胀痛、刺痛等，通常在活动后加重，休息后缓解。部分患者可能会出现夜间疼痛加剧的情况，影响睡眠质量。据统计，约90%的更年期性关节炎患者会出现不同程度的关节疼痛症状。

2. 关节肿胀

关节周围软组织可能会出现肿胀，尤其是在膝关节、踝关节等部位较为明显。肿胀可能是由关节内炎症反应、滑膜增生、关节积液等原因引起的。患者可能会感到关节周围有胀满感，有时还能看到关节外形比正常时增大。

3. 晨僵

患者在早晨起床后，会感觉关节僵硬、活动不灵活，需要经过一段时间的活动后，关节僵硬感才会逐渐缓解。这种晨僵现象一般持续时间在30分钟以内，与类风湿关节炎的晨僵时间较长（超过1小时）有所不同。例如，有的患者早晨起床后，手指关节僵硬，握拳困难，活动15～

20 分钟后，才能逐渐恢复正常活动。

4. 关节活动受限

随着病情的发展，关节的活动范围会逐渐减小，患者可能会出现下蹲困难、上下楼梯费力、手部抓握能力下降等情况。严重时，甚至会影响患者的日常生活自理能力，如穿衣、洗漱、行走等。

（四）如何诊断更年期性关节炎

1. 临床症状评估

医生首先会详细询问患者的症状，包括疼痛的部位、性质、程度、发作频率、与活动的关系等，以及是否伴有肿胀、晨僵、关节活动受限等情况。例如，若患者出现多个关节的疼痛，且疼痛具有游走性，同时伴有更年期的相关症状，如潮热、盗汗、月经紊乱等，医生会高度怀疑更年期性关节炎的可能。

2. 体格检查

对患者的关节进行全面的体格检查，包括检查关节的压痛部位、肿胀情况、关节活动度、肌肉力量等。医生会通过一些特殊的检查手法，如膝关节的研磨试验、抽屉试验等，来判断关节内部结构是否受损。例如，在进行膝关节研磨试验时，若患者出现疼痛，则提示可能存在半月板损伤等问题。

3. 影像学检查

（1）X 线检查：通过拍摄关节的 X 线片，可以观察到关节的骨质结构、关节间隙、有无骨质增生等情况。更年期性关节炎患者的 X 线片可能会显示关节间隙变窄、骨质增生、软骨下骨硬化等表现。例如，膝关节 X 线片上可能会看到膝关节边缘有骨刺形成，关节间隙变窄。

（2）MRI 检查：MRI 对软组织的分辨能力很强，能够清晰地显示关节软骨、半月板、韧带、滑膜等结构。它可以帮助医生发现早期的关节软骨损伤、半月板撕裂、滑膜炎症等病变，对于更年期性关节炎的早期诊断和病情评估具有重要价值。例如，MRI 检查可以发现膝关节软骨的微小损伤，以及滑膜的增厚、水肿等情况。

（3）血液检查：主要检测一些与关节炎相关的指标，如红细胞沉降率（ESR）、C 反应蛋白（CRP）、类风湿因子（RF）、抗环瓜氨酸肽抗体（抗 CCP 抗体）等。这些指标可以帮助医生排除其他类型的关节炎，如类风湿关节炎等。更年期性关节炎患者的这些指标一般无明显异常，或仅有轻度升高，而类风湿关节炎患者的 RF、抗 CCP 抗体等通常会呈阳

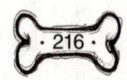

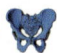

性，且 ESR、CRP 等炎症指标可能会明显升高。

（五）更年期性关节炎怎么治疗

1. 药物治疗

（1）非甾体抗炎药：如布洛芬、双氯芬酸钠、塞来昔布等，这类药物具有消炎、止痛、解热的作用。可以有效缓解关节疼痛和肿胀症状，改善关节功能。但使用时需注意其副作用，如胃肠道不适、肝肾功能损害、心血管风险增加等。一般建议在医生的指导下，根据患者的具体情况选择合适的药物和剂量，并注意观察药物不良反应。

（2）激素替代治疗（HRT）：对于因雌激素水平下降导致的更年期性关节炎，在排除禁忌证后，可考虑进行激素替代治疗。通过补充雌激素和孕激素，可以调节体内激素水平，缓解关节疼痛和不适症状，同时还能改善更年期的其他症状，如潮热、盗汗、失眠等。但激素替代治疗存在一定的风险，如增加乳腺癌、子宫内膜癌、血栓形成等疾病的发生风险，因此需要在医生的严格评估和监测下进行，定期进行妇科检查、乳腺检查、超声检查等。

（3）软骨保护剂：硫酸氨基葡萄糖、盐酸氨基葡萄糖等软骨保护剂，可以促进软骨的合成，抑制软骨的分解，对关节软骨起到一定的保护作用。长期服用有助于延缓关节退变的进程，缓解关节疼痛。一般需要连续服用一段时间（通常 3~6 个月），才能看到明显的效果。

（4）钙剂和维生素 D：更年期女性由于雌激素水平下降，骨量流失加速，容易出现骨质疏松。补充钙剂和维生素 D 可以增加骨密度，预防和治疗骨质疏松，从而减轻关节的负担。常用的钙剂有碳酸钙、枸橼酸钙等，维生素 D 可以促进钙的吸收和利用。建议每天补充钙剂 1000~1200 毫克，维生素 D 800~1200 国际单位。

2. 物理治疗

（1）热敷：通过热传递，促进关节周围的血液循环，缓解肌肉痉挛，减轻疼痛和肿胀。可以使用热毛巾、热水袋等进行局部热敷，每次热敷15~20 分钟，每天 3~4 次。

（2）按摩：专业的按摩师通过手法按摩，能够放松关节周围的肌肉，改善关节的活动度，缓解疼痛。按摩手法包括揉法、滚法、按法、摇法等，一般每周进行 2~3 次按摩治疗。

（3）理疗：如红外线照射、超声波治疗、中频电疗等，这些理疗方法可以促进局部炎症的吸收，减轻疼痛和肿胀。例如，红外线照射能够

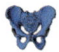

使局部组织温度升高，加快新陈代谢，促进炎症的消退。

3. 运动疗法

适当的运动可以增强关节周围肌肉的力量，提高关节的稳定性，改善关节功能。但要注意选择适合自己的运动方式，避免过度运动和损伤性运动。如散步、慢跑、游泳、太极拳等都是比较适合的运动方式。建议每周进行3~5次运动，每次运动30~60分钟。

4. 手术治疗

对于病情严重，保守治疗无效，出现关节畸形、关节功能严重受限等情况的患者，可考虑手术治疗。手术方式主要包括关节镜手术、截骨术、关节置换术等。关节镜手术可以对关节内的病变进行清理、修复；截骨术可以改变关节的力线，减轻关节局部的压力；关节置换术则是用人工关节替换受损的关节，能有效缓解疼痛，改善关节功能。但手术治疗存在一定的风险，术后需要进行较长时间的康复训练。

（六）如何预防更年期性关节炎

1. 保持健康的生活方式

（1）合理饮食：保持饮食均衡，多摄入富含钙、磷、维生素 D、蛋白质的食物，如牛奶、豆制品、鱼虾、蛋类、绿叶蔬菜等。避免过度摄入高热量、高脂肪、高糖的食物，控制体重在正常范围内。有研究表明，体重每增加10%，患关节炎的风险约增加15%。

（2）适量运动：选择适合自己的运动方式，坚持适量运动，如散步、慢跑、游泳、瑜伽、太极拳等。运动可以增强关节周围肌肉的力量，提高关节的稳定性，促进关节软骨的营养供应，延缓关节退变。但要注意避免过度运动和损伤性运动，运动前要做好热身准备，运动后要进行放松活动。

（3）戒烟限酒：吸烟和过量饮酒会影响关节的健康，增加关节炎的发病风险。因此，更年期女性应尽量戒烟，限制饮酒量。

2. 注意关节保护

（1）避免关节过度劳累：在日常生活中，要注意避免关节长时间处于同一姿势或过度使用，如长时间站立、久坐、弯腰、负重等。如果工作需要长时间站立或久坐，建议每隔一段时间休息一下，活动一下关节。在搬运重物时，要注意正确的姿势，避免直接弯腰搬重物，可先蹲下，将物体靠近身体，然后利用腿部的力量慢慢抬起。

（2）注意关节保暖：寒冷会使关节周围的血管收缩，血液循环不畅，

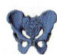

从而加重关节的疼痛和不适。因此，在寒冷的天气里，要注意关节的保暖，可佩戴护膝、护腕等保暖用品。尤其是在秋冬季节，更要做好关节的防寒保暖工作。

（3）选择合适的鞋子：穿着具有良好足弓支撑、减震功能的鞋子，能够减轻关节的压力，保护关节。避免穿高跟鞋、尖头鞋等对足部和关节健康不利的鞋子。在选择鞋子时，要注意鞋子的尺码要合适，鞋底要有一定的弹性和防滑功能。

（4）定期体检：更年期女性应定期进行体检，包括关节检查、骨密度检查、妇科检查等。通过定期体检，可以早期发现关节问题和其他健康隐患，及时采取干预措施，预防疾病的发生和发展。

第二节　老年女性常见的骨科疾病

一、老年女性为何易患骨科疾病

（一）生理结构差异

女性骨盆比男性更宽大，这使得女性下肢力线相对男性更易出现异常，如膝关节生理性外翻（X 型腿）更为明显。这种结构特点导致膝关节在日常活动中受力不均，关节软骨一侧承受的压力更大，长期磨损下，更容易引发膝骨关节炎等疾病。例如，正常情况下，膝关节的力线应该是从股骨头中心、髌骨中心到踝关节中心在一条直线上，这样膝关节面受力均衡。但女性由于骨盆宽大，股骨与垂直重心线之间的夹角（Q 角）更大，男性 Q 角正常值约为 13 度，女性约为 18 度，导致股四头肌外侧拉力加大，内侧力量减弱，膝关节稳定性下降，在屈伸过程中，膝关节易发生侧向滑动，加速软骨磨损和退变。

同时，女性骨骼相对男性体积较小，骨松质较多，在生长过程中获得的骨峰值本身就比男性低 20%～30%。较低的骨峰值意味着在老年时，女性的骨骼储备相对较少，当出现骨质流失等情况时，更容易出现骨质疏松等问题，进而引发一系列骨科疾病。

（二）激素变化影响

雌激素对于女性骨骼健康至关重要。它能够促进人体对钙的吸收，促进骨骼钙的矿化，有助于维持骨骼的强度和密度。然而，女性进入更年期后，卵巢功能衰退，雌激素水平急剧下降。雌激素的减少使得破骨

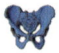

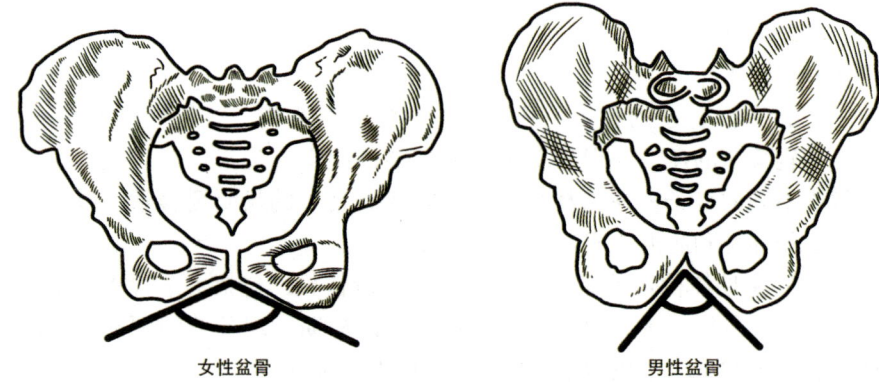

女性盆骨　　　　　　　　　男性盆骨

图 7.4　女性骨盆对比男性

细胞活性增加，成骨细胞活性相对不足，导致骨吸收大于骨形成，骨质大量流失，引发骨质疏松。据统计，女性在绝经后 5~10 年内，骨质流失速度明显加快，每年可流失约 2%~5% 的骨量。

　　骨质疏松使骨骼微观结构发生改变，骨小梁变细、断裂，骨骼脆性增加，抗压能力下降。这不仅增加了骨折的风险，如老年女性髋部骨折、骨质疏松伴病理性胸腰椎压缩性骨折等，还会导致骨骼对关节软骨的支撑作用减弱，使关节软骨承受的压力增大，加速关节软骨的磨损，进而诱发膝骨关节炎等关节疾病。此外，雌激素水平下降还会影响肌肉功能，导致肌肉力量减弱，关节稳定性下降，进一步加重关节的负担和损伤。

（三）生活习惯因素

　　从日常活动角度来看，女性在家庭中往往承担较多家务劳动，如弯腰扫地、拖地，屈膝洗菜、洗碗等，这些重复性的弯腰、屈膝动作会增加膝关节、腰椎等部位的压力和磨损。有研究表明，长期从事家务劳动的女性，膝关节磨损程度明显高于从事较少家务劳动的女性。另外，部分女性习惯长时间久坐，缺乏运动，这使得肌肉得不到充分锻炼，肌肉力量逐渐减弱，无法有效分担关节的压力，导致关节承受的负荷增加，容易引发关节退变和损伤。

　　从穿着习惯上，一些女性长期穿着高跟鞋，这会改变人体的重心和下肢力线，使膝关节、踝关节等部位承受的压力异常增大。鞋跟越高，对膝关节的压力增加越明显，长期穿着高跟鞋可使膝关节的磨损增加约 2~3 倍，大大提高了膝骨关节炎等疾病的发病风险。

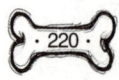

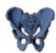

（四）其他因素

随着年龄的增长，人体的各项机能逐渐衰退，包括骨骼、肌肉、关节等组织。老年女性的骨骼代谢减缓，成骨细胞的活性降低，修复能力减弱，一旦骨骼受到损伤或出现病变，恢复起来相对困难。肌肉也会出现萎缩，力量下降，对关节的保护和支撑作用减弱。同时，关节软骨的水分和营养物质逐渐减少，弹性降低，关节间隙变窄，这些变化都使得老年女性更容易受到骨科疾病的困扰。

另外，老年女性可能存在一些基础疾病，如糖尿病、心血管疾病等，这些疾病可能会影响骨骼和关节的血液供应，导致局部组织营养不良，增加感染和炎症的风险，进而引发或加重骨科疾病。例如，糖尿病患者血糖控制不佳时，会影响神经和血管功能，导致下肢神经病变和血管病变，使足部感觉减退，容易受到损伤，且伤口愈合缓慢，增加了足部溃疡、感染等骨科并发症的发生概率。

综上所述，老年女性由于生理结构、激素变化、生活习惯以及年龄和基础疾病等多种因素的综合影响，更容易患上各种骨科疾病，需要特别关注和重视骨骼健康。

二、腰椎椎管狭窄：腰部的"隐形危机"

（一）腰椎椎管狭窄是什么

腰椎椎管狭窄是指各种原因引起的腰椎椎管、神经根管或椎间孔的管径变窄，导致其中的神经、血管等结构受到压迫，从而引发一系列症状的疾病。正常情况下，腰椎椎管为神经和血管提供了足够的空间，使其能够正常工作。但当椎管发生狭窄时，神经和血管就会受到挤压，影响其正常的传导和血液供应，进而产生疼痛、麻木、无力等不适症状。例如，当腰椎间盘退变、突出，或者椎体骨质增生、小关节肥大、黄韧带肥厚等情况发生时，都可能导致椎管的空间变小，对其中的神经组织造成压迫。

（二）发病原因有哪些

1. 退变因素

这是老年女性腰椎椎管狭窄最常见的原因。随着年龄的增长，腰椎的各个结构逐渐发生退变。椎间盘水分减少，弹性降低，高度下降，椎间隙变窄，导致周围的韧带松弛，椎体间的稳定性下降。为了维持腰椎的稳定性，椎体边缘会出现骨质增生，也就是我们常说的"骨刺"。同

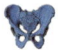

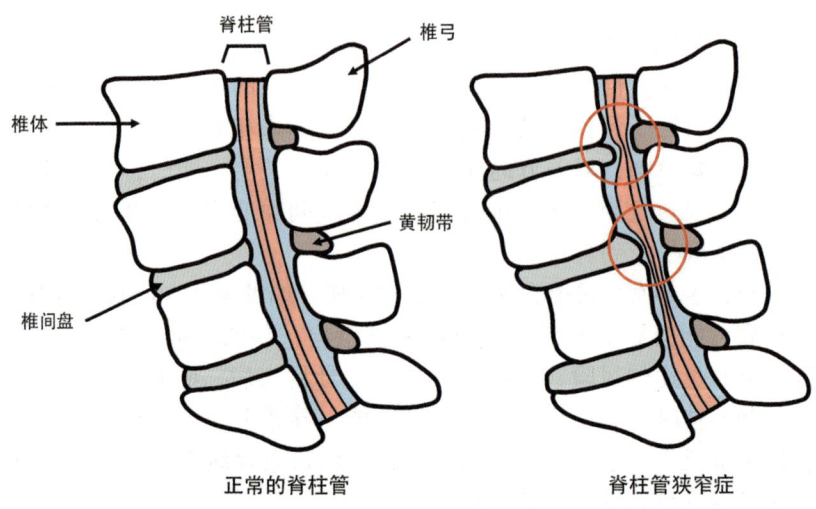

脊柱管　　　　椎弓

椎体

黄韧带

椎间盘

正常的脊柱管　　　　脊柱管狭窄症

图 7.5　腰椎椎管狭窄

时，小关节也会发生退变，关节软骨磨损，关节间隙变窄，关节突增生肥大。这些变化都会导致椎管的容积减小，压迫神经和血管。据统计，在 60 岁以上的老年女性中，约有 30%～40% 存在不同程度的腰椎退变相关的椎管狭窄。

2. 先天发育因素

少数老年女性可能由于先天发育异常，导致腰椎椎管在出生时就相对狭窄。例如，椎弓根较短、椎板增厚等先天性结构异常，使得椎管的矢状径（前后径）或横径（左右径）小于正常范围。在正常情况下，这些先天狭窄的椎管可能不会引起明显症状，但随着年龄增长，腰椎退变的发生，椎管狭窄的程度会进一步加重，从而引发症状。

3. 外伤因素

腰部受到外伤，如骨折、脱位等，可能导致椎体变形、椎管内血肿形成，进而引起椎管狭窄。虽然老年女性因外伤导致腰椎椎管狭窄的情况相对较少，但一旦发生，往往病情较为严重。例如，腰椎压缩性骨折后，骨折块突入椎管，会直接压迫神经组织，导致下肢疼痛、麻木、无力等症状，严重时甚至会影响大小便功能。

4. 其他因素

一些疾病也可能导致腰椎椎管狭窄，如腰椎肿瘤、感染（如脊柱结核）等。肿瘤组织的生长或感染引起的炎症反应，会侵犯椎管内的组织，

导致椎管狭窄。此外，长期服用某些药物（如皮质类固醇激素）可能会加速腰椎的退变，增加腰椎椎管狭窄的发病风险。

（三）典型症状有哪些

1. 间歇性跛行

这是腰椎椎管狭窄最典型的症状。患者在行走一段距离后，会出现下肢疼痛、麻木、无力等症状，需要停下来休息一段时间才能缓解，继续行走后症状又会再次出现。行走距离和休息时间因人而异，有的患者可能行走几十米就会出现症状，休息几分钟后可缓解；而有的患者可能行走几百米才出现症状，休息时间也相对较长。间歇性跛行的发生机制主要是由于行走时下肢肌肉需氧量增加，但狭窄的椎管导致神经和血管受压，下肢血液循环不畅，无法满足肌肉的需氧要求，从而产生疼痛等症状。

2. 腰腿痛

患者常感到腰部疼痛，疼痛程度不一，可为隐痛、胀痛或刺痛。疼痛可向臀部、大腿后侧、小腿后外侧甚至足部放射，类似坐骨神经痛的表现。在站立、行走或长时间弯腰时，疼痛会加重，而卧床休息或腰部前屈时疼痛可减轻。这是因为站立、行走和弯腰时，腰椎椎管内的压力增加，对神经的压迫加重；而卧床休息和腰部前屈时，椎管内压力减小，神经受压减轻。

3. 下肢麻木、无力

由于神经受压，患者下肢会出现麻木感，感觉减退，严重时可能会出现下肢肌肉无力，行走困难，甚至足下垂，影响正常的行走和日常生活。长时间的神经受压还可能导致下肢肌肉萎缩，进一步加重下肢的功能障碍。

4. 腰部后伸受限

患者在进行腰部后伸动作时，会感到腰部疼痛加剧，且活动受限。这是因为后伸时，椎管内的黄韧带会向前突出，进一步加重对神经的压迫。因此，患者往往会不自觉地保持腰部前屈的姿势，以减轻疼痛。

5. 大小便功能障碍

在病情严重的情况下，腰椎椎管狭窄可能会压迫马尾神经，导致大小便功能障碍，如尿频、尿急、尿失禁、便秘或大便失禁等。这是一种较为严重的并发症，需要及时就医治疗，否则可能会对患者的生活质量造成极大影响。

（四）如何治疗干预

1. 保守治疗

适用于症状较轻、病程较短的患者。

（1）休息与物理治疗：患者应注意休息，避免长时间站立、行走和弯腰等增加腰部负荷的动作。可采用热敷、按摩、针灸、理疗等物理治疗方法，促进腰部血液循环，缓解肌肉紧张，减轻神经压迫症状。例如，热敷可以使局部血管扩张，增加血流量，有助于炎症的吸收和消退；按摩能放松腰部肌肉，改善肌肉的痉挛状态，减轻对神经的牵拉。

（2）药物治疗：非甾体抗炎药如布洛芬、双氯芬酸钠等，可减轻炎症和疼痛；肌肉松弛剂，如乙哌立松等，可缓解腰部肌肉紧张；神经营养药物，如甲钴胺、维生素 B_{12} 等，有助于促进神经的修复和再生。此外，对于一些疼痛严重的患者，还可采用硬膜外注射糖皮质激素和局部麻醉药的方法，减轻神经周围的炎症和水肿，缓解疼痛。

（3）康复锻炼：进行适当的康复锻炼，如腰部伸展运动、核心肌群锻炼等，有助于增强腰部肌肉力量，改善腰椎的稳定性，减轻对神经的压迫。例如，小飞燕、五点支撑等锻炼方法，可以有效锻炼腰部的伸肌和核心肌群。但在进行康复锻炼时，应注意循序渐进，避免过度劳累。

2. 手术治疗

对于保守治疗无效、症状严重影响生活质量，或出现明显的神经功能障碍（如大小便功能障碍、下肢肌肉无力进行性加重等）的患者，应考虑手术治疗。手术的目的是解除神经压迫，扩大椎管容积，恢复腰椎的稳定性。手术方式主要包括椎板减压术、椎管扩大成形术、腰椎融合术等。椎板减压术是通过切除部分椎板，去除压迫神经的骨质和软组织，达到减压的目的；椎管扩大成形术则是在减压的基础上，通过各种方法扩大椎管的容积；腰椎融合术适用于伴有腰椎不稳的患者，通过将相邻的椎体融合在一起，增强腰椎的稳定性。手术治疗的效果通常较为显著，但也存在一定的风险，如感染、出血、神经损伤等，因此需要患者和医生充分沟通，权衡利弊后做出选择。

三、老年肌少症：肌肉流失的"无声警报"

（一）什么是老年肌少症

老年肌少症（SAR）简称肌少症，是一种随年龄增长而出现的，以骨骼肌质量和力量进行性下降、功能减退为主要特征的综合征。人体的

肌肉在 20~30 岁时达到峰值，随后便开始逐渐减少。而到了老年，尤其是女性，由于激素变化、活动减少等多种因素影响，肌肉流失速度加快，肌肉力量和功能也随之下降。例如，原本轻松就能拎起的重物，现在却感觉十分吃力；行走速度变慢，上下楼梯变得困难等，这些都可能是老年肌少症的表现。正常情况下，肌肉不仅能维持身体的运动功能，还对骨骼起到保护和支撑作用。当发生肌少症时，肌肉对骨骼的保护作用减弱，会增加骨折等骨科疾病的发生风险。

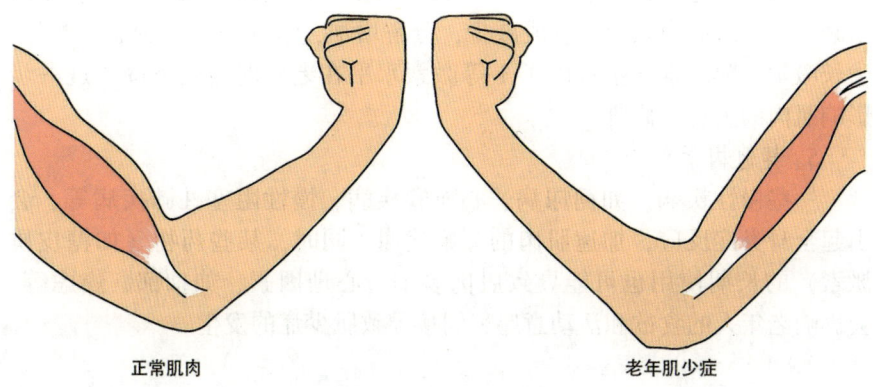

正常肌肉   老年肌少症

图 7.6 正常肌肉与肌少症

（二）为何会患上肌少症

1. 年龄因素

随着年龄的增长，人体的肌肉细胞逐渐减少，肌肉纤维变细，肌肉的合成代谢能力下降，分解代谢相对增加。研究表明，从 40 岁开始，人体肌肉量每年约减少 0.5%~1%，到 70~80 岁时，肌肉量可能减少 30%~50%。同时，神经肌肉系统的功能也逐渐衰退，神经对肌肉的控制能力减弱，导致肌肉力量下降。

2. 营养不良

老年女性由于食欲减退、消化吸收功能下降等原因，容易出现蛋白质、维生素 D、钙等营养素摄入不足。蛋白质是肌肉合成的重要原料，缺乏蛋白质会影响肌肉的合成和修复。维生素 D 有助于促进钙的吸收和利用，对维持肌肉功能也十分重要。有研究显示，约 40% 的老年肌少症患者存在不同程度的营养不良。

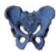

3. 运动减少

老年人活动量普遍减少，长期久坐或卧床，缺乏有效的运动刺激。肌肉遵循"用进废退"的原则，缺乏运动使得肌肉得不到锻炼，肌肉力量和耐力逐渐下降，肌肉量也随之减少。例如，长期卧床的老年人，下肢肌肉每周可流失约5%。

4. 激素变化

女性绝经后，雌激素水平大幅下降，这对肌肉代谢产生负面影响。雌激素可以促进蛋白质合成，增强肌肉力量，抑制肌肉细胞凋亡。雌激素减少会导致肌肉蛋白质合成减少，分解增加，进而引发肌少症。此外，生长激素、胰岛素样生长因子1等激素水平在老年时也会下降，进一步影响肌肉的生长和修复。

5. 其他因素

一些慢性疾病，如糖尿病、心血管疾病、慢性阻塞性肺疾病等，会引起全身炎症反应，加速肌肉的分解代谢。同时，某些药物（如糖皮质激素）的长期使用也可能导致肌肉萎缩。心理因素，如抑郁、焦虑等，会影响老年人的食欲和活动意愿，间接导致肌少症的发生。

（三）有哪些表现和危害

1. 肌肉量减少

这是肌少症最直观的表现，患者的肌肉体积变小，尤其是四肢肌肉，如上肢的肱二头肌、肱三头肌，下肢的股四头肌、小腿三头肌等。通过测量小腿围等方法可以初步判断肌肉量是否减少，一般来说，女性小腿围小于33厘米时，提示可能存在肌少症风险。

2. 肌肉力量下降

患者会感觉肢体无力，如握力下降，难以握住物品；行走时步伐变小、变慢，上下楼梯费力，甚至无法完成从椅子上站起等简单动作。使用握力计测量，若女性握力小于18千克，常提示肌肉力量不足。

3. 运动能力下降

由于肌肉力量和耐力减退，患者的运动能力明显受限，无法进行如跑步、跳跃等较为剧烈的运动，日常活动也会受到影响，如行走距离缩短、速度减慢，容易感到疲劳。

4. 易跌倒骨折

肌肉力量和平衡能力下降，使得老年人在行走或活动时容易失去平衡而跌倒。而肌少症常伴有骨质疏松，骨骼脆性增加，一旦跌倒，骨折

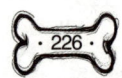

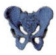

的风险大大提高。据统计，肌少症患者跌倒的风险是正常人的 3～4 倍，骨折发生率也显著增加。

5. 生活质量下降

严重的肌少症会导致患者日常生活自理能力下降，如穿衣、洗漱、进食等都需要他人帮助，给患者的心理和生活带来极大困扰，同时也增加了家庭和社会的负担。

6. 增加死亡风险

肌少症与多种慢性疾病相互影响，形成恶性循环，进一步影响患者的身体健康。研究表明，肌少症患者的死亡风险比正常人增加 1.5～2 倍。

（四）如何诊断

目前常用的诊断方法主要包括测量肌肉质量、肌肉力量和躯体功能。肌肉质量可通过双能 X 线吸收法（DXA）、生物电阻抗分析法（BIA）等方法进行测量。肌肉力量常用握力计测量握力，或通过 5 次起坐试验评估。躯体功能可通过 6 米步速测试等进行评估。当满足肌肉质量减少，同时伴有肌肉力量下降或躯体功能下降时，即可诊断为肌少症。例如，若通过 DXA 测量发现四肢骨骼肌质量指数（ASMI）低于正常范围，同时握力或 6 米步速测试结果异常，就可诊断为肌少症。

（五）防治措施

1. 营养干预

（1）保证蛋白质摄入：老年人应增加富含优质蛋白质的食物摄入，如牛奶、鸡蛋、瘦肉、鱼虾、豆类等。中国营养学会推荐老年人每天蛋白质摄入量为 1.0～1.5 克/千克体重，且优质蛋白质应占总蛋白质摄入量的 50% 以上。将蛋白质均匀分配到一日三餐中，更有利于吸收利用。例如，早餐喝一杯牛奶、吃一个鸡蛋，午餐和晚餐适量摄入瘦肉、鱼虾或豆类。

（2）补充维生素 D 和钙：维生素 D 可促进钙的吸收，对维持肌肉和骨骼健康至关重要。老年人可多晒太阳，促进自身维生素 D 的合成。同时，可适当补充维生素 D 制剂，每日补充 600～800 国际单位。钙的来源主要有奶制品、豆制品、绿叶蔬菜等，必要时也可补充钙剂。

（3）补充 ω-3 脂肪酸：ω-3 脂肪酸有助于减轻炎症反应，促进肌肉蛋白合成。可通过食用深海鱼油、海产品等补充 ω-3 脂肪酸。

2. 运动干预

（1）抗阻运动：抗阻运动是防治肌少症的核心运动方式，如弹力带

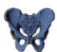

训练、平板支撑、举哑铃、坐位抬腿等。抗阻运动能有效增加肌肉量和肌肉力量。建议每周进行 2~3 次抗阻运动，每次运动 20~30 分钟，可逐渐增加运动强度。

（2）有氧运动：如骑自行车、游泳、慢跑、快走等，可提高心肺功能，增强耐力。建议每周进行 3~5 次有氧运动，每次 30 分钟左右。

（3）平衡训练：如单腿站立、起坐训练、踮脚勾脚等，有助于提高老年人的平衡能力，减少跌倒风险。建议每天进行 10~15 分钟的平衡训练。

（4）中国传统体育项目：如八段锦、五禽戏、太极拳、易筋经等，将意守、调息、动形相结合，对改善肌肉功能和身体协调性有很好的效果。每周可进行 3~5 次，每次 30~60 分钟。

（5）其他措施：积极治疗基础疾病，如控制血糖、血压，改善心肺功能等，减少疾病对肌肉的不良影响。避免长期使用可能导致肌肉萎缩的药物。保持良好的心理状态，避免抑郁、焦虑等不良情绪。对于严重的肌少症患者，可在医生指导下考虑使用药物治疗，但目前药物治疗肌少症的证据尚不充分，仍需进一步研究。

四、骨质疏松伴病理性胸腰椎压缩性骨折：脆弱骨骼的"致命一击"

（一）这是一种怎样的疾病

骨质疏松伴病理性胸腰椎压缩性骨折是指在骨质疏松的基础上，由于骨密度和骨质量下降，骨强度减低，使得胸腰椎椎体在受到轻微外力作用，如咳嗽、打喷嚏、弯腰、轻微跌倒等，甚至在没有明显外力作用的情况下，就发生压缩性骨折。正常的椎体像一个坚固的小盒子，能够承受身体的重量和日常活动带来的压力。但当骨质疏松发生时，椎体内部的骨小梁变得稀疏、脆弱，如同被蛀空的木头，无法承受正常的负荷，稍微受到一点外力，就容易发生塌陷，导致椎体高度降低，形成压缩性骨折。这种骨折多发生在胸腰段，也就是胸椎和腰椎的交界处，以胸 12、腰 1 椎体最为常见。

（二）老年女性为何高发

1. 骨质疏松严重

老年女性由于年龄增长，尤其是绝经后雌激素水平大幅下降，骨质流失加速，骨质疏松问题更为突出。雌激素对骨骼健康至关重要，它能抑制破骨细胞的活性，减少骨质吸收，促进成骨细胞的活性，增加骨量。

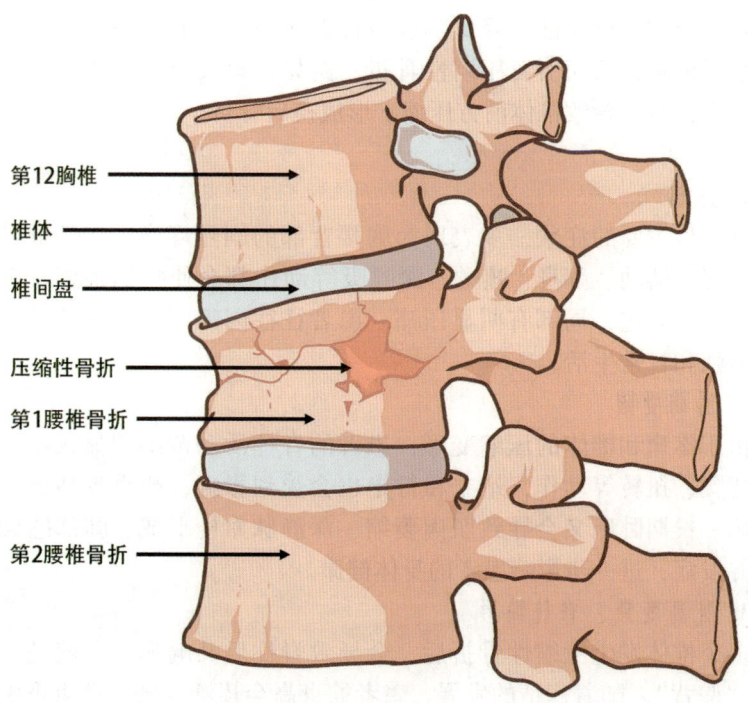

第12胸椎

椎体

椎间盘

压缩性骨折

第1腰椎骨折

第2腰椎骨折

椎体压缩性骨折

图 7.7　骨质疏松伴病理性胸腰椎压缩性骨折

雌激素减少后，破骨细胞活性增强，成骨细胞活性相对不足，骨吸收大于骨形成，导致骨量快速丢失。研究表明，女性绝经后 5～10 年内，每年骨量流失可达 2%～3%，使得骨骼变得脆弱，容易发生骨折。

2. **跌倒风险增加**

随着年龄的增长，老年女性的肌肉力量减弱，平衡能力下降，反应速度变慢，这些因素都增加了她们跌倒的风险。同时，一些老年女性可能存在视力、听力减退的症状，或者患有神经系统疾病、心血管疾病等，也会影响身体的平衡和协调能力，进一步增加跌倒的可能性。而轻微的跌倒就可能导致骨质疏松的胸腰椎发生压缩性骨折。据统计，约 90% 的骨质疏松性骨折与跌倒有关。

3. **日常活动影响**

老年女性在日常生活中，一些看似平常的动作，如弯腰扫地、搬取重物、从椅子上起身等，都可能对胸腰椎椎体产生较大的压力。由于骨

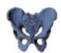

质疏松，椎体的抗压能力降低，这些日常活动产生的压力就可能超过椎体的承受极限，从而引发压缩性骨折。例如，弯腰时，椎体前方受到的压力增大，容易导致椎体前方压缩，形成楔形骨折。

（三）症状和危害有哪些

1. 疼痛

这是最主要的症状，多表现为胸腰背部的剧烈疼痛，在骨折发生时突然出现，活动、翻身、咳嗽、深呼吸等动作都会使疼痛加剧。疼痛部位通常比较固定，局部有明显压痛。患者往往因疼痛而不敢活动，严重影响睡眠和日常生活。

2. 活动受限

由于疼痛和椎体的压缩变形，患者的脊柱活动范围明显减小，难以进行弯腰、扭转等动作，站立和行走也会受到影响，严重者甚至需要长期卧床。长期卧床又会导致肌肉萎缩、深静脉血栓形成、肺部感染等一系列并发症，进一步影响患者的身体健康。

3. 身高变矮、脊柱畸形

多个椎体发生压缩性骨折后，会导致脊柱后凸畸形，也就是我们常说的"驼背"。随着病情的发展，患者的身高会逐渐变矮，严重影响身体的外观和姿势。脊柱畸形还会改变身体的重心，增加腰部肌肉的负担，导致腰部疼痛加重，同时也会对心肺功能产生一定影响，如引起呼吸困难、心脏功能下降等。

4. 心理问题

长期的疼痛和活动受限，会给老年女性带来极大的心理压力，容易出现焦虑、抑郁等心理问题。这些心理问题不仅会影响患者的生活质量，还会进一步影响身体的康复。

5. 再次骨折风险增加

发生一次骨质疏松性胸腰椎压缩性骨折后，患者再次骨折的风险会显著增加。一方面，骨质疏松的病情没有得到有效控制，骨骼仍然脆弱；另一方面，骨折后的脊柱力学结构发生改变，相邻椎体承受的压力增大，更容易发生骨折。据统计，发生过一次椎体压缩性骨折的患者，在 1 年内再次发生骨折的风险是正常人的 5 ~ 10 倍。

（四）怎样诊断和治疗

1. 诊断方法

医生首先会详细询问患者的症状，包括疼痛的部位、性质、程度、

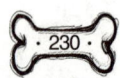

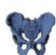

诱发因素以及是否有外伤史等。然后进行体格检查，重点检查胸腰背部，观察是否有压痛、叩击痛，脊柱是否有畸形，活动度是否受限等。

2. 影像学检查

（1）X线检查：是最常用的检查方法，可直观地显示椎体的形态、高度以及是否存在骨折。压缩性骨折的椎体在X线片上表现为椎体高度降低、楔形变等。但对于一些早期或轻微的骨折，X线可能难以发现。

（2）磁共振成像（MRI）：能更敏感地检测到椎体的早期骨折，以及是否存在骨髓水肿等情况。对于X线检查无明显异常，但临床高度怀疑骨折的患者，MRI检查具有重要的诊断价值。同时，MRI还可以帮助鉴别骨折是新鲜的还是陈旧的。

（3）CT检查：可以清晰地显示椎体的骨质结构、骨折线的走向以及是否有骨块突入椎管等情况，对于评估骨折的严重程度和制定治疗方案有重要意义。

（4）骨密度检测：通过双能X线吸收法（DXA）等方法检测骨密度，评估患者骨质疏松的程度。骨密度T值≤-2.5，即可诊断为骨质疏松。

3. 治疗方法

（1）保守治疗：适用于症状较轻、骨折程度较轻（椎体压缩程度小于1/3）、无神经损伤症状且无法耐受手术的患者。

（2）卧床休息：一般需要卧床休息4~6周，以减轻椎体的压力，促进骨折愈合。在卧床期间，要注意定时翻身，预防压疮等并发症。

（3）药物治疗：包括抗骨质疏松药物和止痛药物。抗骨质疏松药物如钙剂、维生素D、双膦酸盐类、降钙素等，可提高骨密度，增强骨骼强度，预防再次骨折。止痛药物如非甾体抗炎药（NSAIDs）等，可缓解疼痛症状。降钙素除了抗骨质疏松作用外，还对缓解骨折后的急性骨痛有一定效果。

（4）佩戴支具：在患者下床活动时，佩戴胸腰椎支具，可提供额外的支撑和稳定性，减轻疼痛，促进骨折愈合。

（5）手术治疗：对于疼痛严重、保守治疗无效、椎体压缩程度超过1/3、存在椎体不稳或神经损伤症状的患者，通常需要手术治疗。

（6）椎体成形术（PVP）：经皮穿刺将骨水泥注入骨折的椎体内，增强椎体的强度和稳定性，迅速缓解疼痛。手术创伤小，恢复快，一般在局部麻醉下即可进行。

（7）经皮球囊扩张椎体后凸成形术（PKP）：在 PVP 的基础上，通过球囊扩张使压缩的椎体复位，然后再注入骨水泥。这种方法不仅可以缓解疼痛，还能一定程度恢复椎体高度，纠正脊柱畸形，降低骨水泥渗漏的风险。

五、老年女性髋部骨折："人生最后一次骨折"的警示

（一）髋部骨折的定义与类型

髋部骨折通常指的是发生在股骨近端，也就是大腿上段靠近髋关节部位的骨折。主要包括股骨颈骨折和股骨粗隆间骨折，这两种类型占了髋部骨折的绝大多数。股骨颈骨折是指股骨头颈交界区至股骨颈基底部之间的骨折，根据骨折线的位置又可细分为头下型、经颈型和基底型骨折。其中头下型骨折由于骨折线位于股骨头下，股骨头的血液供应大部分被破坏，骨折后股骨头缺血坏死的风险较高；经颈型骨折的骨折线经过股骨颈中部，血液供应也受到一定影响，但相对头下型稍好；基底型骨折位于股骨颈基底部，此处血运相对丰富，骨折愈合的可能性相对较大。

股骨粗隆间骨折则是指股骨颈基底至小转子水平以上部位所发生的骨折，其骨折部位周围血运丰富，一般骨折愈合相对容易，但由于多发生于老年人，且常伴有骨质疏松，骨折后容易出现髋内翻等畸形愈合。此外，还有较少见的股骨转子下骨折，大多数学者将其定义为发生于小转子与股骨干峡部之间的骨折。髋部骨折占成人全身骨折的 7% 左右，在 65 岁以上的老年人中，髋部骨折占全身骨折的 23.79%，其中 90% 以上的患者年龄大于 70 岁，且常常都是粉碎性、错位明显的骨折。

（二）为何老年女性风险高

1. 骨质疏松

老年女性由于年龄增长，尤其是绝经后雌激素水平大幅下降，骨质流失加速，骨质疏松问题更为严重。雌激素对骨骼健康至关重要，它能抑制破骨细胞的活性，减少骨质吸收，促进成骨细胞的活性，增加骨量。雌激素减少后，破骨细胞活性增强，成骨细胞活性相对不足，骨吸收大于骨形成，导致骨量快速丢失。研究表明，女性绝经后 5~10 年内，每年骨量流失可达 2%~3%，使得骨骼变得脆弱，骨强度和骨质量下降，轻微的外力如从站立高度跌倒就可能导致髋部骨折。

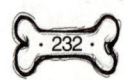

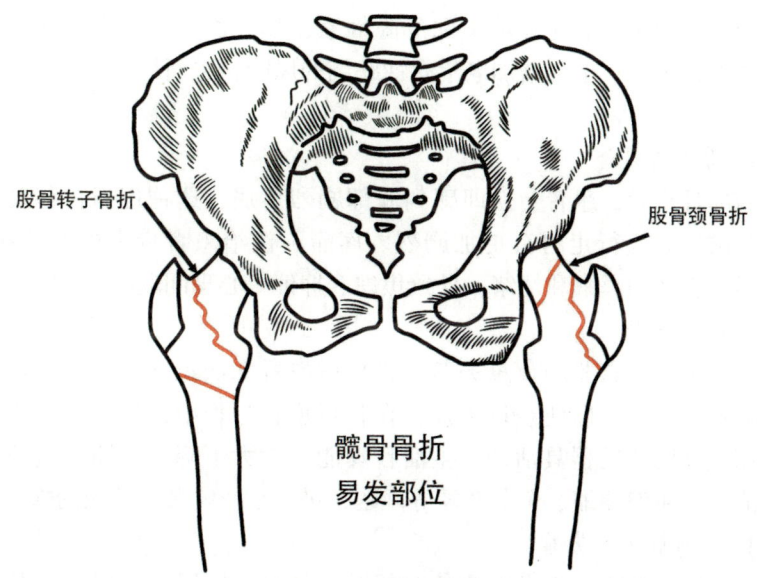

股骨转子骨折

股骨颈骨折

髋骨骨折
易发部位

图 7.8　老年女性髋部骨折

2. 肌肉力量弱

随着年龄的增长，老年女性的肌肉逐渐萎缩，肌肉力量明显下降。肌肉对骨骼和关节起着重要的保护和支撑作用，肌肉力量减弱后，无法有效缓冲和分散外力对髋部的冲击。例如，在行走过程中，遇到障碍物不慎被绊倒时，由于肌肉力量不足，无法及时调整身体姿势来保护髋部，从而增加了髋部骨折的风险。

3. 平衡能力差

老年女性的前庭功能、本体感觉以及神经系统的反应能力都会随年龄增长而减退，这使得她们的平衡能力下降。平衡能力差导致在日常活动中，如站立、行走、上下楼梯时，容易失去平衡而摔倒。据统计，约90%的髋部骨折与跌倒有关，而老年女性由于平衡能力问题，跌倒的发生率相对较高，进而增加了髋部骨折发生的几率。

4. 跌倒风险高

除了平衡能力差导致跌倒风险增加外，老年女性还可能因视力、听力减退，对周围环境的感知和判断能力下降，容易发生碰撞而跌倒。此外，一些老年女性可能患有神经系统疾病（如帕金森病）、心血管疾病（如心律失常导致头晕）等，也会影响身体的稳定性和协调性，增加跌倒

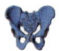

的可能性。同时，居住环境中的危险因素，如地面湿滑、光线昏暗、家具摆放不合理等，也会增加老年女性跌倒的风险，进而导致髋部骨折。

（三）有哪些严重后果

1. 骨折后疼痛

髋部骨折后，患者会立即感到髋部剧烈疼痛，这种疼痛在移动、翻身、尝试站立或行走时会更加剧烈。疼痛不仅给患者带来极大的痛苦，还会影响患者的睡眠和情绪，导致焦虑、抑郁等心理问题。

2. 活动障碍

髋部是人体重要的负重关节，骨折后患者无法正常站立和行走，严重影响日常活动。即使经过治疗，在骨折愈合过程中，患者也需要长时间卧床或借助辅助器具活动，生活自理能力大大下降。长期的活动障碍还可能导致肌肉萎缩、关节僵硬等问题，进一步影响肢体功能的恢复。

3. 长期卧床并发症

由于髋部骨折后患者需要长时间卧床休息，所以容易引发一系列并发症。

4. 坠积性肺炎

患者卧床后呼吸变浅，咳嗽咳痰能力减弱，痰液容易在肺部积聚，导致肺部感染。尤其是老年女性，本身肺功能相对较弱，抵抗力差，坠积性肺炎的发生率较高，这是高龄髋部骨折患者病死的主要原因之一。

5. 泌尿系感染

老年人抵抗能力差，卧床期间如果饮水不足，尿液在膀胱内停留时间过长，容易滋生细菌，引发泌尿系感染。对于老年女性来说，由于其生理结构特点，尿道较短，更易发生感染。

6. 压疮

长期卧床使得身体局部皮肤持续受压，血液循环不畅，容易导致皮肤破损、溃疡，形成压疮。尤其是在髋部、骶尾部等骨突部位，压疮一旦发生，不仅会增加患者的痛苦，还容易引发感染，且治疗较为困难。

7. 下肢静脉血栓

长期卧床不活动使下肢血流减慢，老年人又常有高血压、高血脂、糖尿病等慢性基础病，血管条件不好，再加上饮水少血液浓缩，很容易发生下肢静脉血栓。血栓不仅造成下肢肿胀、疼痛，而且血栓脱落可能引起脑栓塞、肺栓塞等严重并发症，危及生命。

8. 高死亡率

由于上述各种并发症的影响，老年女性髋部骨折后的 1 年病死率较高。研究显示，髋部骨折后 1 年病死率在 20%~30% 之间，这也是为什么髋部骨折被称为"人生最后一次骨折"。即使患者能够存活下来，也可能会留下不同程度的残疾，生活质量严重下降。

(四) 如何预防与治疗

1. 预防措施

(1) 防治骨质疏松：定期进行骨密度检测，一旦发现骨质疏松，应及时就医，在医生指导下进行规范治疗。包括补充钙剂和维生素 D，推荐每日钙摄入量为 1000~1200 毫克，维生素 D 摄入量为 800~1200 国际单位。根据病情，还可使用抗骨质疏松药物，如双膦酸盐类、降钙素、雌激素受体调节剂等。

(2) 加强肌肉锻炼：进行适当的运动，如散步、太极拳、八段锦等有氧运动，以及腿部肌肉的抗阻训练，如抬腿、深蹲等，有助于增强肌肉力量，提高身体的平衡能力和稳定性。建议每周进行至少 150 分钟的中等强度有氧运动，和 2~3 次的抗阻训练。

(3) 改善居住环境：保持居住环境整洁、明亮，地面干燥、防滑，减少障碍物。在楼梯、卫生间等容易跌倒的地方安装扶手，为老年人提供安全的生活环境。

(4) 预防跌倒：关注老年人的视力、听力问题，及时矫正视力和听力。患有相关疾病（如心血管疾病、神经系统疾病等）的老年人，应积极治疗基础疾病，控制病情发展，减少因疾病导致的头晕、乏力等引起跌倒的因素。同时，老年人在日常生活中应穿着合适的鞋子，避免穿拖鞋或高跟鞋。

2. 治疗方法

(1) 非手术治疗：适用于骨折稳定无移位、身体状况差无法耐受手术的患者。主要包括下肢皮肤牵引、骨牵引等，通过牵引维持骨折部位的位置，促进骨折愈合。但非手术治疗需要长期卧床，容易引发各种并发症，因此在治疗过程中要加强护理，预防并发症的发生。

(2) 手术治疗：对于大多数髋部骨折患者，尤其是身体状况允许的情况下，手术治疗是首选。手术方式主要有内固定手术和人工关节置换术。内固定手术适用于年轻、骨折相对稳定的患者，通过使用钢板、螺钉、髓内钉等器械将骨折部位固定，促进骨折愈合。人工关节置换术则

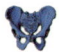

适用于年龄较大、骨质疏松严重、骨折移位明显的患者，通过置换人工髋关节，患者可以早期下床活动，减少卧床并发症，提高生活质量。但手术也存在一定风险，如感染、出血、麻醉意外等，需要医生在术前对患者进行全面评估，制定合适的手术方案。

六、总结与建议

老年女性由于生理结构、激素变化、生活习惯等多种因素，易患膝骨关节炎、腰椎椎管狭窄、老年肌少症、骨质疏松伴病理性胸腰椎压缩性骨折、髋部骨折等骨科疾病。这些疾病不仅给老年女性带来身体上的痛苦，还严重影响其生活质量，增加家庭和社会的负担。

为了预防和控制这些疾病，老年女性应保持健康的生活方式，如合理饮食、适量运动、戒烟限酒等；定期进行体检，包括骨密度检测、关节检查等，以便早期发现和治疗疾病。对于已经患有骨科疾病的老年女性，应积极配合医生的治疗，遵循医嘱，按时服药，进行康复训练等。

同时，社会和家庭也应给予老年女性更多的关注和支持，为她们提供安全的生活环境，帮助她们进行康复训练，提高生活质量。希望通过各方的共同努力，能够让老年女性拥有健康的骨骼和美好的晚年生活。

第八章　职场女性骨健康

第一节　职场女性常见的骨科疾病

一、"久坐病"为何偏爱办公室女性

在现代社会，办公室女性常常面临着"久坐病"的困扰。长时间保持坐姿，不仅会对身体的整体健康产生负面影响，还特别容易引发一系列骨科疾病。这些疾病不仅影响着女性的工作效率和生活质量，还可能对她们的未来健康埋下隐患。这是为什么呢？

久坐不动使得腰椎间盘突出症（Lumbar Disc Herniation，LDH）成为办公室女性的常见病症。长期维持坐姿，尤其是不良的坐姿，如弯腰驼背、身体前倾等，会使腰椎间盘承受的压力显著增加。正常情况下，腰椎间盘起着缓冲脊柱压力的作用，但在长时间的异常压力下，椎间盘的纤维环可能会破裂，髓核突出，进而压迫周围的神经组织，引发腰部疼痛、下肢放射性疼痛、麻木等症状。据相关研究统计，在长期久坐的办公室人群中，腰椎间盘突出症的发病率明显高于其他人群，且发病年龄呈逐渐年轻化的趋势。这意味着，许多年轻的办公室女性也正面临着这一疾病的威胁。

除了腰椎间盘突出症，颈椎病也是办公室女性的高发疾病。长时间低头看电脑屏幕、伏案工作，使得颈椎长时间处于前屈位，颈椎的生理曲度发生改变。这不仅会导致颈部肌肉疲劳、僵硬，还会加速颈椎间盘的退变。随着病情的发展，颈椎可能会出现骨质增生、椎间盘突出等病变，压迫颈部神经、血管，引发头痛、头晕、上肢麻木、视力模糊等一系列症状。据不完全统计，约有70%以上的办公室女性存在不同程度的颈椎问题，这一数据令人担忧。

久坐还与骨关节炎的发生密切相关。长时间坐着会使关节软骨承受的压力增大，关节周围的血液循环变慢。以膝关节为例，久坐时膝关节处于相对固定的姿势，关节软骨的营养供应受到影响，软骨的磨损加剧。同时，缺乏运动导致肌肉力量减弱，无法有效分担关节的压力，进一步加重了关节的负担。长期如此，容易引发膝关节的骨关节炎，出现关节

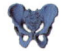

疼痛、肿胀、活动受限等症状。尤其是对于年龄较大的办公室女性，由于身体机能的逐渐衰退，患骨关节炎的风险更高。

二、腰椎间盘突出症（LDH）：腰部的"警报"

（一）为什么久坐会引发腰椎间盘突出症

在现代办公室环境中，腰椎间盘突出症成为女性高发疾病，其致病因素主要与久坐、坐姿不良以及腰部缺乏支撑等密切相关。长时间保持坐姿，身体的重量会持续压迫腰椎间盘，使得腰椎间盘所承受的压力不断增加。有研究表明，久坐时腰椎间盘承受的压力比站立时高出约40%。不良坐姿，如弯腰驼背、过度前倾或扭曲身体等，会进一步打破腰椎的正常受力平衡，导致腰椎间盘局部压力异常集中。以弯腰驼背为例，这种姿势会使腰椎前凸减小，椎间盘后方压力显著增大，极易引发纤维环的破裂。此外，办公室座椅若缺乏良好的腰部支撑，无法为腰椎提供有效的依托，会使得腰部肌肉不得不持续发力来维持身体姿势，久而久之，肌肉疲劳、劳损，对腰椎的保护和稳定作用减弱，进一步增加了腰椎间盘突出的风险。

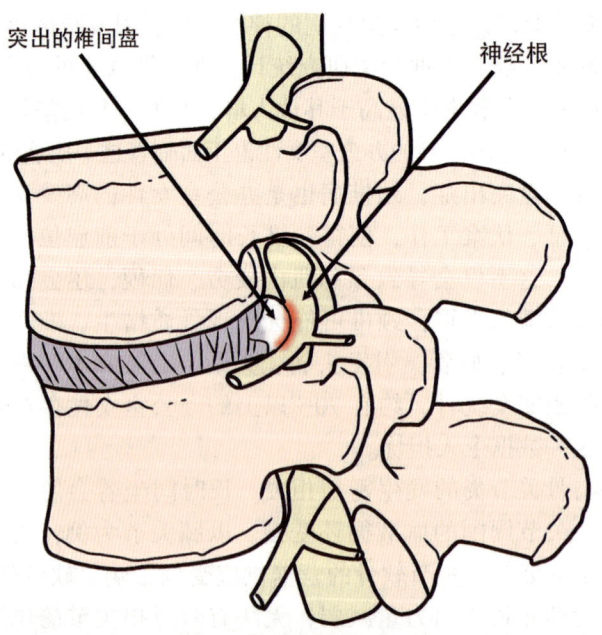

突出的椎间盘　　　　神经根

图 8.1　腰椎间盘突出

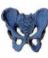

(二) 腰椎间盘突出症有哪些典型症状

腰椎间盘突出症的典型症状给办公室女性的工作和生活带来极大困扰。腰痛是最为常见的首发症状，疼痛程度轻重不一，轻者可能仅表现为腰部的酸胀不适，重者则会出现剧烈的刺痛，甚至在休息时也难以缓解。随着病情发展，下肢放射性疼痛也较为普遍，疼痛常从臀部开始，沿大腿后侧、小腿外侧放射至足部，如同有电流窜过一般。患者在行走、站立或咳嗽、打喷嚏时，疼痛往往会加剧。部分患者还会出现间歇性跛行的症状，即行走一段距离后，下肢会出现疼痛、麻木、无力等不适，需要休息片刻后才能继续行走，严重影响日常的出行和活动能力。这些症状不仅限制了女性在工作中的活动范围，降低了工作效率，还使得她们在日常生活中，如上下楼梯、弯腰取物等简单动作都变得困难重重，严重影响了生活质量。

(三) 如何预防腰椎间盘突出症

预防腰椎间盘突出症，可从以下几方面入手。首先要调整坐姿，保持腰部挺直，避免弯腰驼背、过度前倾等不良姿势，减轻腰椎间盘压力。选择合适的座椅也很关键，座椅应具备良好的腰部支撑，帮助维持腰椎的正常生理曲度，减轻腰部肌肉负担。工作中需定时起身活动，每坐1~2小时，起身活动5~10分钟，进行简单的腰部伸展运动，如左右扭转、前屈后伸等，缓解腰部肌肉疲劳。此外，加强腰部肌肉锻炼，如小飞燕、五点支撑法等，增强腰部肌肉力量，提高腰椎稳定性。小飞燕动作做法为：俯卧在硬床上，脸部朝下，双臂以肩关节为支撑点轻轻抬起，同时头部向后仰，双肩向后向上收起，双脚也轻轻抬起，使腰骶部肌肉收缩，整个身体呈反弓形，保持3~5秒后，放松肌肉，四肢和头部回归原位休息，重复进行10~20次。五点支撑法是仰卧位，双膝屈曲，以足跟、双肘和头部为支点，将臀部和腹部抬高，如同拱桥状，保持一段时间后缓慢放下，每次可根据自身情况进行10~20次。

三、颈椎病：颈部的"紧箍咒"

(一) 长期低头工作怎样导致颈椎病

现代办公室女性长期低头看电脑屏幕、伏案工作，这种不良姿势使颈椎长时间处于前屈位，改变了颈椎的生理曲度。正常情况下，颈椎呈自然的前凸曲线，这有助于维持颈椎的稳定性和缓冲头部运动带来的压力。然而，长时间低头时，颈椎为了适应这种姿势，椎间盘和椎体之间

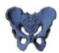

的压力分布发生改变，后部的小关节承受的压力增大。久而久之，颈椎间盘开始退变，水分丢失，弹性降低，椎间隙变窄。同时，颈椎周围的肌肉、韧带也因长时间处于紧张状态而出现劳损，进一步破坏了颈椎的稳定性。为了重新建立稳定，颈椎椎体边缘会出现骨质增生，也就是我们常说的"骨刺"。这些增生的骨质可能会压迫周围的神经、血管和脊髓，从而引发一系列症状。

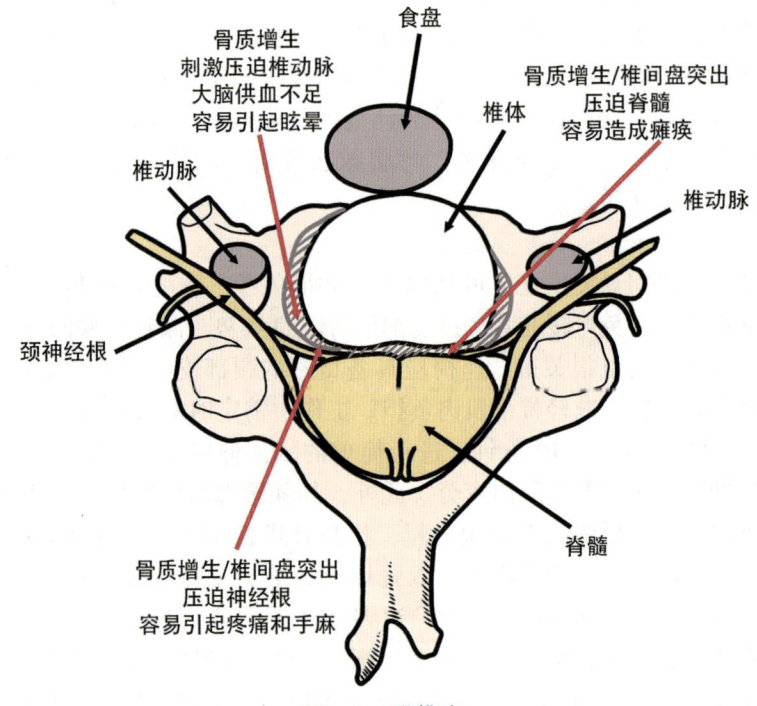

骨质增生
刺激压迫椎动脉
大脑供血不足
容易引起眩晕

食盘

椎体

骨质增生/椎间盘突出
压迫脊髓
容易造成瘫痪

椎动脉

椎动脉

颈神经根

脊髓

骨质增生/椎间盘突出
压迫神经根
容易引起疼痛和手麻

图8.2 颈椎病

(二) 颈椎病的症状表现有哪些

颈椎病的症状多样，给办公室女性的生活带来诸多不便。最常见的症状是颈部疼痛和僵硬，早晨起床时或长时间保持同一姿势后，症状往往会加重。不少患者还会感到上肢麻木，就像有无数小蚂蚁在手臂上爬行，严重时会影响手部的握力和精细动作，如写字、拿筷子等。头晕也是常见症状之一，这是由于颈椎病变影响了椎动脉的供血，导致大脑供血不足。当患者突然转头或抬头时，头晕症状可能会加剧，甚至会出现眼前发黑、站立不稳的情况，严重影响了日常的行走和工作安全。此外，

部分患者还可能出现视力模糊、耳鸣、心慌等交感神经症状，这些症状看似与颈椎无关，但实际上都是颈椎病引发的连锁反应，会严重影响患者的生活质量和工作效率。

（三）办公室女性如何缓解颈椎压力

办公室女性可通过以下方法缓解颈椎压力。首先，调整电脑屏幕高度，使屏幕中心位于眼睛水平或略下方，减少低头角度。工作间隙要定时进行颈部伸展运动，如颈部前屈、后伸、左右侧屈、旋转等，每个动作保持 3~5 秒，重复 10~15 次，可有效缓解颈部肌肉紧张。也可使用颈部支撑设备，如颈托、U 型枕等，在休息时给予颈部支撑，减轻颈椎负担。午休时，避免趴在桌上睡觉，可选择躺椅或使用颈部支撑垫，保持颈椎正常曲度。

四、骨关节炎（OA）：关节的"磨损危机"

（一）久坐为何会增加骨关节炎发病风险

办公室女性由于工作性质，长时间久坐且缺乏运动，使得骨关节炎的发病风险显著增加。久坐时，关节软骨所承受的压力持续增大，且关节周围的血液循环减缓。以膝关节为例，正常情况下，膝关节在运动过程中，关节软骨能够得到充分的营养供应和润滑，这得益于关节的屈伸活动促进了关节液的循环。然而，长时间坐着不动，膝关节处于相对固定的姿势，关节液的循环受阻，软骨的营养供应不足，导致软骨的弹性和耐磨性逐渐下降。同时，缺乏运动使得肌肉力量减弱，无法有效地分担关节的压力，进一步加重了关节软骨的磨损。有研究表明，每天久坐时间超过 6 小时的人群，患骨关节炎的风险比经常运动的人群高出约40%。随着年龄的增长，身体的修复能力逐渐下降，办公室女性患骨关节炎的风险也会随之进一步上升。

（二）骨关节炎有哪些常见症状

骨关节炎最常见的症状便是关节疼痛，这种疼痛通常在活动后加剧，休息时则有所缓解。许多办公室女性在长时间久坐后起身活动时，会感到膝关节、手指关节等部位疼痛明显，仿佛关节在抗议。随着病情的发展，疼痛可能会逐渐加重，甚至在休息时也会出现疼痛，严重影响睡眠质量。关节肿胀也是常见症状之一，这是由于关节内部的炎症反应导致关节液增多、滑膜增生等。肿胀的关节外观看起来比正常关节粗大，触摸时会有发热、压痛的感觉。关节僵硬在早晨起床或长时间保持同一姿

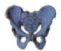

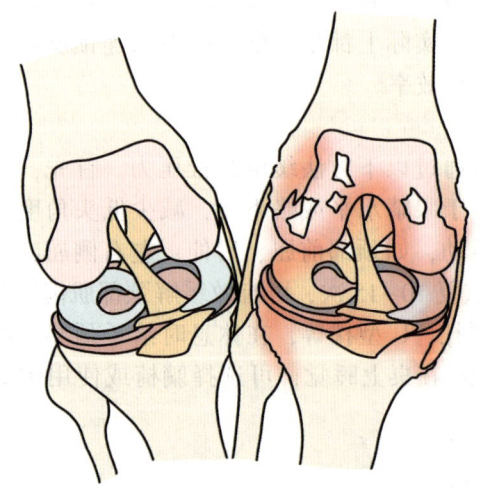

图 8.3　骨关节炎

势后较为明显，患者会感觉关节活动不灵活，就像被锁住了一样，需要经过一段时间的活动才能逐渐缓解。病情严重时，关节的活动受限会愈发明显，如膝关节无法完全伸直或弯曲，手指关节难以握拳等，这给办公室女性的日常生活和工作带来极大不便，简单的行走、穿衣、打字等动作都可能变得困难重重。

（三）如何防治骨关节炎

在饮食方面，办公室女性应注重营养均衡。多摄入富含钙的食物，如牛奶、豆制品、虾皮等，有助于维持骨骼的健康。钙是骨骼的重要组成成分，充足的钙摄入可以增强骨骼的强度，减轻关节的负担。适当补充维生素 D 也至关重要，它能促进钙的吸收和利用，可通过多晒太阳或食用富含维生素 D 的食物来获取。深海鱼类、蛋黄等都是维生素 D 的良好来源。此外，还应控制体重，避免过度肥胖，因为体重每增加 1 千克，膝关节在行走时所承受的压力就会增加约 4 千克，这无疑会加重关节的磨损。

运动对于防治骨关节炎也十分关键。选择适合的运动方式，如散步、游泳、太极拳等，既能增强肌肉力量，又不会给关节带来过大的压力。散步时，应保持正确的姿势，抬头挺胸，步伐适中，每天坚持散步 30 分钟以上，有助于锻炼腿部肌肉，改善关节的稳定性。游泳是一项全身性的运动，水的浮力可以减轻关节的负担，同时能锻炼到全身的肌肉，对

于骨关节炎患者来说是非常理想的运动方式。太极拳动作缓慢、柔和，注重身体的协调性和平衡性，能有效增强关节周围肌肉的力量，提高关节的灵活性。运动时要注意循序渐进，避免过度运动导致关节损伤。

药物治疗方面，在医生的指导下，可使用一些药物来缓解症状。非甾体抗炎药能够减轻关节炎症和疼痛，但这类药物可能会有胃肠道不适、肝肾功能损害等副作用，因此使用时需谨慎。硫酸氨基葡萄糖等软骨保护剂可以促进软骨的修复和再生，有助于延缓骨关节炎的进展。对于病情较为严重的患者，可能需要采取手术治疗，如关节置换术等，但手术治疗需严格掌握适应证，并在医生的评估下进行。

五、腕管综合征：手部的"困扰"

（一）频繁使用手腕为何会引发腕管综合征

腕管综合征又被形象地称为"鼠标手"，是现代办公室女性极易遭遇的手部疾病。腕管是由腕骨和屈肌支持带共同围成的一个骨纤维管道，其中有正中神经和屈肌腱通过。在办公室日常工作中，女性长时间重复性地使用手腕，如频繁敲击键盘、移动鼠标等动作，会使腕部的肌腱不断地在腕管内滑动摩擦，导致腕管内的压力逐渐升高。随着压力的持续增加，正中神经就会受到压迫。这种压迫会阻碍神经的正常传导，影响神经的血液供应，进而引发一系列症状。有研究表明，每天使用电脑超过4小时的人群，患腕管综合征的风险是普通人群的2倍以上，而办公室女性由于工作性质，长时间接触电脑的情况极为普遍，这使得她们成为了该疾病的高发群体。

（二）腕管综合征有哪些症状特点

腕管综合征的症状初期，患者往往会感到手部麻木，尤其是在夜间或清晨，这种麻木感可能会更为明显，严重时甚至会导致夜间痛醒。许多患者描述，这种麻木感就像手部被无数小针轻轻刺痛，或者仿佛有蚂蚁在手上爬行。随着病情的发展，手部的疼痛也会逐渐加剧，疼痛可呈刺痛、灼痛或隐痛等不同性质，不仅局限于手部，还可能向上放射至前臂。手部的力量也会逐渐减弱，抓握物体变得困难，像握笔写字、拿杯子喝水等简单动作都可能变得费力。严重的患者还会出现大鱼际肌萎缩的情况，手部外观看起来明显变瘦，手部的精细动作，如系扣子、穿针引线等，更是难以完成，这对办公室女性的日常生活和工作会造成极大的不便。

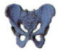

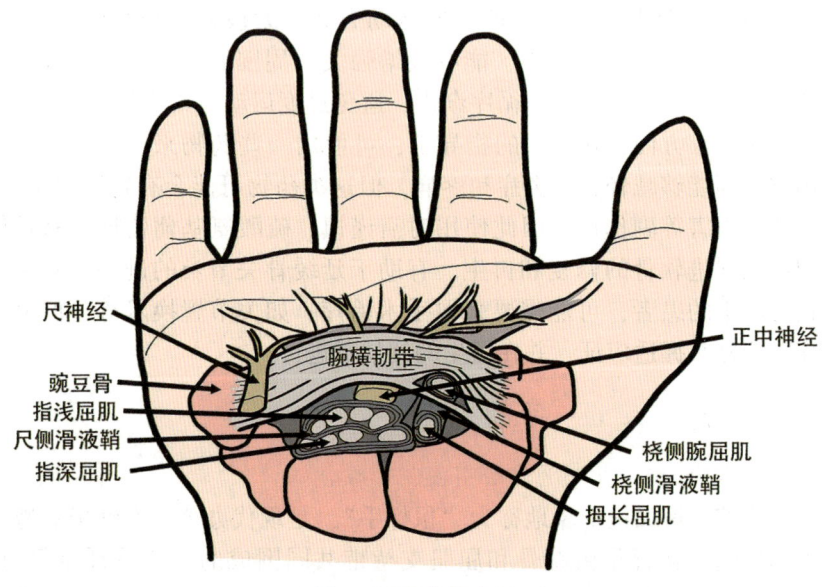

尺神经

腕横韧带

正中神经

豌豆骨
指浅屈肌
尺侧滑液鞘
指深屈肌

桡侧腕屈肌
桡侧滑液鞘
拇长屈肌

图 8.4　腕管综合征

(二) 怎样预防腕管综合征

　　预防腕管综合征，调整办公设备的使用方式至关重要。首先，要将键盘和鼠标放置在合适的位置，键盘应处于身体正前方中央，高度适中，使手臂自然下垂时，手腕能轻松地放在键盘上，且保持手腕处于中立位，既不弯曲也不下垂。使用鼠标时，应确保手臂有良好的支撑，肘部的工作角度大于 90 度，避免肘内正中神经受压。在工作间隙，务必进行适当的手腕活动，如每隔 1 小时进行 10~15 秒的握拳和伸展动作，或者缓慢地旋转手腕，顺时针、逆时针各转动几圈，以缓解手腕的疲劳。此外，加强腕部及上肢的力量训练也不容忽视，可通过使用握力器、进行简单的哑铃练习等方式，增强手腕和手臂的肌肉力量，提高腕部的抗压能力。有研究指出，坚持每周进行 3~4 次的腕部力量训练，能有效降低腕管综合征的发病风险。

六、腰肌劳损：腰部的"慢性折磨"

(一) 为什么办公室女性容易出现腰肌劳损

　　腰肌劳损在现代办公室女性中较为常见，其发病原因主要与长期久坐、腰部肌肉持续紧张以及缺乏休息放松密切相关。长时间坐在办公桌

前，身体处于相对固定的姿势，腰部肌肉长时间处于紧张收缩状态，得不到有效的放松。有研究表明，连续久坐 2 小时以上，腰部肌肉的疲劳程度会显著增加。而且，办公室女性在工作时，往往专注于任务，忽略了正确的坐姿和腰部的活动，使得腰部肌肉长时间承受过大的压力，容易引发肌肉的微小损伤。随着时间的积累，这些微小损伤逐渐加重，导致腰肌劳损的发生。此外，办公椅的设计不合理，无法提供良好的腰部支撑，也会增加腰部肌肉的负担，进一步诱发腰肌劳损。

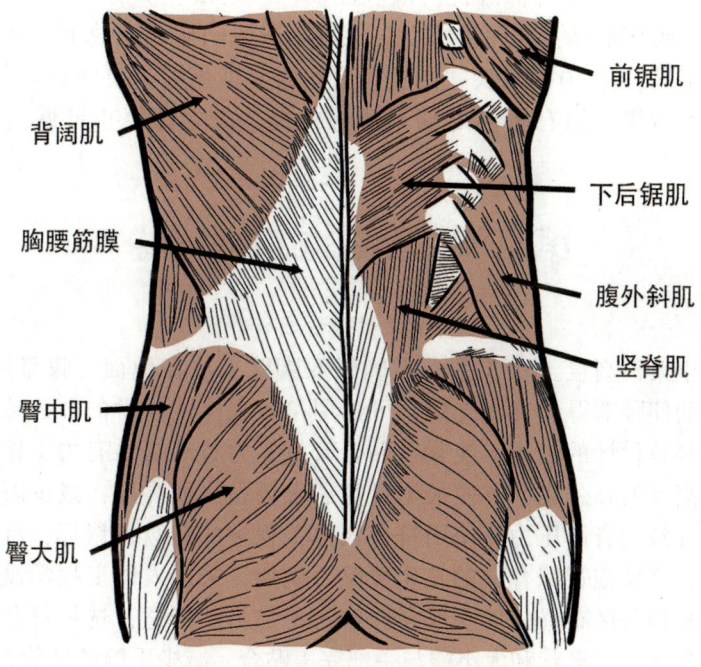

图 8.5　腰部肌肉示意图

（二）腰肌劳损有哪些症状表现

　　腰肌劳损的症状主要表现为腰部的酸痛或胀痛，这种疼痛通常在劳累后加重，休息后则会有所缓解。不少办公室女性在长时间工作后，会感到腰部沉重、酸痛，仿佛背负着沉重的负担。疼痛的部位多位于腰骶部，有时疼痛还会向臀部放射。在站立或扭转身体时，疼痛往往会加剧，严重影响腰部的活动能力。例如，弯腰拿东西、转身等简单动作，都可能引发疼痛。部分患者还会出现腰部肌肉紧张、痉挛的情况，用手触摸腰部肌肉，能明显感觉到肌肉的僵硬。长时间的腰肌劳损，还可能导致

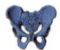

腰部肌肉力量减弱，影响身体的平衡和稳定性。

（三）如何缓解和治疗腰肌劳损

对于腰肌劳损的康复，锻炼是重要的一环。小飞燕动作是一种有效的康复锻炼方法，具体做法为：患者俯卧在硬床上，脸部朝下，双臂以肩关节为支撑点轻轻抬起，同时头部向后仰，双肩向后向上收起，双脚也轻轻抬起，使腰骶部肌肉收缩，整个身体呈反弓形，保持3~5秒后，放松肌肉，四肢和头部回归原位休息，重复进行10~20次。另一种方法是五点支撑法，患者仰卧位，双膝屈曲，以足跟、双肘和头部为支点，将臀部和腹部抬高，如同拱桥状，保持一段时间后缓慢放下，每次可根据自身情况进行10~20次。在进行这些康复锻炼时，要注意循序渐进，避免过度劳累，如有腰部疼痛不适等情况，应立即停止锻炼，并及时就医。

第二节　预防与应对策略

（一）如何改善办公环境以预防骨科疾病

调整桌椅高度至关重要，需确保双脚能平放在地面，膝盖呈90度角，从而使腰部得到良好支撑。可选用符合人体工程学的办公椅，如具有 S 型椅背设计的椅子，能紧密贴合脊椎，为背部提供有力支撑；配备可调节高度的办公桌，方便根据自身需求调整桌面高度，减少因桌椅高度不当导致的身体压力。使用符合人体工程学的键盘和鼠标，可减轻手腕压力，降低腕管综合征的发生风险。例如，采用人体工程学设计的键盘，将按键分区布局，使手部在操作时更加自然舒适；选择符合人体工程学的鼠标，其形状和大小能与手部完美贴合，减少手腕的疲劳。

（二）办公室女性应养成哪些良好习惯来保护骨骼健康

定时起身活动必不可少，每隔1小时至少起身活动5~10分钟，进行简单的伸展运动，如颈部伸展、肩部环绕、腰部扭转、腿部拉伸等，以缓解肌肉疲劳，促进血液循环。保持正确的坐姿也很关键，背部挺直，肩部放松，眼睛与电脑屏幕保持适当距离和角度，避免弯腰驼背或长时间低头。在工作过程中，要时刻提醒自己保持正确的坐姿，可在办公桌上放置提示卡片，如"挺直腰背，健康办公"等字样，以强化自我意识。此外，合理安排工作时间，避免长时间连续工作，可采用番茄工作法，即工作25分钟，休息5分钟，以此循环，既能提高工作效率，又能有效

预防骨科疾病。

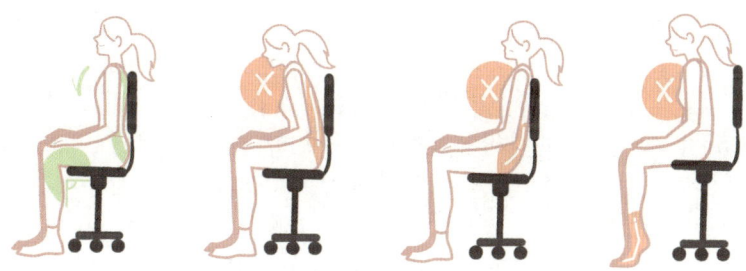

图 8.6　正确与错误坐姿

（三）定期体检筛查对办公室女性骨健康有多重要

　　建议办公室女性每年进行一次全面的骨科检查，包括颈椎、腰椎的 X 光检查、骨密度检测等，以便早期发现潜在的骨科问题，并采取相应的治疗措施。若已出现骨科疾病的症状，如颈部疼痛、腰部不适、手部麻木等，应及时就医，避免病情延误。在体检过程中，医生会根据检查结果，为患者提供个性化的康复建议和治疗方案。例如，对于轻度颈椎病患者，医生可能会建议进行颈部按摩、物理治疗等保守治疗方法，并指导患者进行颈部康复锻炼；对于骨密度较低的患者，医生会建议增加钙和维生素 D 的摄入，加强运动锻炼，以预防骨质疏松症的进一步发展。

下篇
骨骼知识拓展

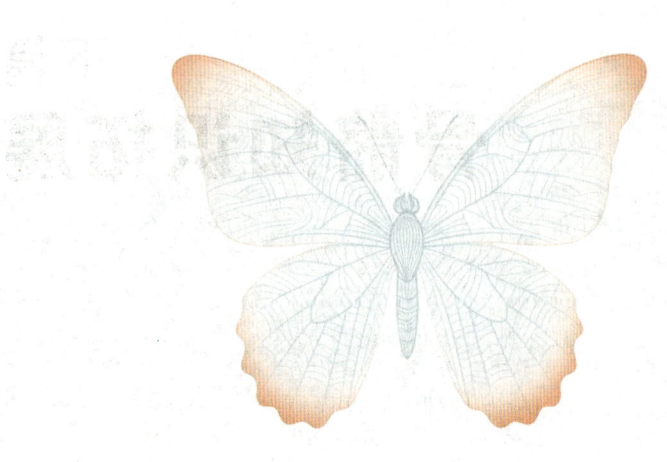

第九章 中医与女性骨健康

一、女性骨骼的生理功能在中医理论里是怎样的

中医理论源远流长，对人体生理功能的认知蕴含着独特的智慧。在女性骨骼生理功能方面，《黄帝内经》等经典著作对此都有着深刻的阐述。中医认为，肾主骨，肾藏精，精生髓，髓养骨。《素问·阴阳应象大论》中提到："肾生骨髓""在体为骨"，明确指出了肾与骨骼的密切联系。肾精是骨骼生长、发育和维持健康的关键物质基础。女性在生长发育过程中，肾精充足，则骨骼健壮，牙齿坚固；若肾精亏虚，在幼年可能出现生长发育迟缓，如五迟（立迟、行迟、齿迟、发迟、语迟）等症状；在成年女性中，则可能表现为骨骼脆弱，易患骨质疏松等疾病。

肝主筋，筋与骨相辅相成。《灵枢·九针论》说："肝主筋"，《素问·痿论》也提到"肝主身之筋膜"。肝血充盈，才能滋养筋膜，使筋腱有力，关节活动灵活。女性若肝血不足，筋膜失养，可出现肢体麻木、关节屈伸不利等症状，进而影响骨骼的正常功能，因为骨骼的运动依赖于筋腱的牵拉。

脾胃为后天之本，气血生化之源。脾胃运化水谷精微，将食物转化为营养物质，并输送到全身，为骨骼提供必要的营养支持。《素问·太阴阳明论》说："脾病而四肢不用，何也？岐伯曰：四肢皆禀气于胃，而不得至经，必因于脾，乃得禀也。"这表明脾胃功能正常，气血充足，骨骼才能得到充分的滋养。若脾胃虚弱，气血生化不足，骨骼失养，就容易出现乏力、骨骼软弱等问题。

女性骨骼与五脏六腑相互关联、相互影响。肾、肝、脾三脏在女性骨骼生理功能中起着尤为重要的作用，肾精是根本，肝血的滋养和脾胃的后天支持不可或缺，共同维持着女性骨骼的健康。

二、中医如何看待女性骨健康问题

中医对女性骨健康问题的认识是基于整体观念和辨证论治的思想。中医认为，女性的骨健康与全身的气血、脏腑功能密切相关，受到多种

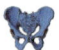

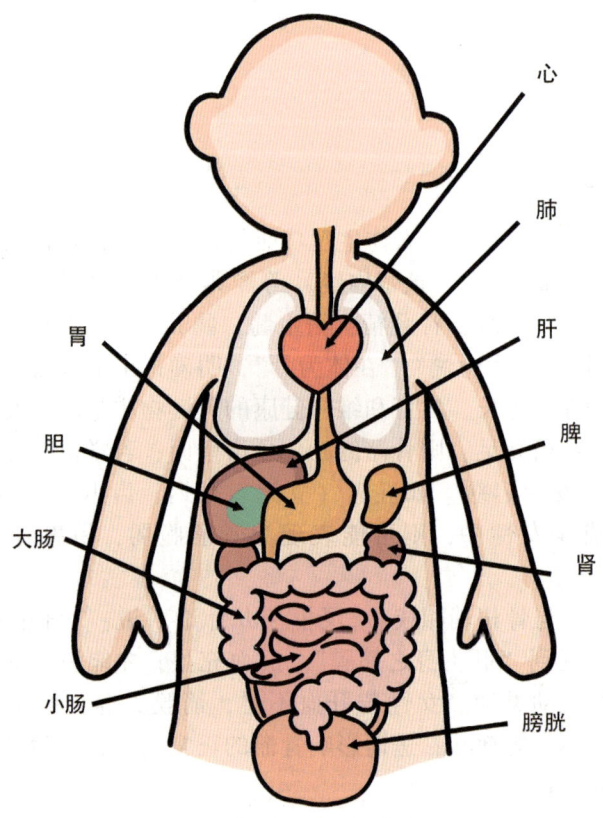

图 9.1　人体器官分布示意图

因素的综合影响。

　　情绪因素在女性骨健康中起着重要作用。长期的焦虑、抑郁、愤怒等不良情绪，会影响肝的疏泄功能。肝主疏泄，调畅气机，若肝气郁结，气机不畅，会导致气血运行受阻，影响骨骼的营养供应。《素问·举痛论》中说："余知百病生于气也，怒则气上，喜则气缓，悲则气消，恐则气下，寒则气收，炅则气泄，惊则气乱，劳则气耗，思则气结。"不良情绪导致的气机紊乱，会间接影响骨的生理功能。例如，长期处于焦虑状态的女性，可能会出现食欲缺乏，影响脾胃对营养物质的运化，进而影响骨骼的滋养，增加骨质疏松等骨病的发生风险。

　　生活习惯对女性骨健康也至关重要。过度劳累、熬夜、缺乏运动等不良生活习惯，会损耗人体的气血和肾精。熬夜会伤肝血，肝血不足则

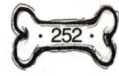

无法滋养筋膜和骨骼；过度劳累会损伤脾气，影响脾胃的运化功能；缺乏运动则气血运行不畅，骨骼得不到充分的锻炼和滋养。《素问·上古天真论》中提到："法于阴阳，和于术数，食饮有节，起居有常，不妄作劳，故能形与神俱，而尽终其天年，度百岁乃去。"遵循良好的生活作息和适度运动，有助于维持女性的骨健康。

饮食方面，中医强调饮食均衡和合理搭配。过食生冷、油腻、辛辣等刺激性食物，会损伤脾胃。生冷食物易伤脾胃阳气，导致脾胃虚寒，影响消化吸收；油腻食物易生痰湿，阻碍气血运行；辛辣食物则易伤阴液，导致阴虚火旺。《素问·痹论》说："饮食自倍，肠胃乃伤。"脾胃受损，气血生化无源，骨骼得不到充足的营养，就容易出现问题。女性应多食用一些具有补肾、健脾、养肝作用的食物，如黑芝麻、核桃、山药、枸杞等，以滋养骨骼。

女性在特殊生理期，如经期、孕期、更年期等，骨健康需要特别关注。经期失血，如果不注意调养，可能会导致气血亏虚，影响骨骼的营养。孕期胎儿的生长发育需要大量的营养，如果孕妇营养摄入不足，会消耗自身的肾精和气血，影响骨骼健康。更年期女性卵巢功能衰退，雌激素水平下降，中医认为此时肾阴虚、肾阳虚或肾阴阳两虚的情况较为常见，容易出现骨质疏松等问题。《傅青主女科》中对女性在不同生理期的生理病理变化有详细论述，强调了在这些特殊时期进行合理调养的重要性。

三、中医在女性常见骨骼疾病中有哪些应用

(一) 骨质疏松症

骨质疏松症是女性常见的骨骼疾病，尤其是绝经后女性发病率显著增加。从中医角度来看，其发病原因主要与肾虚、脾虚、血瘀等因素密切相关。

肾主骨生髓，肾虚是导致骨质疏松的关键因素。随着年龄增长，女性体内肾精逐渐亏虚，骨髓生化无源，骨骼得不到充足的滋养，骨密度下降，从而引发骨质疏松。正如《素问·上古天真论》所说："女子七七，任脉虚，太冲脉衰少，天癸竭，地道不通，故形坏而无子也。"此时，女性体内的生理机能衰退，肾虚的表现更为明显，骨质疏松的发病风险也相应增加。

脾虚也是不容忽视的因素。脾胃为后天之本，气血生化之源。若脾

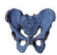

胃功能虚弱，无法将食物转化为充足的营养物质输送到全身，骨骼就会因缺乏营养而变得脆弱。脾虚还可能导致水湿运化失常，聚湿生痰，痰湿阻滞经络，影响气血运行，进一步加重骨骼的病变。

血瘀在骨质疏松的发生发展中也起着重要作用。气血运行不畅，瘀血阻滞经络，使得骨骼局部的血液供应不足，营养物质无法有效输送，从而影响骨骼的正常代谢和修复。长期的血瘀还会导致骨骼的微结构破坏，增加骨折的风险。

针对骨质疏松症，中医采用多种方法进行防治。中药调理方面，常选用补肾填精、健脾益气、活血化瘀的药物。例如，仙灵骨葆胶囊，其主要成分包括淫羊藿、续断、补骨脂等，具有滋补肝肾、强筋壮骨的功效，能够有效改善骨质疏松患者的症状，提高骨密度。饮食疗法也至关重要，建议女性多食用黑芝麻、核桃、黑豆等食物，这些食物具有补肾益精的作用，有助于增强骨骼的健康。黑芝麻富含钙、磷、铁等多种矿物质以及维生素 E 等营养成分，能够为骨骼提供必要的营养支持；核桃则具有补肾固精、润肠通便的作用，对改善肾虚症状有一定帮助。

穴位按摩也是一种有效的辅助治疗方法。通过按摩关元、肾俞、足三里等穴位，可以调节脏腑功能，促进气血运行，增强骨骼的营养供应。关元穴位于下腹部，是人体元气汇聚之处，按摩关元穴可以补肾培元，增强人体的正气；肾俞穴是肾的背俞穴，按摩肾俞穴能够直接作用于肾，起到补肾益精的作用；足三里穴是足阳明胃经的重要穴位，按摩足三里穴可以健脾和胃，促进消化吸收，为骨骼提供充足的营养。

运动疗法对于预防和治疗骨质疏松症也具有重要意义。太极拳、八段锦等传统运动项目，动作缓慢、柔和，能够通过身体的伸展、扭转等动作，刺激骨骼，增强肌肉力量，促进骨骼的血液循环，从而提高骨密度。太极拳以掤、捋、挤、按、采、挒、肘、靠、进、退、顾、盼、定等为基本方法，强调以意导气，以气运身，在运动过程中，全身的骨骼和肌肉都得到了锻炼，有助于增强骨骼的稳定性和韧性。八段锦则由八个动作组成，每个动作都针对不同的脏腑和经络进行锻炼，如"两手托天理三焦"可以拉伸脊柱，促进三焦的气血运行；"五劳七伤往后瞧"能够活动颈部和肩部，改善颈部和肩部的血液循环，对预防和治疗颈椎病也有一定的帮助。

(二) 骨关节炎

骨关节炎是一种常见的关节退行性疾病，在女性中发病率较高。中

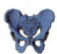

医对骨关节炎的认识有着独特的理论体系，认为其病因病机为本虚标实。本虚主要是指肾虚，肾藏精，主骨生髓，肾虚则骨髓生化不足，骨骼失养，关节软骨易于磨损退变。《素问·痹论》中提到："肾痹者，善胀，尻以代踵，脊以代头。"形象地描述了肾虚导致的骨痹症状，即关节疼痛、肿胀、活动受限等。标实主要是指瘀血、湿浊、郁热等病理产物阻滞经络，气血运行不畅，不通则痛。风寒湿邪侵袭人体，留滞关节，日久可化为瘀血、湿浊；或因过度劳累、外伤等因素，导致局部气血瘀滞，郁而化热，均可加重关节的疼痛和肿胀。

根据不同的证型，中医采用不同的方剂进行治疗。对于肝肾亏虚型的骨关节炎，常用加味二仙汤。该方剂以仙茅、仙灵脾（淫羊藿）、巴戟天、当归、知母、黄柏等为主要药物，具有补肾壮阳、滋阴清热的功效。仙茅和仙灵脾（淫羊藿）能够温补肾阳，巴戟天则兼具补肾阳、强筋骨的作用，当归养血活血，知母和黄柏滋阴清热，诸药合用，能够有效改善肝肾亏虚导致的关节疼痛、腰膝酸软等症状。对于瘀血阻络型的骨关节炎，祛瘀通痹汤较为常用。该方剂主要由桃仁、红花、当归、川芎、赤芍、乳香、没药等药物组成，具有活血化瘀、通络止痛的功效。桃仁和红花是活血化瘀的经典配伍，能够有效地改善瘀血阻滞导致的关节疼痛、肿胀、活动不利等症状；当归、川芎、赤芍养血活血，乳香和没药则具有活血行气止痛、消肿生肌的作用，能够缓解关节的疼痛和炎症。

在日常生活中，患者还可以通过中药泡脚、热敷等方法来缓解症状。中药泡脚可以选用艾叶、花椒、伸筋草、透骨草等药物，这些药物具有温经散寒、通络止痛的作用。将药物加水煎煮后，趁热泡脚，能够促进脚部的血液循环，缓解关节的疼痛和肿胀。热敷则可以使用粗盐、中药包等，将其加热后敷在关节部位，能够起到温通经络、散寒止痛的作用。但需要注意的是，热敷的温度不宜过高，以免烫伤皮肤。

（三）颈椎病

中医认为，颈椎病的发生与经络气血不畅、肝肾不足密切相关。颈部是人体经络循行的重要部位，手三阳经、足三阳经以及督脉等经络都经过颈部。若长期保持不良姿势，如低头、久坐等，会导致颈部经络气血运行受阻，气血瘀滞，不通则痛，从而出现颈部疼痛、僵硬、活动受限等症状。《灵枢·经脉》中说："膀胱足太阳之脉，起于目内眦，上额，交巅。其支者，从巅至耳上角。其直者，从巅入络脑，还出别下项，循肩髆内，挟脊抵腰中，入循膂，络肾，属膀胱。"足太阳膀胱经经过颈

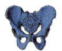

部，若该经络气血不畅，就会引发颈部的病变。

肝肾不足也是颈椎病的重要病因之一。肝主筋，肾主骨，肝肾不足则筋骨失养，颈部的肌肉和骨骼变得脆弱，容易受到损伤。随着年龄的增长，女性的肝肾功能逐渐衰退，颈椎病的发病风险也相应增加。此外，长期的劳累、熬夜、情绪不畅等因素，也会损伤肝肾，加重颈椎病的症状。

针对颈椎病，中医有多种治疗方法。针灸是一种常用的治疗手段，通过刺激颈部的穴位，如风池、天柱、大椎、肩井等，能够疏通经络，调和气血，缓解疼痛。风池穴位于颈部，枕骨之下，胸锁乳突肌与斜方肌上端之间的凹陷中，是足少阳胆经的穴位，具有疏风清热、醒脑开窍的作用；天柱穴位于后颈部，斜方肌外缘凹陷中，是足太阳膀胱经的穴位，能够缓解颈部疼痛、僵硬等症状；大椎穴位于第七颈椎棘突下凹陷中，是督脉的穴位，具有解表清热、通阳理气的作用；肩井穴位于肩上，前直乳中，当大椎与肩峰端连线的中点上，是足少阳胆经的穴位，能够缓解肩部疼痛、麻木等症状。

推拿按摩也是治疗颈椎病的有效方法之一。专业的推拿师通过手法按摩，可以调整颈椎的关节位置，缓解肌肉痉挛，改善颈部的血液循环，减轻疼痛和麻木症状。推拿按摩的手法包括揉法、滚法、按法、推法、扳法等，需要根据患者的具体情况进行选择和运用。例如，揉法可以放松颈部的肌肉，缓解肌肉紧张；滚法能够促进颈部的血液循环，改善局部的营养供应；按法和推法可以疏通经络，缓解疼痛；扳法则可以调整颈椎的关节位置，纠正颈椎的小关节紊乱。

中药内服也是中医治疗颈椎病的重要方法之一。根据不同的证型，选用不同的方剂进行治疗。对于风寒阻络型的颈椎病，常用葛根汤。该方剂以葛根、麻黄、桂枝、白芍、甘草等为主要药物，具有解肌发表、调和营卫的功效。葛根能够解肌退热，缓解颈部肌肉的紧张和疼痛；麻黄和桂枝能够发汗解表，散寒通络；白芍和甘草能够缓急止痛，调和诸药。对于气滞血瘀型的颈椎病，常用身痛逐瘀汤。该方剂以桃仁、红花、当归、川芎、没药、五灵脂等为主要药物，具有活血化瘀、通络止痛的功效。桃仁和红花能够活血化瘀，改善颈部的血液循环；当归、川芎养血活血，没药和五灵脂则具有消肿止痛的作用，能够缓解颈部的疼痛和肿胀。

此外，患者还可以通过颈椎保健操来预防和缓解颈椎病。颈椎保健

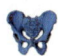

操是一套专门针对颈部的运动，包括颈部的前屈、后伸、左右侧屈、左右旋转等动作，能够增强颈部的肌肉力量，改善颈椎的活动度，预防和缓解颈椎病的症状。例如，"米"字操，患者通过头部在空中书写"米"字的动作，能够全方位地活动颈椎，增强颈椎的灵活性；"回头望月"动作，患者头部向一侧旋转，同时眼睛看向后方，能够锻炼颈部的肌肉和关节，改善颈部的血液循环。

（四）腰椎间盘突出症

腰椎间盘突出症是引起腰痛和下肢放射痛的常见原因之一，在女性中也较为多发。中医认为，腰椎间盘突出症的发生与肝肾亏虚、气血瘀滞、风寒湿邪侵袭等因素密切相关。肾主骨，腰为肾之府，肝肾亏虚则腰部筋骨失养，腰椎间盘的弹性和韧性下降，容易发生退变和损伤。《素问·脉要精微论》中说："腰者，肾之府，转摇不能，肾将惫矣。"形象地描述了肾虚导致的腰部病变，即腰部疼痛、活动受限等。气血瘀滞也是腰椎间盘突出症的重要病因之一。腰部受到外伤、劳损等因素的影响，导致局部气血运行不畅，瘀血阻滞经络，不通则痛，从而出现腰部疼痛、下肢麻木等症状。此外，风寒湿邪侵袭人体，留滞腰部经络，也会导致气血运行受阻，加重腰部的疼痛和不适。

对于腰椎间盘突出症，中医采用综合治疗方法。牵引是一种常用的物理治疗方法，通过牵引装置对腰椎进行拉伸，能够增大椎间隙，减轻椎间盘对神经根的压迫，缓解疼痛和麻木症状。牵引的重量和时间需要根据患者的具体情况进行调整，一般来说，牵引重量为患者体重的 $1/7$ ~ $1/10$，每次牵引时间为 20~30 分钟，每天 1~2 次。

推拿按摩也是治疗腰椎间盘突出症的重要手段之一。专业的推拿师通过手法按摩，可以调整腰椎的关节位置，缓解肌肉痉挛，改善腰部的血液循环，减轻疼痛和麻木症状。推拿按摩的手法包括揉法、滚法、按法、推法、扳法等，需要根据患者的具体情况进行选择和运用。例如，揉法可以放松腰部的肌肉，缓解肌肉紧张；滚法能够促进腰部的血液循环，改善局部的营养供应；按法和推法可以疏通经络，缓解疼痛；扳法则可以调整腰椎的关节位置，纠正腰椎的小关节紊乱。但需要注意的是，推拿按摩需要由专业的推拿师进行操作，避免因手法不当而加重病情。

针灸治疗腰椎间盘突出症也具有显著的疗效。通过刺激腰部和下肢的穴位，如肾俞、委中、大肠俞、环跳等，能够疏通经络，调和气血，缓解疼痛。肾俞穴是肾的背俞穴，位于腰部，第二腰椎棘突下，旁开 1.5

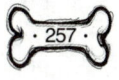

寸，能够补肾益精，缓解腰部疼痛；委中穴位于腘横纹中点，当股二头肌腱与半腱肌肌腱的中间，是足太阳膀胱经的合穴，具有舒筋活络、清热凉血的作用，能够缓解下肢的疼痛和麻木；大肠俞穴位于腰部，第四腰椎棘突下，旁开1.5寸，能够调理大肠气机，缓解腰部疼痛；环跳穴位于臀部，股骨大转子最凸点与骶管裂孔连线的外1/3与内2/3交点处，是足少阳胆经的穴位，能够疏通经络，缓解臀部和下肢的疼痛。

中药熏蒸也是一种有效的治疗方法。将中药如乳香、没药、木瓜、防风、生草乌、生川乌等研成粗末，装入布袋蒸30分钟后热敷于腰部，能够通过药物的渗透作用，温通经络，散寒止痛，改善腰部的血液循环，促进炎症的吸收。中药熏蒸的温度和时间需要根据患者的耐受程度进行调整，一般来说，熏蒸温度为40~50℃，每次熏蒸时间为20~30分钟，每周2~3次。

四、中医养生理论在女性骨健康中如何应用

（一）药膳

中医认为，药食同源，通过合理的饮食搭配可以起到滋养骨骼、预防和改善骨健康问题的作用。根据女性不同的体质和生理阶段，推荐以下几款养骨药膳。

1. 枸杞党参煲排骨

准备枸杞15克，党参20克，排骨500克。排骨富含胶原蛋白和钙质，是骨骼的重要组成部分，能够为骨骼提供必要的营养支持，增强骨骼的韧性。党参性甘平，归脾肺经，能补中益气、生津养血，可促进气血生成，为骨骼的生长和修复提供充足的能量和物质基础。枸杞性甘平，归肝肾经，能滋补肝肾、益精明目，有助于滋养肾精，肾精充足则骨髓生化有源，骨骼得以滋养。将排骨洗净切块，焯水去腥；党参洗净切段，与枸杞、排骨一同放入锅中，加适量清水，大火烧开后转小火慢炖2小时左右，至排骨熟烂，加入适量盐调味即可。此汤具有滋补肝肾、补气养血的功效，适合骨质疏松、骨关节炎等患者食用。但感冒发热、内有实热者不宜食用。

2. 淮山药炖鲫鱼

需要淮山药50克，鲫鱼1条。淮山药性平，归脾肺肾经，能补脾养胃、益肺固肾，可增强脾胃功能，促进营养物质的吸收和运化，为骨骼提供充足的营养。鲫鱼性平，归脾胃经，能健脾开胃、利水消肿，有助

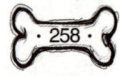

于增强脾胃功能，促进消化吸收。将鲫鱼处理干净，在鱼身上划几刀；淮山药去皮洗净切块。锅中倒油，将鲫鱼煎至两面金黄，加入适量清水，放入淮山药，大火烧开后转小火炖煮 1~2 小时，至汤呈乳白色，加入适量盐调味即可。这道汤能补肾强骨、健脾益气，特别适合脾肾两虚的女性，尤其是老年人。但对鲫鱼过敏者不宜食用。

（二）茶饮

中医茶饮也是养骨的一种简便方法，通过饮用特定的茶饮，可以起到调理身体、滋养骨骼的作用。

1. 枸杞菊花茶

取枸杞 10 克，菊花 5 克，用沸水冲泡。枸杞含有丰富的维生素 C 和类胡萝卜素，能滋补肝肾、益精明目；菊花含有黄酮类化合物，性甘苦微寒，归肺肝经，能清热明目、疏风散热。现代研究表明，两者都具有抗氧化作用，可以保护骨骼免受氧化应激损伤，适合肝肾阴虚、眼睛干涩、伴有轻微骨痛的女性。但脾胃虚寒者不宜过量饮用。

2. 黑豆杜仲茶

准备黑豆 15 克，杜仲 10 克，煮水代茶饮。黑豆性平，归肾经，能补肾益精、活血解毒；杜仲性甘平，归肝肾经，能补肝肾、强筋骨。现代研究发现，黑豆含有丰富的异黄酮，杜仲含有杜仲多糖和杜仲黄酮，这些成分都有助于促进骨密度增加，预防骨质疏松，适合肝肾不足、腰膝酸软、骨密度偏低的女性。但阴虚火旺者慎饮。

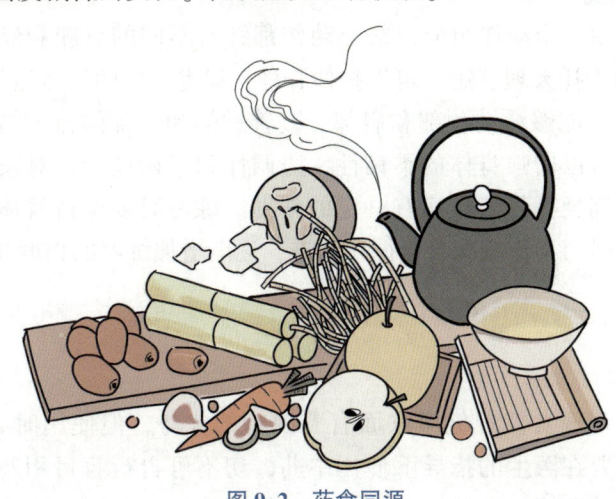

图 9.2　药食同源

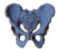

(三) 运动

适当的运动锻炼对于女性骨健康至关重要，中医传统功法以其独特的运动方式和养生理念，对女性骨健康有着积极的促进作用。

1. 太极拳

太极拳动作缓慢、柔和，以掤、捋、挤、按、采、挒、肘、靠、进、退、顾、盼、定等为基本方法，强调以意导气，以气运身。在练习过程中，全身的骨骼和肌肉都得到了锻炼，能够增强肌肉力量，促进骨骼的血液循环，提高骨密度。练习时要注意呼吸自然、深长，动作连贯、圆活，不可用力过猛，避免过度疲劳。

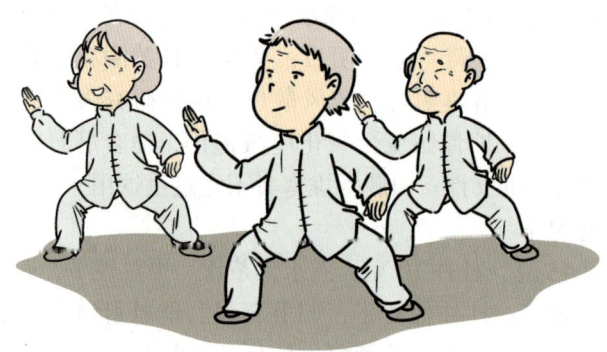

图 9.3　太极拳

2. 八段锦

八段锦由八个动作组成，每个动作都针对不同的脏腑和经络进行锻炼，如"两手托天理三焦"可以拉伸脊柱，促进三焦的气血运行；"五劳七伤往后瞧"能够活动颈部和肩部，改善颈部和肩部的血液循环。长期练习八段锦可以增强身体的柔韧性、协调性和平衡能力，对预防和改善颈椎病、肩周炎等骨骼疾病有一定的帮助。练习时要保持身体正直，动作规范，呼吸与动作相配合，循序渐进，逐渐增加练习的强度和时间。

五、自行使用中医治疗方法防治骨健康问题有哪些注意事项

(一) 中药调理

中药在调理女性骨健康方面有着独特的优势，但使用时必须谨慎。首先，一定要在医生的指导下使用中药，切不可自行盲目用药。不同的骨病有不同的证型，需要根据具体情况辨证论治，选用合适的中药方剂

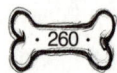

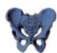

或中成药。例如，对于骨质疏松症，若辨证为肝肾阴虚型，可能会选用六味地黄丸等进行调理；若为肾阳虚型，则可能会使用金匮肾气丸等。自行用药可能会因辨证不准确而导致用药不当，不仅无法达到治疗效果，还可能延误病情。

严格按照医嘱控制剂量和疗程也至关重要。中药的剂量过大可能会导致药物中毒，对身体造成损害；疗程不足则可能无法彻底治愈疾病，容易导致病情反复。比如，一些含有乌头类药物的中药方剂，如大活络丹等，乌头类药物具有一定的毒性，必须严格控制剂量，否则可能会引起心律失常、呼吸抑制等严重不良反应。

此外，还要警惕中药的不良反应和药物相互作用。有些中药可能会引起过敏反应，如皮疹、瘙痒、呼吸困难等；有些中药还可能会与其他药物发生相互作用，影响药效或增加不良反应的发生风险。例如，中药麻黄与降压药同时使用时，可能会减弱降压药的疗效；与强心药同时使用时，可能会增加心脏毒性。在使用中药之前，一定要告知医生自己正在服用的其他药物，包括西药、保健品等，以便医生评估药物相互作用的风险。

（二）针灸和推拿

针灸和推拿是中医治疗女性骨健康问题的常用方法，但这些操作必须由专业人员进行，不建议自行在家操作。针灸需要准确地找到穴位，并掌握合适的针刺深度和角度，如果操作不当，可能会导致感染、损伤神经血管等严重后果。例如，针刺不当可能会刺破血管，引起局部出血、血肿；若损伤神经，可能会导致肢体麻木、疼痛、运动障碍等。有报道称，曾有患者自行针灸，结果针断体内，还四处游走，险些造成更严重的伤害。

推拿同样需要专业的手法和技巧，如果用力不当或手法错误，可能会加重病情。比如，对于腰椎间盘突出症患者，如果推拿手法过重，可能会导致椎间盘突出加重，压迫神经，引起更剧烈的疼痛和下肢麻木。

在选择针灸推拿治疗时，一定要选择正规的医疗机构和有资质的专业人员。可以通过查看医疗机构的执业许可证、医生的执业证书等方式来确认其合法性和专业性。同时，在治疗前要与医生充分沟通，告知医生自己的病情、过敏史等信息，以便医生制定合适的治疗方案。

（三）艾灸

艾灸是一种通过温热刺激穴位来调理身体的中医疗法，对于女性骨

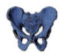

健康问题，如宫寒导致的痛经、关节疼痛等，有一定的辅助治疗作用。艾灸具有温经散寒、活血化瘀、调和气血等作用，能够促进局部血液循环，缓解疼痛和不适。

在进行艾灸时，一定要注意操作方法和安全事项。首先，要避免烫伤。艾灸时，艾条或艾炷燃烧会产生高温，若距离皮肤过近或艾灸时间过长，容易导致皮肤烫伤。在艾灸过程中，要时刻关注皮肤的反应，如感觉皮肤发烫或出现疼痛，应及时调整艾灸的距离或停止艾灸。其次，艾灸时会产生烟雾，要注意通风，保持室内空气流通，避免烟雾过多引起呼吸道不适。

空腹或过饱时也不宜进行艾灸。空腹时人体气血相对不足，艾灸可能会导致头晕、乏力等不适症状；过饱时进行艾灸，会影响胃肠的消化功能，可能会引起恶心、呕吐等。另外，孕妇的腹部和腰骶部不宜艾灸，以免对胎儿造成不良影响；皮肤有破损、感染或过敏的部位也不宜艾灸。

第十章　粉碎骨骼健康谣言，女性必知的科学真相

误区一：只有老年女性才会患骨质疏松

很多人都有这样一个刻板印象，认为骨质疏松是老年女性专属的疾病，年轻女性就无须担忧。事实真的如此吗？

29 岁的黎女士在生下女儿不到一个月时，本应沉浸在初为人母的喜悦中，却遭遇了一场健康危机。有一天，她手提重物时，突然感到腰背部传来针刺样的剧痛，且腰酸软无力，即便躺下休息疼痛也丝毫没有缓解，甚至连坐下都得用双手支撑，日常生活起居受到了极大的影响。去附近医院检查后发现，黎女士出现了"胸腰椎多发压缩性骨折"，椎骨密度检查 Z 值仅为-5.3（正常成年人不低于-2.0），表明她患有严重的骨质疏松。"骨质疏松不是老人才会得的病吗？我这么年轻怎么就骨质疏松了呢？"黎女士满心困惑，此后辗转多家医院，腰痛症状却一直反反复复，始终未得到明确诊断。最终，她找到了中山大学孙逸仙纪念医院骨外科副主任丁悦教授。经过仔细问诊和检查，丁医生诊断黎女士患的是一种罕见的骨质疏松症——妊娠及哺乳期骨质疏松症（PLO）。

PLO 特指发生于妊娠及哺乳期的一种罕见的骨质疏松症，好发于29~34 岁的年轻"宝妈"，尤其好发于妊娠晚期和哺乳的早期，最常见的症状就是腰背疼痛。尽管 PLO 发病率很低，一百万人中仅有 4~8 人发病，但其危害不容小觑。PLO 患者骨密度低、骨折多，且骨折多为脊柱骨折，可能会造成慢性疼痛和不可逆转的脊柱损伤，严重影响育龄妇女的生活质量。丁悦介绍，胎儿及婴幼儿的骨骼发育需要从母体脐带和母乳吸取大量的钙、磷等必需元素成分，因此孕产妇对钙的需求远高于非孕期，若此时得不到及时、足量的钙剂补充，就会出现骨密度下降，骨脆性增加，发生脆性骨折。

除了妊娠哺乳相关骨质疏松症外，还有绝经前骨质疏松症。大多数情况下，骨质疏松症多发生在绝经后女性中，因为绝经后雌激素水平大幅下降，加速了骨骼的流失。然而，有些女性在绝经前也会出现骨质疏

263

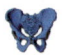

松症。绝经前骨质疏松症在早期通常没有明显症状，且由于发病率相对较低，往往难以引起足够重视。许多患者直到发生骨折，甚至是全身多处骨折后才前往就医，此时治疗难度加大、周期延长、费用高昂，患者的健康和生活质量都会受到严重影响。

绝经前骨质疏松症可能与某些疾病或药物的使用有关。例如炎症性肠病、糖尿病、甲状腺功能亢进、甲状旁腺功能亢进、神经性厌食症以及原发性卵巢功能不全等疾病，可能扰乱骨骼的正常代谢，加速骨质流失，从而诱发骨质疏松症。此外，长期使用糖皮质激素、芳香化酶抑制剂、抗雄激素类药物、肿瘤化疗药以及抗癫痫药等，也是导致骨质疏松症发生的常见原因。

年轻女性预防骨质疏松，要从生活中的点滴做起。合理补充钙元素和维生素 D，饮食中的钙来源可以包括牛奶、奶制品等。根据我国居民膳食结构，绝经前女性每日应额外补充 600 毫克钙，约等于 2 杯 250 毫升的纯牛奶，若无法满足，可以考虑服用钙片；维生素 D 的最佳来源是阳光照射，建议每日晒太阳 20～30 分钟，若阳光暴露不足，可以考虑通过口服的方式补充 600 国际单位的维生素 D。同时，要戒烟、限酒，烟草和酒精都会加速骨量流失，导致骨质疏松。保持规律的锻炼也十分重要，步行、跑步、适当的负重运动都有助于避免骨量流失，建议每周进行合适的有氧运动，锻炼时应量力而行，避免剧烈运动和高风险运动，以防跌倒和骨折。

对于已经确诊绝经前骨质疏松症的患者，除积极治疗原发疾病外，提高骨密度、预防骨折是治疗重点。目前有多种疗效确切且安全的药物可供选择，如双膦酸盐类、地舒单抗、特立帕肽、罗莫佐单抗等。对于发生骨折的患者，在抗骨质疏松的药物治疗基础上，应根据具体情况采取卧床休息、佩戴支具、止痛等对症保守治疗，必要时还需考虑手术治疗。骨折愈合后，患者应进行适当的负重和体力活动，以维持骨骼和肌肉的健康，并定期复查。

误区二：多喝骨头汤能"以骨补骨"

一、"以骨补骨"观念的来源与流行

"吃啥补啥，以骨补骨"，这句在民间流传甚广的俗语，就像一位熟

悉的老友，常常在人们探讨养生保健话题时冒出来。尤其是多喝骨头汤有利于骨骼健康的说法，更是深入人心，仿佛已经成为一种默认的常识。不管是在家庭聚会的餐桌上，还是在邻里之间的闲聊中，总能听到有人分享喝骨头汤强健骨骼的经验。

从历史文化的角度来看，"以形补形，以骨补骨"的观念由来已久，有着深厚的文化根基。早在古代，人们就观察到自然界中一些事物的相似性，并由此产生了"同类相补"的朴素认知。这种认知逐渐融入到中医食疗的理论体系中，经过代代传承，愈发深入人心。明代著名医学家李时珍在《本草纲目》中提到"以胃治胃，以心归心，以血导血，以骨入骨，以髓补髓"，更是从理论层面为"以骨补骨"提供了一定的依据，使得这一观念在民间的传播有了更坚实的"底气"。

在日常生活中，我们也能看到"以骨补骨"观念的广泛影响。比如，当家中有人骨折或者老年人出现骨质疏松症状时，家人往往会第一时间想到熬制骨头汤。在很多人的认知里，骨头富含钙质，煮成汤后，这些钙质就能融入汤中，被人体吸收，从而达到强壮骨骼、促进骨折愈合的目的。在一些传统节日或特殊场合，骨头汤也常常作为一道滋补佳肴出现在餐桌上，承载着人们对健康的美好期许。

二、看似有理？大众的认知与想法

在日常生活中，你是否也有过这样的经历：家中老人总会在孩子成长发育的关键时期，精心熬制一锅香气四溢的骨头汤，看着孩子大口喝下，脸上满是欣慰，嘴里还念叨着："多喝点，这汤可补钙，能让你长得高高的，骨骼壮壮的。"又或者，当身边的朋友不小心骨折，去探望时，总会听到家属说："最近天天给他熬骨头汤，就盼着能快点好起来，骨头能长得结实些。"

在大众的普遍认知里，骨头中富含钙、磷等对骨骼健康至关重要的矿物质，经过长时间炖煮，这些矿物质就会溶解到汤里。大家觉得，喝了这样的骨头汤，就相当于把骨头里的营养直接喝进了身体，能为骨骼补充充足的钙质，从而预防和改善骨质疏松等骨骼问题，促进骨折的愈合。在一些地方，甚至形成了特定的饮食文化，比如广东地区的老火靓汤，其中不少就是以骨头为主要原料熬制而成，被当地人视为滋养身体、强筋健骨的佳品。在寒冷的冬日，一家人围坐在一起，喝上一碗热气腾腾的骨头汤，既暖身又暖心，还能"补骨头"，想想都觉得美好。

三、科学揭秘：骨头汤的真实成分

（一）含钙量真相

人们常以为骨头富含钙，熬制的汤也能富含钙质，可事实真的如此吗？科学家们通过精确检测发现，现实与人们的想象大相径庭。

正常成年人每日钙摄入量应不少于 800 毫克，对于 50 岁以上人群，每日元素钙的摄入量更是要达到 1000~1200 毫克。而每 100 毫升的骨头汤中，钙含量只有 2 毫克左右。即便经过长时间熬制，大量骨头炖煮，钙含量也无法超过 4 毫克/100 毫升。这意味着，要通过喝骨头汤达到成年人每日 800 毫克的钙摄入量，每天至少得喝 40 升骨头汤，这显然是不现实的。

再看看常见的高钙食物，每 100 毫升牛奶中钙含量约为 104 毫克，每 100 克黄豆的钙含量更是高达 191 毫克。相比之下，骨头汤的钙含量简直是"小巫见大巫"。

（二）其他成分分析

除了钙含量令人失望，骨头汤中还含有大量的脂肪和嘌呤。熬制骨头汤时，骨头中的脂肪会融入汤中，使得汤中的脂肪含量较高。长期大量饮用，这些多余的脂肪会在体内堆积，引发肥胖问题。肥胖不仅影响外在形象，还会增加患高血压、高血脂等心血管疾病的风险。研究表明，长期摄入高脂肪食物，会使血液中胆固醇、甘油三酯等脂质成分升高，导致动脉粥样硬化，进而增加心血管疾病的发病几率。

同时，骨头中的嘌呤在熬汤过程中也会溶入汤里。每 100 克猪骨的嘌呤含量大约为 150 毫克，鸡汤大概在 50~75 毫克之间。嘌呤在人体内代谢后会转化为尿酸，长期大量饮用骨头汤，会使体内尿酸水平升高，对于本身就患有痛风的患者来说，可能会诱发痛风发作，加重病情；对于健康人群，也会增加患痛风等疾病的风险。

对于骨骼健康而言，均衡的饮食才是关键。我们应增加富含钙、维生素 D、维生素 K 和优质蛋白质的食物摄入。牛奶、豆制品、鱼虾、绿叶蔬菜等都是很好的选择。牛奶富含钙和维生素 D，易于被人体吸收；豆制品如豆腐、豆浆等，不仅含有丰富的钙，还含有大豆异黄酮等对骨骼有益的成分；鱼虾富含优质蛋白质和钙，有助于骨骼的生长和修复；绿叶蔬菜如西兰花、菠菜等，富含维生素 K 和钙，能促进钙在骨骼中的沉积。

想要拥有健康的骨骼，绝不能单纯依靠喝骨头汤，而是要通过均衡的饮食、适当的运动和良好的生活习惯来共同维护。

误区三：蔬菜与骨骼健康无关

很多人在关注骨骼健康时，往往只想到牛奶、钙片等常见的补钙食物，而忽略了蔬菜，觉得蔬菜与骨骼健康并没有太大关系。但事实并非如此，蔬菜对骨骼健康有着不可忽视的作用。

蔬菜中富含钾、镁等矿物质元素。钾元素能促进钠的排出，减少因钠摄入过多导致的钙流失；镁元素则是骨骼构成的重要成分之一，参与骨骼的形成和代谢过程，有助于维持骨骼的强度和密度。一项针对绝经后女性的研究发现，饮食中钾、镁含量较高的女性，其骨密度明显高于钾、镁摄入不足的女性。蔬菜中还含有一定量的钙，虽然其钙含量可能不如牛奶等乳制品高，但一些绿叶蔬菜如小油菜、小白菜、芥蓝等，也是不可忽视的补钙蔬菜。而且，大部分蔬菜中的钙更易于被人体吸收，不像一些动物性食品中可能含有过多的脂肪和磷，会影响钙的吸收。

蔬菜中含有的维生素 K 也是骨骼健康的重要保障。维生素 K 是骨钙素的形成要素，而骨钙素对钙沉积入骨骼当中是必需的。它就像是一把"钥匙"，能够激活骨钙素，使其与钙结合，从而促进钙在骨骼中的沉积，增强骨密度。研究表明，摄入充足维生素 K 的人群，其髋部骨折的风险明显降低。菠菜、羽衣甘蓝等绿叶蔬菜中就富含维生素 K，经常食用有助于维持骨骼健康。

蔬菜中的维生素 C 同样对骨骼健康有益。维生素 C 参与胶原蛋白的合成，而胶原蛋白是骨骼的重要组成部分，对维持骨骼的结构和韧性起着关键作用。缺乏维生素 C 会影响胶原蛋白的合成，导致骨骼变得脆弱，容易发生骨折。橙子、草莓、猕猴桃等水果中维生素 C 含量丰富，青椒、西兰花等蔬菜中维生素 C 的含量也不容小觑，多吃这些蔬菜有助于补充维生素 C，促进骨骼健康。

为了维护骨骼健康，我们应保证每天摄入足够的蔬菜。《中国居民膳食指南（2022）》建议，成年人每天应摄入 300~500 克蔬菜，其中深色蔬菜应占一半以上。可以选择不同颜色、不同种类的蔬菜进行搭配，如绿色的菠菜、西兰花，红色的西红柿、胡萝卜，紫色的紫甘蓝等，以确保摄入更全面的营养。

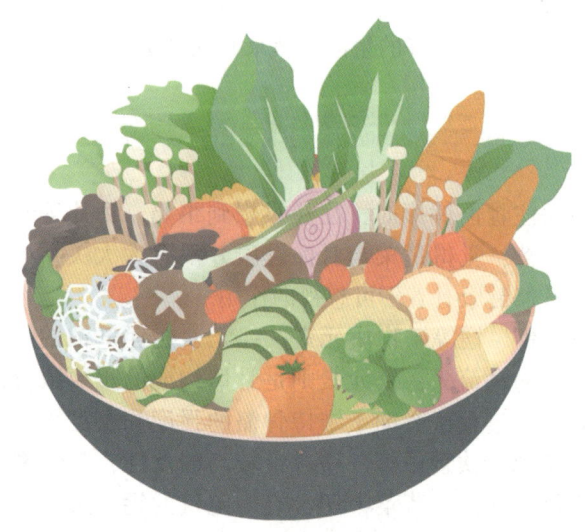

图 10.1　蔬菜水果

蔬菜并非与骨骼健康无关，而是维持骨骼健康的重要食物来源。在日常饮食中，我们应重视蔬菜的摄入，让蔬菜在守护骨骼健康中发挥重要作用。

误区四：水果代餐能保障骨骼健康

为了追求苗条身材，很多女性选择水果代餐，认为这样既能减肥，又能获取足够的营养，保障骨骼健康。但事实真是如此吗？

水果富含维生素、矿物质和膳食纤维，对健康有益。然而，水果并非补钙的优质来源，且蛋白质含量严重不足。骨骼的形成需要大量的钙，也需要胶原蛋白作为钙沉积的骨架。每 100 克苹果的钙含量约为 4 毫克，每 100 克香蕉的钙含量约为 7 毫克，与每 100 克牛奶约 104 毫克的钙含量相比，差距巨大。若用水果代替三餐，蛋白质和钙的摄入量将严重不足，长期下来，不仅无法保障骨骼健康，反而会促进骨质疏松的发生。

从营养均衡的角度来看，人体需要碳水化合物、蛋白质、脂肪、维生素、矿物质和水等多种营养素来维持正常的生理功能。水果主要提供碳水化合物和维生素，无法满足人体对蛋白质、脂肪等营养素的需求。

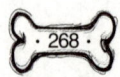

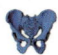

长期水果代餐会导致营养不均衡，影响身体的正常代谢和功能，进而对骨骼健康产生负面影响。

有研究表明，长期采用水果代餐的人群，其骨密度明显低于饮食均衡的人群，骨折的风险也相对更高。这是因为缺乏蛋白质和钙，骨骼无法得到足够的营养支持，骨质流失加快，骨骼变得脆弱。

要保障骨骼健康，不能依赖水果代餐。应遵循科学的饮食原则，合理搭配食物，确保摄入足够的钙、维生素 D、蛋白质等营养素。《中国居民膳食指南（2022）》建议，成年人每天应摄入 300～500 克蔬菜，200～350 克新鲜水果，同时保证摄入足够的优质蛋白质，如瘦肉、鱼类、豆类、奶制品等。此外，还应适当进行户外活动，多晒太阳，促进维生素 D 的合成，以利于钙的吸收。

水果代餐不能保障骨骼健康，为了骨骼和身体健康，我们应摒弃这种不健康的饮食方式，选择科学、均衡的饮食。

误区五：喝饮料不影响补钙

不少人觉得喝饮料只是满足口感，对补钙没什么影响。但实际上，饮料对钙的吸收和骨骼健康有着不小的影响。

很多饮料，尤其是碳酸饮料和一些甜饮料中，含有大量的磷酸盐。磷酸盐会在体内与钙结合，形成难溶性的磷酸钙，从而妨碍钙的吸收，促进钙的流失。研究表明，长期大量饮用含磷酸盐的饮料，会导致人体钙磷比例失衡，使骨骼中的钙含量减少，骨密度降低，增加骨质疏松的风险。有实验将牙齿和骨头浸泡在可乐中，它们会逐渐溶化，这直观地展示了可乐中磷酸对钙的破坏作用。

饮料中的精制糖对钙吸收也不利。过多的糖分摄入会影响胰岛素的敏感度，导致胰岛素抵抗，进而影响骨骼的新陈代谢，加速骨质流失。同时，为了维持血液的酸碱平衡，身体会动用骨骼中的钙来中和因摄入过多糖分而产生的酸性物质，进一步导致钙的流失。

除了影响钙吸收，喝饮料还会带来其他健康问题。大量饮用含糖饮料会导致肥胖，增加心血管疾病、糖尿病等慢性疾病的发病风险。饮料中的酸性物质还会对牙齿造成损害，引发龋齿等口腔问题。

为了保障骨骼健康，我们应减少饮料的摄入，尤其是碳酸饮料和甜饮料。可以选择喝白开水、茶水或牛奶等健康饮品。白开水是最健康的

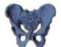

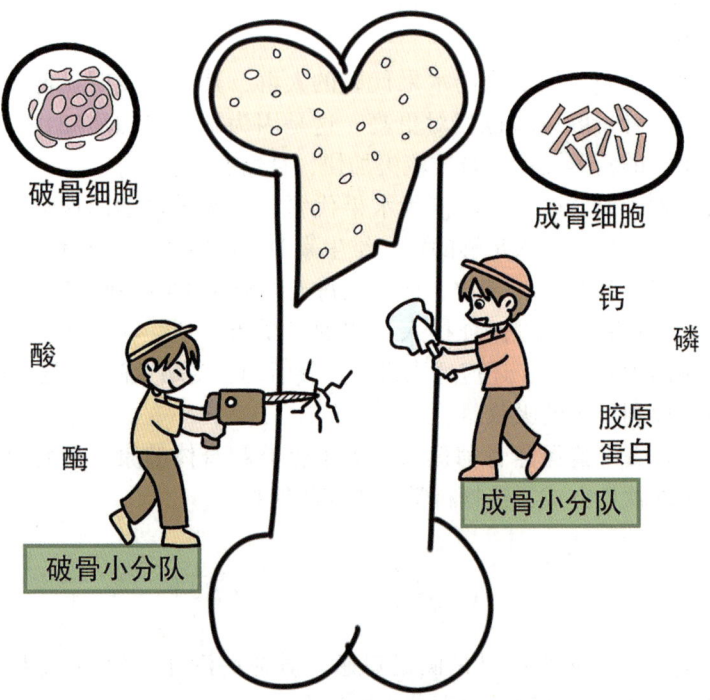

图 10.2　碳酸饮料对骨骼的破坏

饮品，能满足身体的水分需求，促进新陈代谢；茶水含有丰富的钾离子和氟元素，对骨骼健康有益；牛奶则是钙的优质来源，同时含有维生素 D 等营养成分，有助于钙的吸收。

　　想要保持骨骼健康，就要警惕饮料对补钙的不良影响，养成健康的饮水习惯。

误区六：运动强度越大对骨骼越好

　　是不是运动强度越大，就越能让骨骼强壮呢？答案是否定的。

　　运动强度过大，不仅无法给骨骼带来好处，反而会增加受伤的风险。过度运动时，骨骼承受的压力超出了其承受范围，可能会导致应力性骨折。这种骨折通常是由于长期反复的轻微损伤积累而成，常见于运动员或进行高强度训练的人群。比如，长跑运动员如果训练强度过大、频率过高，就容易出现胫骨应力性骨折。运动强度过大还可能导致肌肉拉伤、

关节磨损等问题，这些都会影响骨骼的健康。

实际上，适度的运动才对骨骼健康有益。适度运动能刺激成骨细胞的活性，促进骨形成，增加骨密度。运动还能增强肌肉力量，提高关节的稳定性，减少骨折的风险。有研究表明，每周进行 3~5 次、每次 30 分钟左右的中等强度运动，如快走、慢跑、游泳等，能有效提高骨密度，降低骨质疏松的风险。

不同年龄段的女性适合的运动方式也有所不同。对于年轻女性（20~30 岁）来说，身体机能较好，可以选择较高强度的有氧运动，如跑步、游泳、跳绳等，也可以进行力量训练，如举重、使用器械锻炼肌肉，这些运动有助于塑造体形和增加骨密度；瑜伽和普拉提则可以提高身体的柔韧性和平衡感。中年女性（31~45 岁）关节开始退化，应避免过度负重的运动，尝试低冲击性的活动，比如椭圆机运动和水上运动，同时进行中等强度的心肺运动，如快走、骑自行车、舞蹈或有氧健身操等，核心肌群的力量训练也很重要，可以帮助稳定脊椎和改善姿势。成熟女性（46~60 岁）骨质疏松风险增加，适合散步、慢跑、太极拳、羽毛球等轻度到中度的有氧运动，同时继续进行力量训练以维持肌肉质量和骨骼健康，水中运动如水中有氧操也是不错的选择，因为它对关节的压力较小且具有较好的全身锻炼效果。老年女性（60 岁以上）应以安全为首要原则，避免过度激烈的运动导致受伤，散步、广场舞等低强度运动是最适宜的，这些运动不仅可以促进血液循环和新陈代谢，还可以帮助老年人增强平衡感和协调能力，减少跌倒的风险，此外，适当的拉伸和柔软体操也有助于保持关节的活动度和预防僵硬。

运动并非强度越大越好，找到适合自己的运动强度和方式，才能真正为骨骼健康加分。

后　记

感恩团队，共筑知识堡垒

在撰写《骨科医生说：解锁女性骨健康的终极密码》这本书的过程中，我深切体会到"孤举者难起，众行者易趋"这句话的含义。一个人的力量是有限的，而团队的力量是无穷的。这本凝聚着专业知识与关怀的书籍，离不开众多志同道合者的共同努力。

团队中的调研人员，就像一群敏锐的探险家，深入到女性骨健康的各个领域。他们不仅穿梭于浩如烟海的医学文献中，追踪着最新的研究成果，还走进医院、社区，收集大量的临床数据和女性的实际健康状况信息。每一个数据、每一份资料，都承载着他们对知识的执着追求和对女性健康的关注，为书籍的内容提供了坚实的现实依据。

资料整理人员则如同耐心的工匠，将调研人员收集来的杂乱无章的信息进行精心梳理。他们对每一份资料进行细致分类，将零散的知识点串联成有条理的知识脉络，让复杂的医学知识变得清晰易懂，为后续的撰写工作奠定了良好的基础。

而撰写团队的成员们，个个都是专业领域的佼佼者。他们以深厚的医学知识为笔，以丰富的临床经验为墨，精心雕琢每一个章节、每一段文字。在撰写过程中，大家各抒己见，对每一个专业问题进行深入探讨，力求将最准确、最实用的骨健康知识传递给读者。为了确保内容的准确性和权威性，我们查阅了大量的专业文献，参考了国内外最新的研究成果和临床实践经验。对于一些有争议的问题，我们更是反复论证，直到达成共识。

校对人员是书籍质量的守护者，他们以严谨的态度和敏锐的眼光，对每一个字、每一个标点符号进行仔细核对。他们不放过任何一个可能出现的错误，无论是错别字、语法错误，还是专业术语的使用不当，都在他们的严格审查下无所遁形。他们的辛勤付出，保证了书籍的质量，让读者能够顺畅地阅读，准确地理解书中的内容。

在整个编写过程中，团队成员之间的协作默契而高效。我们定期举行讨论会议，分享各自的工作进展和遇到的问题。在讨论中，大家集思

广益，共同寻找解决方案。每一个成员都充分发挥自己的专业优势，为团队的整体目标贡献力量。正是这种团结协作、相互支持的团队精神，让我们能够克服重重困难，按时完成了这本书的编写工作。

家人的爱，是温暖港湾

在生活的舞台上，家人是我最坚实的后盾，是我心灵的避风港。他们的爱如涓涓细流，时刻滋润着我的心田，给予我无尽的力量和支持，让我能够全身心地投入医学研究和书籍创作中。

我的妻子是一位平凡而又伟大的女性。在生活中，她默默承担起了照顾家庭的重任，将家里的一切事务都打理得井井有条。每天清晨，当我还在睡梦中时，她就已经早早起床，为我准备营养丰富的早餐，让我能以饱满的精神状态迎接新的一天。她精心照料着孩子们的生活起居，关心他们的学习和成长，从生活的点点滴滴中给予孩子们无微不至的关爱。她对家庭的付出，让我能够毫无后顾之忧地专注于工作。

2024年医院新院区筹建过程中，我很多时间都在现场加班，几乎没有时间回家。她不仅没有丝毫抱怨，还在电话里安慰我，让我安心工作，不用担心家里。她独自承担起照顾孩子和老人的责任，还时常给我送来亲手熬制的汤，让我在忙碌的工作中感受到家的温暖。她的理解和支持，让我深受感动，也让我更加坚定了在医学道路上前行的决心。

在孩子的成长过程中，他们给我带来了无数的欢乐和惊喜，也成为了我创作的动力源泉。儿子敦厚聪敏，内敛包容，默默支持我的工作；学业日臻提升，大学生活让我放心。两个女儿就像可爱的小天使，给家里带来了无尽的温馨和欢乐，让我在忙碌的工作之余，能够忘却疲惫，感受到生活的美好。我看着她们一点点成长，学会读书、写字，每一个小小的进步都让我欣喜不已。在陪伴她们成长的过程中，我也更加深刻地体会到了父母对子女的那份无私的爱，这种爱也让我更加珍惜和家人在一起的时光。

回顾与展望，知识传递不止

当我反复阅读《骨科医生说：解锁女性骨健康的终极密码》这本书时，心中感慨万千。回顾创作的历程，每一个日夜的付出，每一次与团队成员的热烈讨论，都仿佛就在昨天。创作这本书的初衷，是希望能为广大女性朋友提供一份全面、科学、实用的骨健康指南。在临床工作中，

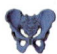

我目睹了太多女性因骨健康问题而遭受的痛苦，从年轻女性的颈椎、腰椎疾病，到中老年女性的骨质疏松、骨折等问题，这些都让我深感揪心。我深知，女性在生活中承担着多重角色，她们的健康不仅关系到自身的幸福，更影响着整个家庭的和谐与美满。因此，普及女性骨健康知识，提高女性对骨健康的重视程度，成为了我义不容辞的责任。

在当今社会，女性面临着来自工作、生活等多方面的压力，往往容易忽视自身的健康。而骨健康问题又具有一定的隐匿性，早期症状不明显，容易被忽视。一旦发展到严重阶段，不仅会给女性的身体带来巨大的痛苦，还会对她们的生活质量造成严重影响。因此，通过这本书，我希望能够让更多的女性了解骨健康的重要性，掌握正确的骨健康知识和保健方法，做到早预防、早发现、早治疗。

展望未来，我深知在女性骨健康领域还有很长的路要走。医学是一门不断发展的科学，新的研究成果和治疗方法层出不穷。我将继续关注该领域的最新动态，不断学习和研究，提升自己的专业水平。同时，我也希望能够通过更多的渠道，如举办讲座、开展科普活动等，将女性骨健康知识传递给更多的人。我相信，只要我们共同努力，就一定能够提高女性的骨健康水平，让每一位女性都能拥有健康、美好的生活。

最后，我想对所有的女性朋友说，关爱自己，从关注骨健康开始。希望这本书能够成为您的健康伙伴，陪伴您走过人生的每一个阶段。让我们一起，为了健康的骨骼，为了美好的生活，努力前行！

贺前松

2025 年 1 月于成都